LA MEDICINA CURATIVA *O EL* CHARLATANISMO ILUSTRADO

José Luis Chover Lara

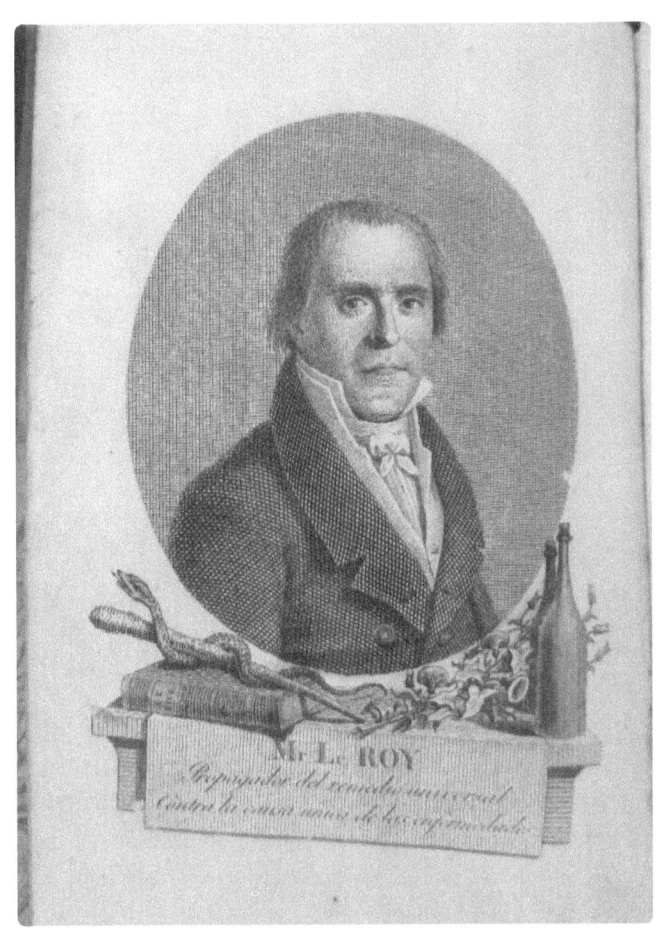

Agradecimientos

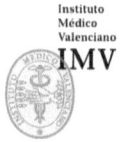 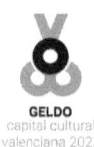 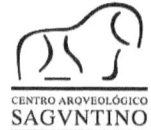

*LA MEDICINA CURATIVA O EL
CHARLATANISMO ILUSTRADO*
© José Luis Chover Lara, 2024

Maquetación: www.jgarridomaquetacion.com

Todos los derechos reservados. Queda prohibida la reproducción total o parcial de este libro, incluido el diseño de la cubierta, así como su almacenamiento, distribución, transmisión o el alquiler u otra forma de cesión por cualquier medio o procedimiento, sin el permiso previo por escrito del autor.

*A mis padres, Josefina y Manuel,
memoria de una vida de sacrificio y entrega*

*A María Luisa,
fiel e imprescindible compañera de vida*

ÍNDICE

PRESENTACIÓN 11

1. LA MEDICINA CURATIVA *vs* CHARLATANISMO 17

2. EL ORIGEN DE LA MEDICINA CURATIVA 31

3. CONTEXTO HISTÓRICO 39
   Las ciencias médicas en la primera mitad del siglo XIX 39
   Las ciencias médicas en la España de la primera mitad
   del siglo XIX 45
   Sobre la materia médica y la terapéutica farmacológica 52

4. LA MEDICINA CURATIVA EN SU OBRA BÁSICA 59
   Formulación teórica de la Medicina Curativa 66
   Descripción de la perfecta salud 71
   El catálogo de las enfermedades 73
   Los purgantes como único tratamiento 85
   El método práctico de la purgación 89
   Las sangrías y los métodos ordinario 95
   El mal venéreo 99
   Le Roy, su familia y su mala salud 102
   La verdadera medicina popular 105
   A modo de conclusión 108

5. ANTECEDENTES DEL MANUAL DE LA MEDICINA
   CURATIVA 111

6. EL PANQUIMAGOGO DE LE ROY 121
   El vomi-purgativo, el purgante y otras versiones 121
   Análisis de los componentes 129
   Instrucción práctica para la toma del purgante 137

7. CASOS PRÁCTICOS ENTRESACADOS DE LA MEDICINA
   CURATIVA 143
   La colección de casos prácticos o la verdad de los hechos
   palpables, notorios, averiguados e incontestables 143
   Cartas procedentes de la comarca castellonense del Alto Palancia ... 155
   Efectos maravillosos que ha obrado la Medicina Curativa
   de Mr. Le Roy en la antiquísima villa de Murviedro 159
   Apendice 1 165
   Apendice 2 177

8. GANAR ADEPTOS Y RECONOCIMIENTO OFICIAL
   PARA LA MEDICINA CURATIVA 181
   Un sistema médico alternativo 181
   El Charlatanismo sin máscara 185

9. LOS OTROS "SISTEMAS MÉDICOS" 193
   La medicina fisiológica o el broussismo 193
   John Brown y su Elementa Medicinae 198
   Las propuestas estrella de la medicina popular: Los cuatro
   métodos curativos 202
   La Medicina sin Médico 222

10. LA MEDICINA OFICIAL CONTRA LA MEDICINA
    CURATIVA *229*
    Francia prohíbe los específicos de Le Roy *229*
    La prohibición de la Medicina Curativa en España *241*
    Italia declara ilegal la venta de un antídoto específico
    con el nombre de Le Roy *258*
    El proselitismo militante y combativo frente a la prohibición
    en Argentina o Perú *262*

11. LA POLÉMICA EN EL ÁMBITO POPULAR *269*
    Los coloquios sobre la Medicina Curativa de Mr. Le Roy *269*
    Anécdotas y hasta poesía *273*

12. LAS ÚLTIMAS EDICIONES DE LA MEDICINA CURATIVA
    EN ESPAÑA *279*

13. ¿SISTEMA MÉDICO ALTERNATIVO O CHARLATANISMO? ...*287*

GLOSARIO DE TÉRMINOS MÉDICO-FARMACOLÓGICOS *301*

BIBLIOGRAFÍA *317*

PRESENTACIÓN

La consecución del premio Roel 2022 del Instituto Médico Valenciano por el estudio realizado en el ámbito del patrimonio médico valenciano, histórico y popular de la primera mitad del siglo XIX, y plasmado en el artículo "La Medicina Curativa de Mr. Le Roy en la comarca del Alto Palancia", nos estimuló y reforzó la idea de ampliar la investigación sobre este método curativo, basado en la purgación. Un método con un alto nivel de popularidad, que resultó un fenómeno de importante repercusión social y económica en aquella época, y que mantuvo durante años la manifiesta aspiración de vincularse al arte de curar como un nuevo sistema médico.

Si el estudio, base del articulo referenciado, estuvo centrado en algunos casos recogidos en el libro de *Casos Prácticos entresacados de la medicina curativa probada y justificada con hechos y de la gaceta de los enfermos de Le Roy* analizando las peculiares descripciones de dolencias diversas y su segura curación con los específicos de Le Roy; con el presente trabajo pretendemos un acercamiento más exhaustivo y completo, ampliando el foco a un ámbito general y más globalizador de la denominada Medicina Curativa, un sistema médico/sanador que se difundió ampliamente por el territorio español durante la primera mitad del siglo XIX, aunque los coletazos de las publicaciones y de la prescripción y toma de los purgantes que proponía como tratamiento único se extendió hasta el final del siglo.

Entendemos también de sumo interés analizar la aceptación social que adquirió y mantuvo un sistema médico alternativo como éste y la estrategia de difusión utilizada para promocionarse y, sobre todo, para legitimarse en una sociedad como la española de la época, con una casi inexistente estructura sanitaria, y un aparato legal o médico-legal que no conseguía imponer la medicina oficial sobre otros sistemas que, como veremos, mantenían un nivel aceptable de éxito y fidelidad entre la población paciente.

Con esta revisión, nos situamos en un periodo histórico que para el estudio de las ciencias médicas resulta apasionante. No en vano, el siglo XIX fue conocido como el siglo científico y como otras materias, la medicina experimentó profundas transformaciones, de tal manera que los avances de esta época asentaron las bases de la medicina actual. Paralelamente se produce el desarrollo de la cirugía, la farmacología y la higiene pública que cobra una importancia trascendental en la lucha contra las epidemias que diezmaban a la población.

En el trabajo que presentamos, se relata y analiza cómo surgieron y se mantuvieron con éxito métodos curativos que con una visión actual resultan imaginativos y peculiares, además de poco útiles para combatir las enfermedades, si bien, aportaban tratamientos accesibles y de fácil aplicación, aunque resultaran dañinos en muchos casos e ineficaces y/o fraudulentos prácticamente siempre.

Sobre la metodología señalamos que, en los estudios de las ciencias sociales, se trata de proponer preguntas con base en el conocimiento previo de un asunto determinado, porque lo sabemos, o porque lo hemos estudiado. La pregunta equivale a la hipótesis y la única condición para responderla científicamente es ubicarla en el marco del razonamiento lógico y finamente estructurado, y usar un método dependiente de las "fuentes"[1]. Las fuentes equivalen a los materiales y en términos generales, pueden ser clasificadas en primarias y secundarias.

Como fuentes primarias, documentos producidos en la época de análisis, se han revisado en su calidad de esenciales la obra básica de Louis Le Roy *La medicina curativa o la purgación dirigida contra la causa de las enfermedades,* en la edición publicada en Valencia en 1827 y la edición arreglada a la última francesa, publicada igualmente en Valencia en 1829, y el libro de Casos prácticos al que nos hemos referido, publicado en Valencia en 1829. El elenco de las publicaciones de Le Roy se completa con *El charlatanismo sin máscara o la Medicina apreciada por su justo valor,* (Valencia, 1836) y una *Instrucción práctica para tomar el purgante de Mr. Le Roy,* "publicada últimamente en Paris y traducida por un amigo de la humanidad", (Madrid, 1829).

Indirectamente, también puede verse su obra recopilada en *Los cuatro métodos curativos o sea Manual de higiene y de medicina popular, que comprende los sistemas de Raspail, Leroy, Morison y Holloway,* acompañados de un resumen de homeopatía arreglado por un profesor amante del bien público, (Madrid, 1857).

Otros documentos básicos revisados han sido Anales históricos de la medicina en general: Historia de la Medicina española (Valencia, 1846); la Memoria sobre la invasión del cólera morbo asiático en la ciudad de Valencia, año 1854 de la Junta Municipal de Sanidad de Valencia; Anales universales de medicina recopilados por Annibale Omedei año 1825, (Milán, 1825); el *Tratado de las enfermedades más frecuentes de las gentes del campo* de Mr. Tissot, en su traducción publicada en Madrid en 1776; los Artículos sanitarios en el Boletín Oficial de la provincia de Badajoz en el siglo

---

1. Rodriguez de Romo AC. 2018; 154:5-7.

XIX (1833-1873), el Boletín del Instituto Médico Valenciano, con especial atención al del mes de abril de 1866 en el que se publica un Bosquejo de la historia de la Medicina de Valencia, Cuarta época-siglo XIX, y algunas otras publicaciones españolas e italianas de la época que se editan desde el ámbito de la medicina oficial, con el propósito concreto de criticar a la Medicina Curativa, argumentando contra sus inconsistencias e incoherencias.

En esta línea, destacamos la *Carta del Le Roy español al Le Roy francés* (Madrid, 1829), la *Impugnación a la panacea moderna de Mr. Le Roy* (Madrid, 1829), los *Avisos a los apologistas de la Medicina Curativa de Mr. Le Roy* (Zamora, 1829), además de los documentos que recogen la prohibición del método en Francia en su traducción española: *Informe sobre la Medicina Curativa de Mr. Le Roy* (Barcelona, 1831) y en España, por la real orden publicada en la Gaceta de Madrid de 22 de octubre de 1829.

Revisar estas fuentes primarias, todos estos documentos editados en la primera mitad del siglo XIX, ha sido una tarea altamente apasionante, a la vez que gratificante. Nos han aportado nuevos hallazgos y curiosidades sobre los sistemas médicos o métodos curativos preeminentes en el periodo analizado de un alto interés, aunque, como en toda la revisión, somos conscientes de que deben ser abordados en consideración al contexto de su tiempo.

Como fuentes secundarias o publicaciones de investigaciones anteriores sobre esta temática, debe destacarse la revisión del trabajo publicado por María Silvia Di Liscia, centrado en su artículo *Lleva el médico consigo quien me lleva en su bolsillo: la medicina curativa de Le Roy en el Río de la Plata* (Barcelona 2002), que forma parte de la Tesis de Doctorado: Itinerarios Curativos. Saberes, terapias y prácticas, médicas indígenas, populares y científicas (Región Pampeana, 1750/1910). Aun existiendo una marcada escasez de bibliografía sobre este tema, referenciamos como fuente el libro *Els dialecs sobre la medicina curativa de Mr. Le Roy en la Valencia del segle XIX* de Pau

Giner et al, (Valencia, 2003), que traslada la popularidad del método y la polémica que generó; y un acercamiento al origen de esta práctica en el libro de M. Ramsey *Professional and popular medicine in France 1770-1830* (Cambridge, 1998).

Para explorar todas estas fuentes, contamos con la ventaja de que los medios electrónicos nos permiten hacer búsquedas rápidas y leer las publicaciones, tanto las más antiguas que, con frecuencia, aparecen escaneadas, página a página, en los fondos bibliográficos de las universidades e institutos médicos, como las más modernas, a los que se accede con mayor facilidad.

De acuerdo con Rodríguez-de Romo[2], después de hacerse una pregunta y tratar de responderla metodológicamente, viene el verdadero reto: la interpretación, la explicación, la construcción de algo que ya no existe. Se trata de transmitir un mensaje, retomar nuestras preguntas y aportar algún conocimiento. En este paso hay que pensar cómo se supo lo que se sabía, cómo se justificaban las creencias que había; volver al inicio y analizarlo a la luz de lo que encontramos, pero tratando de no juzgar ese pasado con los ojos del presente.

Finalmente, sobre la segunda parte del título del libro, *el charlatanismo o la charlatanería (curanderismo en el ámbito médico)*, debemos señalar que es un término que aparece de forma reiterada y constante en las publicaciones de la época que hemos referenciado y en las que unos y otros se acusan mutuamente de su permanente práctica. Destacamos la toma de posición de la medicina oficial y académica de la época que con el apoyo de las autoridades sanitarias combatieron denodadamente la Medicina Curativa, tanto en España como en otros muchos países, y que queda reflejada en los documentos del momento; aunque nos hemos apoyado –y mucho–

---

2. Rodriguez de Romo AC. 2018; 154:5-7.

en otros trabajos publicados recientemente que analizan científica y metodológicamente este fenómeno a lo largo del siglo XIX.

Así, la publicación puede ser presentado como un estudio sobre el patrimonio médico español, histórico y popular (con una aproximación al valenciano) que, en una concepción más amplia, podría adscribirse a la disciplina de la historia de la medicina o más bien, de las humanidades y ciencias sociales interesadas en la medicina.

José Luis Chover Lara

1

LA MEDICINA CURATIVA *vs* CHARLATANISMO

Con la denominación de Medicina Curativa se conoce a un sistema o método de curación que tuvo su vigencia, a pesar de las prohibiciones oficiales, a lo largo de casi todo el siglo XIX. Propugnaba la purgación como método fundamental y único para el tratamiento de todas las enfermedades, con la prescripción de dos preparados o específicos propios: el vomi-purgativo y el purgante presentado en distintos grados de concentración.

La Medicina Curativa tuvo su origen en Francia a principios del siglo XIX. Desde ese país, el éxito de este sistema médico atravesó fronteras y se extendió por media Europa (Italia, Alemania, España e Inglaterra especialmente) y con posterioridad se difundió por América Central y del Sur. En España constatamos su presencia, con mayor o menor grado de práctica y seguidismo en los cincuenta años centrales del siglo (1827-1877).

El precursor de este método fue el francés Louis Le Roy, autotitulado "cirujano de consultas de París" y conocido como Mr. Le Roy, que con su obra básica *La Medicina Curativa o la purgación dirigida contra la causa de las enfermedades*[3] resultó un activo importante en el panorama médico de la primera mitad del siglo XIX, gracias a su alto nivel de difusión social, a través de las sucesivas ediciones de su manual, que sumaron un elevado número de ejemplares y la creación de una importante red de distribución de los "medicamentos".

Poco se conoce de la biografía de Le Roy, salvo que era cirujano porque así se titula en sus publicaciones, que se casó con la hija de su benefactor y antecesor en el método purgativo, el también cirujano de Nantes, Jean Pelgas (al que nos referiremos), que tuvo una hija de la que no menciona su nombre, casada, a su vez, con Mr. Cottin, boticario de París, (con oficina en la calle del Sena, arrabal de San Germán), y un nieto, al que se menciona en relación con el uso de los purgantes en las enfermedades de los niños.

Este manual médico fue un gran éxito editorial en la mayoría de los países donde fue publicado y mantuvo un importante grado de popularidad a la vez que, de permanente confrontación con la medicina oficial, consiguiendo un valioso número de adeptos que defendían su aplicación frente a otros métodos, prácticas y tratamientos.

Louis Le Roy, publicó el 1809 el libro *La Medicina natural al alcance de todos los enfermos, o de cualquiera que sepa leer, que contenga la presentación de la causa de las enfermedades, y la de los medios propios para operar a sabiendas o con certeza la curación de los enfermos, descubierta por J. Pelgas*[4]. En este manual explicaba y defendía la eficacia de sus específicos para la curación de todas las

---

3. Titulo original: *La Medecine curative ou la purgation dirige contre la cause des maladies*.
4. Título original: *La médecine naturelle à la portée de tous les malades, ou de toute personne qui sait lire, contenant l'exposé de la cause des maladies, et celui moyens propres à opérer sciemment ou sûrement la guérison des malades, découverts par J. Pelgas*. Paris: Arthus Bertrand & l'auteur, 1809. 272 p.

enfermedades: un elixir vomi-purgante que venía comercializando desde 1797.

En 1812 publica la tercera edición, revisada, corregida y aumentada, en la que introduce un nuevo título: *La Medicina natural, curativa y popular[5], medios para prolongar la propia existencia hasta los límites más lejanos que el Autor de la naturaleza ha fijado a la duración de la vida humana, al alcance de todos los pacientes o cualquiera que sepa leer,* y que contiene "la explicación de la causa de las enfermedades y la de los medios adecuados para efectuar con conocimiento y seguridad la curación de los enfermos, descubierta o profundizada por J. Pelgas, viejo cirujano, conocido por la curación de las enfermedades crónicas generalmente consideradas incurables o mortales, según a los métodos anteriores, en los que se entregó durante cuarenta años" con la autoría de "L. Leroy, cirujano consultor, yerno y sucesor de este práctico, continuador de su Método y anotador de su Obra". Añaden que se puede encontrar en Paris al precio de 2 francos y 50 céntimos.

El propósito de Le Roy, según explica él mismo, era publicar los trabajos y experiencias de su suegro, al que atribuye el descubrimiento de la causa de las enfermedades, y continuar la aplicación de su método "natural y curativo" con el uso de sus medicamentos. Transcurrido el tiempo y contando ya en ese momento con una importante expansión editorial, muy sensible con los temas médicos y una sustancial mejoría de las comunicaciones, el objetivo ya pasaba por divulgar, ampliar y extender tanto como fuera posible, el método del difunto Pelgas con una base popular y populista, pero sobre todo conseguir un mayor mercado para su específico purgante, cuya venta era la base del negocio desde hacía años.

---

5. Titulo original: *La Medecine naturelle, curative et populaire.*

A partir de esta primera versión, en París se publicaron sucesivas ediciones que aportaban actualizaciones varias, en la línea de asentamiento y sobre todo de defensa del método curativo, alcanzando en 1823 la undécima edición, aunque con la reducción significativa del título y la incorporación del término "curativa", como único calificativo, y eliminando "natural" y "popular", aunque seguirán apareciendo como dos cualidades fundamentales en toda la obra. También incorpora al título el método terapéutico, o sea "la purgación", manteniendo que este remedio actúa contra la causa de las enfermedades. La expansión editorial al resto de Europa se produjo de forma progresiva con traducciones de la obra al italiano, alemán o inglés, y también al castellano, publicándose la primera edición en nuestro país en 1827.

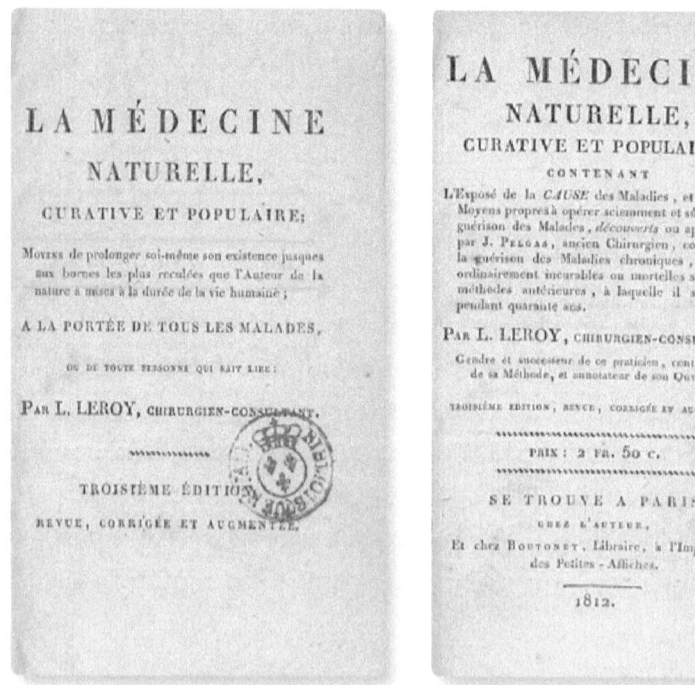

En 1812 publica la tercera edición, en la que introduce un nuevo título: "*La Medicina natural, curativa y popular* (Bibliothèque Nationale de France).

En España, tras el paréntesis de la Guerra de la Independencia, se produce, amparados por el decreto de libertad de imprenta de 1810 y los avances tecnológicos, un desarrollo extraordinario de la industria editorial con la proliferación de imprentas y oficinas editoras que supusieron, de facto, un vehículo de difusión fundamental, en la disciplina médica que nos ocupa, de los "nuevos" sistemas y métodos curativos que se estaban desarrollando en Europa, entiéndase Francia, Alemania o Gran Bretaña y que fueron llegando a nuestro país con algunos años de retraso. También se reveló como muy necesaria la aportación de nuevas profesiones, en este caso la de los traductores.

El método Le Roy, que él convertía en sistema curativo, como otros vigentes en esa época, puede adscribirse al ámbito de la denominada medicina popular. Estos métodos promovían una medicina sin médico, presentaban en los manuales sus fundamentos teóricos sobre la causalidad de las enfermedades, y anexaban un nomenclátor de éstas con su propuesta terapéutica, cuya base era siempre el "medicamento" o remedio secreto que el autor o su entorno proporcionaba, bien a través de boticas determinadas que mantenían la exclusividad del producto o de sus propios agentes y corresponsales en ciudades y pueblos. La singular producción editorial facilitaba la captación de nuevos lectores/seguidores con los que afianzar la utilización de uno o varios específicos sanadores, y cuya receta, producción, distribución y venta estaban bajo el control de los propios autores.

Para el tratamiento de las enfermedades y dolencias venían utilizándose remedios secretos preparados de forma habitual con productos naturales, sin conocimiento del o los principios activos y a los cuales se atribuían propiedades curativas sobre una o varias enfermedades. Eran preparados por los propios médicos, curanderos o boticarios que los prescribían, aunque estos últimos eran más expertos en la preparación de específicos mediante fórmulas magistrales que realizaban de forma artesanal y en ocasiones individualizada.

Algunos remedios secretos gozaron de gran predicamento y no sólo fueron dispensados en las boticas, sino que además sus fórmulas llegaron a constar en la literatura oficial y en la profesional. En sus textos se aseguraba que a los inventores de los "medicamentos" les guiaba el interés por la salud del prójimo, pero resulta evidente que realmente, era el interés pecuniario lo que predominaba en su actividad, llegando algunos a hacer grandes fortunas con la venta de los mismos.

En este contexto editorial y médico-terapéutico, se publicó el primer libro de Le Roy en España y su introductor fue el librero-editor aragonés, afincado en la ciudad de Valencia, Mariano de Cabrerizo (1785-1868), el cual, aprovechando dos meses de exilio en Paris a los que se vio obligado en 1826 por sus ideas liberales, buscó novedades literarias para divulgar cuando regresara. En sus memorias[6] explica que "llegó también a mis manos el tomo de la Medicina Curativa de Mr. Le Roy, hallazgo feliz que publiqué en castellano, habiendo vendido en tres años 46.000 ejemplares, incluso el tomo de sus Casos prácticos, despacho fabuloso y del que aún no existía ejemplo en la imprenta española...". La primera edición de la Medicina Curativa en España fue publicada por la imprenta De Cabrerizo (Valencia) en septiembre de 1827.

En Valencia se publicaron siete de las diez ediciones que de este libro se imprimieron en castellano en todo el estado español en la década de los años veinte, y la venta de un número tan elevado de ejemplares no sólo representa un hito editorial para la época en que fueron publicados, es además un indicador objetivo de la popularidad del método. También se produjo una importante extensión de

---

6. De Cabrerizo, M., Memorias 1862: 136.

la publicación a buena parte de Latinoamérica, especialmente en Argentina, México y Perú.

La referencia, desde el principio, a este libro es absolutamente necesaria porque con su publicación se introduce en nuestro país uno de los sistemas médicos —de la medicina popular— preeminentes en la España de la primera mitad del siglo XIX, aunque su aceptación y uso se extendió a lo largo de casi todo el siglo compitiendo con otros sistemas o métodos, como la denominada *Medicina Fisiológica*, más cercana a la medicina académica u oficial, que mantenía su propia cuota de adeptos, tanto entre los médicos y prácticos como entre los sufridos pacientes.

En la Medicina Curativa hay una permanente referencia a la ciencia de los hechos, que "es, sin duda la más perfecta y útil de todas, particularmente en materia de medicina, porque desvanece las ideas erróneas, destruyendo los sistemas falsos"[7], una referencia a la verdad acreditada por la experiencia; pero a la vez, mantiene el empeño de demostrar que sus principios y fundamentos son verdaderos, con los "que bien puede establecerse una verdad científica". En su argumentada propuesta subyace, sin duda, una clara intención de homologarse a la medicina oficial, presentándose como una alternativa a la que deberían sumarse la mayoría de los médicos.

Le Roy refuerza su propuesta señalando la distancia entre su medicina curativa y la que el mismo autor denomina medicina paliativa, decidiendo, de paso, que son las dos únicas partes en que se divide el arte de curar. La medicina paliativa la define como "aplicable a aquellos males ya declarados sin remedio, sea por la edad avanzada del paciente, por lo inveterado del achaque, los vicios de sus constitución humoral,… sea en fin por accidentes interiores que han sobrevenido y cuya naturaleza se opone al método

---

7. Le Roy, 1829: X.

propiamente llamado curativo, cualquiera que fueren las causas que los han producido". Y en contraposición, con el reconocimiento de que el hombre no puede ser curado de sus males en todas las épocas de su vida "porque no es eterno", afirma que muchos de los que han padecido dolencias inveteradas, se hubieran curado con su método si se hubiera empleado desde el principio de la alteración de la salud, "en lugar de los remedios nocivos e ineficaces". "¡Cuántos desaciertos sumamente perjudiciales se cometen todos los días empezando las curaciones con inútiles paliativos!"[8].

Para ello, proclaman que la teoría de Le Roy –probada y justificada por los hechos– se funda en cuatro principios[9], los cuales explican la verdadera causa de las enfermedades y la manera segura de curarlas por el único remedio de la purgación. Las proposiciones son las siguientes:

"1.ª Las enfermedades no proceden de la sangre ni de los espíritus, sino siempre de los humores que se oponen a su circulación natural.

2.ª No procediendo las enfermedades de la sangre ni de los espíritus, sino de los malos fermentos y levaduras, debe conservarse la sangre y dar salida a los humores degenerados o corrompidos.

3.ª Los purgantes son los que pueden dar salida a estos humores estancados y destruir las obstrucciones y serosidades que ocasionan todas las dolencias.

4.ª Entre los purgantes, el remedio de Le Roy merece la preferencia, porque produce los efectos que se desean, sin riesgo y con facilidad."

Así, se introduce la Medicina Curativa como una actuación resolutiva, que tiene su base en que "si se reconoce por la evidencia de las pruebas que las enfermedades del cuerpo humano tienen una

---

8. Le Roy, 1829: 80-85.
9. Le Roy, 1829: 421-22.

sola causa interna o eficiente, se reconocerá también que el arte de curar debe conformarse con el principio de la naturaleza y de consiguiente reducirse al único plan que ella prescribe...y no tiene ni puede tener otros medios que los purgantes".

Con esta base de presentación, con la exposición de estos cuatro principios fundamentales que, de entrada, puede ser considerada –con matices– una propuesta más identificable con la más pura charlatanería (curanderismo en términos médicos), pretendemos un acercamiento a la denominada Medicina Curativa, tanto en el contexto histórico en el que se desarrolló, como en sus fundamentos pseudo-científicos (formulación teórica) o la postura crítica de la medicina oficial del momento.

En la época de referencia, la actividad médica en general, se desarrollaba de forma desordenada y azarosa y estaba en muchas ocasiones en manos de empíricos o charlatanes que prometían curas milagrosas y anunciaban productos naturales sin efectos secundarios. Lo habitual era que no se publicara la composición de tales productos, que solían declararse fórmulas secretas, manteniendo el argumento de que producían grandes efectos purificando la sangre y el organismo en su integridad, y consiguiendo que la confianza en la bondad definitiva de un único producto no llegara a desaparecer[10].

La charlatanería o charlatanismo en medicina, no solo era ejercida por gente que carecía de diploma, como es el caso de los curanderos, protagonistas de una práctica castigada en general por las leyes sobre el ejercicio de la ciencia y arte de curar, sino también por personas con diploma, como ocurría con los médicos titulados que actuaban favorecidos por una publicidad comercial, y con los farmacéuticos y bioquímicos preparadores de panaceas, aunque este

---

10. Montero, M. y Rodríguez-Martín, N. 2019; 9(2): 27-46.

segundo grupo estaba amparado por una titulación que le permitía la práctica médica.

La ignorancia, la falta de información y el difícil acceso a una atención médica (por coste o lejanía) eran un campo abonado al desarrollo de los métodos de curación a los que nos referiremos, métodos que se concretaban para el paciente en la adquisición de un frasco del específico tal o cual, maravilla de la ciencia moderna y que venía avalado y prescrito por un famoso médico extranjero.

Matthew Ramsey[11], a la vanguardia de la historia social de las profesiones médicas, busca integrar en una perspectiva unificadora la comprensión de las prácticas populares y oficiales del arte de curar. "Estas cosas debían entenderse juntas; formaban los dos aspectos de una misma historia". En su libro analiza con detalle las relaciones de oposición o complementariedad que se establecen entre los distintos órdenes de practicantes: todos dicen curar, todos habitan la misma sociedad y todos ocupan una posición determinada en relación con el "mercado médico".

Señala la ambigua naturaleza de las relaciones entre los practicantes ilegales y los practicantes oficiales donde la indiferencia, la rivalidad y la cooperación se combinan para constituir un universo complejo, para seguir explicando que las formas tradicionales de la charlatanería son características de un periodo de transición entre una sociedad mayoritariamente agrícola, donde el mercado médico es prácticamente inexistente y una sociedad industrial donde el mercado médico, por el contrario, concierne a casi toda la población. "Los empíricos habrían explotado así los recursos ofrecidos por un contacto aún imperfecto entre la sociedad aldeana y la sociedad urbana".

En la primera mitad del siglo XIX los médicos emprendieron una campaña por monopolizar la autoridad en el arte de curar,

---

11. Ramsey, M. 1988: 84-104.

entendido cada vez más como la aplicación de la ciencia médica. Así, los curanderos y personas (sin estudios) que atendían a los enfermos y vendían remedios tradicionales y modernos debían, según los médicos, ser estigmatizados como practicantes carentes de legitimidad y ser expulsados de la práctica médica. Además, en un proceso interno de profesionalización de la medicina, se trataba de definir las formas correctas de ejercerla, señalando a los médicos cuya práctica fuera considerada como transgresora, sobre todo en términos de ignorancia científica y fraude[12]; aunque los propios médicos eran conscientes de los límites de la eficacia terapéutica de la medicina de la época. Siguiendo el ejemplo de Francia, se fueron creando códigos deontológicos que definieran la buena praxis.

Nuñez-Garcia[13] señala que la convivencia entre una medicina «legítima» y otras prácticas alternativas había sido una constante en la historia. Sin embargo, durante el siglo XIX tomó fuerza a nivel transnacional un discurso generalizado de denuncia contra los llamados charlatanes y empíricos, personas que ejerciesen la medicina sin título o que llevasen a cabo prácticas entendidas como acientíficas y/o inmorales. Este discurso fue desplegado desde espacios de comunicación profesionales, en especial por la prensa médica de la época, en un contexto que se caracterizaba por la transformación de la profesión médica en España y en Europa, por el afán de reafirmar la profesión médica como una ocupación honorable y por la pugna por los pacientes/clientes en un mercado muy dividido.

Coincidiendo con las publicaciones de la Medicina Curativa y otros, que presentan distintas teorías sobre la causa de las enfermedades con sus respectivas propuestas de curación, a partir de 1820 se observa la proliferación en las publicaciones médicas de una constante denuncia contra el intrusismo profesional, la mala

---

12. Martykánová D., Núñez-García, VM, 2021; 41 (2): 303-321.
13. Núñez-García, VM, Martykánová D. 2021; 41 (2): 391-414.

praxis, o la venta irregular de remedios farmacéuticos fraudulentos, englobado todo ello bajo el término derogatorio de charlatanismo o charlatanería.

El propio Le Roy, en el centro de esta controversia, entra en la discusión desde el principio, explicando que "infinitos autores de específicos han sido tratados de charlatanes y tal vez merecían semejante calificación, pero ¡cuántas veces la han recibido de ciertos hombres que la merecían aún más que ellos!". Y postula que "acostumbrado por principios a buscar la causa de todo efecto, he venido a descubrir que los charlatanes deben su origen a la insuficiencia de la medicina. Y puede observarse cada día que ciertas personas son más a propósito para marcar a cualquiera con el nombre de charlatán que para curan un enfermo". Acusa a la medicina oficial de marcar como charlatán "al que abre un camino nuevo, que no conocen ni quieren conocer y el que ensancha los límites del arte; el que osa separarse de la senda trillada es a sus ojos un (in)novador, digno de todos los anatemas". Reivindicándose con los resultados, se sitúa en el lado de la razón, afirmando que "cuando millares de enfermos proclaman su curación, que en vano han procurado obtener estos hombres tan pródigos en odiosas calificaciones, ¿dónde está el charlatanismo? Sin embargo, hay verdaderos charlatanes: ¿cuáles serán estos? los que menos sospecha el vulgo, los que tienen la costumbre de ensalzarse deprimiendo a los demás, en fin, esos charlatanes privilegiados, cuyos títulos están escritos bajo el velo del error... ¿por qué se insiste contra la evidencia en desconocer la causa de las enfermedades y los medios que pueden destruirla? Si se abriera los ojos a la luz, se acabaría el charlatanismo y los charlatanes; y no habría tontos ni víctimas, porque no sería posible preocupar a un público ilustrado"[14].

---

14. Le Roy, 1829: 51-52.

La Medicina Curativa, como veremos, no queda excluida de la denuncia y de hecho fue objeto de prohibición tanto en Francia como en España. Con ello, o a pesar de ello, atendiendo a su prolífica acción editorial y su apuesta y empeño en constituirse en un sistema médico alternativo aceptado por un amplio sector popular, hemos convenido en calificarla como *charlatanismo ilustrado*, si bien forma parte destacada, según la denominación acuñada en época, de las medicinas populares que mantenían un importante número de adeptos, seguidores y usuarios.

Las sucesivas ediciones de sus publicaciones tenían como objetivo, además del propio negocio editorial, la conquista de un nuevo público lector, facilitando la difusión de sus teorías y tratando de fidelizar clientela y de ampliar su mercado, manteniendo, a la vez, una defensa a ultranza de su propia "corriente médica".

En este escenario, el objetivo general de este acercamiento al estudio de la Medicina Curativa, presentado como un método curativo novedoso y sobradamente extendido por todo el territorio español durante la primera mitad del siglo XIX, queda ampliado por el interés de analizar la aceptación social de éste, como un sistema médico alternativo y la original estrategia de divulgación utilizada para promocionarse y sobre todo, para intentar legitimarse, sin complejos ni miramientos e incluso con agresividad, en una sociedad con altos índices de analfabetismo, una casi inexistente estructura sanitaria y un aparato legal y judicial que no conseguía imponer la medicina oficial sobre otros sistemas, métodos, formas y fórmulas de tratamiento de las enfermedades.

En la base se sitúa la certeza de una extensa difusión por todo el territorio español y de forma especial por el valenciano entre los años 1825 y 1840.

2

EL ORIGEN DE LA MEDICINA CURATIVA

La cuna de la denominada Medicina Curativa fue Francia. Aunque se trata de la aplicación de un método basado en la toma de sustancias con efecto purgante, práctica que era ampliamente conocida y utilizada desde antiguo, la propuesta de Le Roy adquiere cierta entidad gracias a la acción literaria y editorial desarrollada por éste en los primeros años del siglo XIX. Una propuesta con una alta aceptación popular que derivó en la pretensión, por parte del autor y su entorno, de convertirla en un nuevo sistema de sanación al mismo nivel que las otros sistemas o prácticas médicas reconocidas y utilizadas en la época.

Ramsey[15] refiere que, tras la derrota de Napoleón, los miembros menos prósperos de la profesión médica, que habían prestado sus servicios en el ejército francés, intentaron sobrevivir a partir de la fabricación y venta de medicinas, en tal número que a comienzos del siglo XIX, el médico que ofrecía remedios propios o curas especiales

---

15. Ramsey, M. 1988:114.

era una figura tan común que apenas destacaba. Le Roy conoció a uno de ellos, Jean Pelgas, antiguo cirujano de Nantes, que falleció en esa ciudad en 1804, después de haber estado más de cuarenta años dedicado enteramente al ejercicio de su facultad, y "al que se debe el descubrimiento de la causa próxima o intrínseca de las enfermedades. Fue el primero que halló los medios más rápidos y eficaces para destruirlas y para prevenirlas, cualquiera que sea su denominación y carácter"[16]. Pelgas había estado tratando a sus clientes con la práctica de purgantes a ultranza, y con esta base, Le Roy recuperó un "secreto médico" al que dio formato de nueva doctrina médica, proclamándose su sucesor, continuador de su método y anotador de su obra.

Jean Pelgas, "antiguo maestro en cirugía y suegro del cirujano Le Roy, ha sido el primero que verdaderamente ha reconocido la causa de las enfermedades, y la ha combatido por la sola vía y único medio de destruirla, esto es, por la purgación". Con esta premisa, base de su método, tras la muerte de Pelgas, Le Roy inició la recopilación de los trabajos, experiencias, métodos y "medicamentos" de aquel, dando forma a la denominada Medicina Curativa. Según explica, "adopté las verdades que el mismo había publicado, y me hice el deber de dar a su descubrimiento toda la extensión de que era susceptible, estableciendo un método de curación sobre sus principios". Así, publicitaba que todas las enfermedades surgían de una causa única que cedía infaliblemente con su remedio.

El sistema se basaba en que el mismo enfermo, sus parientes o cualquier hábil curandero podían diagnosticar la enfermedad y auto-pautarse o prescribir las tomas de las dosis necesarias del "medicamento" siguiendo las indicaciones que para dicha dolencia se recoge en su manual médico que, de resultas y en distintos grados y

---

16. La Roy, 1829: VII-XVI.

número de tomas, es el mismo para toda clase de dolencias. Pelgas daba su nombre al preparado, elixir o específico, según una costumbre que persistió en la farmacopea europea y Le Roy lo registró como remedio secreto convirtiéndolo en una especie de panacea universal.

Jean Pelgas era, según las descripciones laudatorias del escritor anónimo del *Charlatanismo sin máscara*[17], el hombre de la naturaleza, el autor del descubrimiento de la causa de las enfermedades, pero "la simplicidad de su estilo no era capaz de designar a ese opúsculo un alto grado de consideración", aunque encerraba una gran verdad que hubiera podido corroborar con el testimonio de muchos miles de curas que él había efectuado.

Aunque los métodos de purgación venían aplicándose desde antiguo, la incorporación de la figura de Pelgas refuerza la pretensión de mostrar que la Medicina Curativa es un sistema nuevo a la vez que experimentado, y que incorpora como diferencia básica y determinante, el brillante descubrimiento de la causa de las enfermedades, hecho que atribuyen a un maestro en cirugía ya fallecido y que tiene su continuidad y amplio desarrollo en su discípulo y yerno Mr. Le Roy.

La base diferencial del nuevo sistema se concreta en el folleto supuestamente compuesto por Pelgas, al que se menciona en la edición de 1812 del manual, con el título: "*Descubrimiento de la causa interna de las enfermedades del cuerpo humano o Tratado sobre la manera de curar sabiamente a los enfermos*".

Ensalzar la figura del cirujano fallecido y su gran aportación al arte de curar es una máxima constante en toda la obra revisada. Con ánimo trascendental se escribe "¿ha alcanzado el autor, ventajosamente recomendado por una larga experiencia y éxitos constante,

---

17. Talanca, J. (traductor). El Charlatanismo sin máscara. 1836: 334-35.

la meta tan deseada y sin embargo tan difícil que se ha propuesto? Menos experto en el arte de escribir que en el de restaurar y prolongar la salud, ¿proclamó realmente un descubrimiento útil?". La respuesta es evidente: "Pelgas ha combatido con ventaja algunos errores aún acreditados en la medicina, y añadido una verdad importante a las ya conocidas".

En esta exagerada revisión de la figura de Pelgas se llega a afirmar que "hasta él la medicina, aunque practicada y ejercida por hombres recomendables bajo todos aspectos, no descansaba en ninguna base sólida", y se le presenta como un práctico "más bien fundado (con fundamentos) que los humoristas[18] que le habían precedido" aunque su gran aportación o verdad única y fundamental se puede concretar en el siguiente texto: "los humores dañados que el cuerpo humano encierra, son el solo principio del mal; en tanto que la causa subsista dentro del individuo, éste debe esperar efectos más o menos funestos, más o menos desastrosos; todo enfermo, todo ser sufriente no debe jamás contentarse con causar dentro de sí una conmoción o sacudimiento, que solo sea seguido de ligeras evacuaciones; es preciso ir a buscar el principio del mal allí donde está y forzarlo a salir de ese mismo cuerpo que ha reducido al estado de enfermedad y sufrimiento"[19]. Una receta sencilla que promueve la necesidad de evacuaciones masivas para las que pauta la purgación a ultranza como método único de curación.

El autor, explica Le Roy, reconoce como causa interna de las enfermedades solo la degeneración y putrefacción de los humores y reduce así, todo el arte del práctico a conocer la especie que debe combatirse, el asiento que ocupa y los medios adecuados para evacuarla. "Su doctrina, tiene sobre el método opuesto, la ventaja de

---

18. Médicos que seguían la teoría humoral de Galeno para explicar y curar la enfermedad.
19. Talanca, J. (traductor). El Charlatanismo sin máscara. 1836: 204.

ser menos asesina y de aplicarse a un mayor número de casos, de hecho, la mayoría de las enfermedades reconocen como principio solo causas humorales." Continúa señalando que "sin embargo, la teoría más correcta y luminosa es la de que está más cerca de la naturaleza y la que basa más inmediatamente en hechos fisiológicos". Al hablar de "su doctrina", Le Roy ya se refiere a la propia, que continúa y promociona, aunque mantiene esa conexión con Pelgas; mientras que la comparación con el método opuesto lo establece con las sangrías que prohíbe, sobre el principio de que la sangre es el origen de todas las funciones vitales. Curiosa la afirmación sobre su método "de ser menos asesino", que explica posteriormente como que "siempre está haciendo algún bien poder sustituir un proceso menos malo por un medio peligroso".

La acción terapéutica de los purgantes tiene su fundamento en la Teoría Humoral, Humoralismo o Humorismo, doctrina que conservó su popularidad durante siglos gracias a la influencia de los escritos de Galeno, enmarcados en la noción de equilibrio de los fluidos corporales, a los que incorporó su interpretación de los humores en su concepción del cuerpo humano; aunque la base teórica inicial se le atribuye a Hipócrates[20] que sugirió que los humores son los fluidos corporales vitales: sangre, flema, bilis amarilla y bilis negra, y que la salud es aquel estado en que estas sustancias constituyentes están en la proporción correcta y bien mezcladas, y el dolor ocurre cuando una de las sustancias presenta deficiencia o exceso, o se separa en el cuerpo o no se mezcla con otras. Con Galeno el desequilibrio de los humores (discrasia) era la causa directa de todas las enfermedades, mientras que la salud se asociaba con el equilibrio de estos (eucrasia).

---

20. Hipócrates "Sobre la naturaleza del hombre". Teoría de los cuatro humores.

Sobre el empleo de la purgación en ciertas enfermedades, puede encontrarse un número importante de referencias anteriores a la aparición en la escena sanitaria de Mr. Le Roy. La diferencia que intentan marcar con la nueva teoría, es que la purgación se revela como el remedio único para todas las enfermedades, propuesta que, evidentemente, no representa una base sólida para el ejercicio de la medicina curativa que publicitan, sino que más bien, sirve para consolidar la base errónea o falsa que invalida el método como el remedio universal.

Para relatar el encuentro con Le Roy y el paso del testigo, se incide, de entrada, en el mantra del victimismo frente a la medicina oficial que será una constante en toda la obra escrita del autor de la Medicina Curativa y todo su entorno, una situación que ya refieren y que teóricamente, se inicia con la figura fundacional de Pelgas.

Así, explican en el texto de referencia que por ser el autor del descubrimiento de la causa de las enfermedades "había experimentado duros y violentos ataques de los hombres del arte por excelencia, cuando avanzado en edad, y al punto de terminar su carrera, y de ver perecer consigo los frutos de su larga y laboriosa práctica, la Providencia sustituyó un hombre digno de reemplazarlo. Discípulo tanto más dócil, cuanto él mismo había sido arrancado de los brazos de la enfermedad, y probablemente de la muerte, siguiendo los preceptos de ese hábil práctico, el cirujano Le Roy ha dado nuevos desarrollos al principio fundamental proclamado por Pelgas, habiendo conseguido muy pronto el hacer sobresalir las felices consecuencias que solo puede producir un principio verdadero. Enemigo de esas instituciones que gravitan sobre los pueblos sin producirles provecho alguno, comparando el charlatanismo medical con la intriga horrorosa; el colaborador, el discípulo de Pelgas, ha anotado los escritos de su maestro y les ha añadido lo que les faltaba, formando de este modo un cuerpo de obra, en el cual ha puesto en descubierto toda la verdad y la ha entregado al público, con la esperanza y un vivo deseo de serle esencialmente útil. Tal es el origen de la Medicina Curativa o la Purgación dirigida contra la causa de las enfermedades"[21].

El propio Le Roy, en su obra básica habla de Jean Pelgas como un caso práctico de supervivencia, a pesar de las limitaciones que la naturaleza le había otorgado, precisamente "haciendo consigo lo que aconsejaba a los otros". Explica que Pelgas fue acometido de asma e hidropesía a la edad de cuarenta años y triunfó de estos dos enemigos.

Que jamás se separó de los principios que había establecido sobre su descubrimiento de la causa de las enfermedades: así prolongó su vida hasta la edad de setenta y dos años, y lucho cinco contra el estado de decrepitud, siguiendo las reglas que prescribía a sus enfermos.

El retrato de Jean Pelgas se reproduce en las sucesivas ediciones de la publicación *Casos Prácticos entresacados de la Medicina Curativa* con la leyenda "Mr. Pelgas, con su remedio universal y fuerte embotó la guadaña de la muerte" y Le Roy le honra de forma permanente en todas las ediciones, con declaraciones como la que se reproduce en otra de sus publicaciones[22]:

"¡0 Pelgas! tú has pagado como hombre el tributo a la naturaleza; más tu reputación traspasará el espacio de los siglos, y tu memoria será bendecida por ellos. Del fondo de la tumba donde reposan tus cenizas ignoradas, recibe mi débil homenaje; recibe también la expresión del reconocimiento de tantos millares de enfermos como tu método y tus principios han vuelto a la salud, y de tantas víctimas, declaradas incurables, como has arrancado y arrancas aun de los brazos de una muerte prematura. Yo lo diré a quien quiera

---

21. Talanca, J. (traductor). El Charlatanismo sin máscara. 1836: 334-35.
22. Talanca, J. (traductor). El Charlatanismo sin máscara. 1836: 14.

escucharlo: ved el hombre de quien el Espíritu Santo ha hecho el elogio en los términos más pomposos y más magníficos, cuando ha dicho de él que es por excelencia la obra del Criador. *Creavit eum Altissimus*. Ved el que es digno de nuestros homenages, de nuestra confianza, y de fijar la incertidumbre de nuestra elección. Ved aquel, de quien se puede decir que toda medicina viene de Dios: *omnis medicina a Deo*; aquel, que es digno de recibir los presentes de los señores de la tierra y los elogios de los grandes del siglo.".

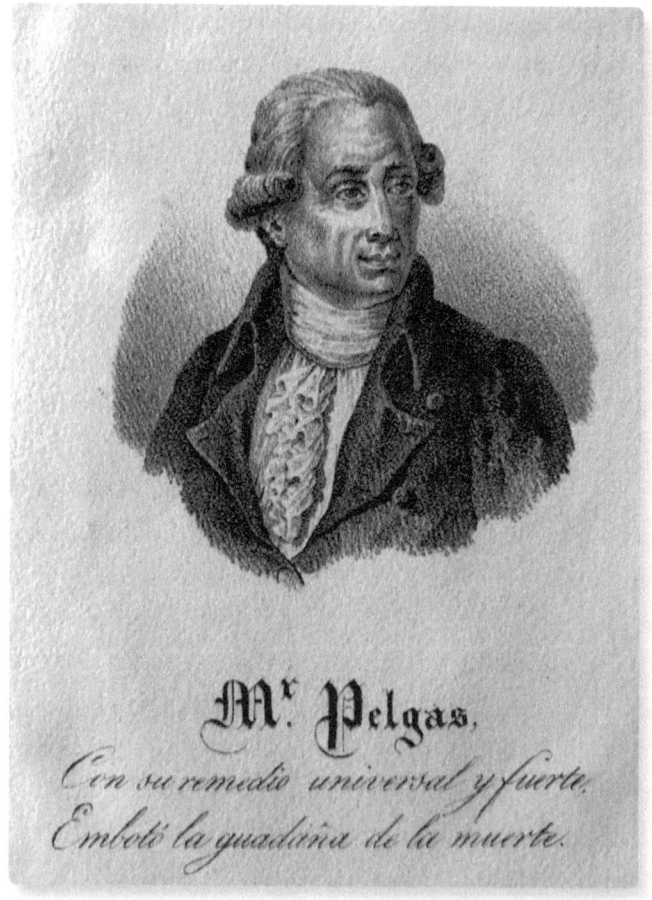

Retrato de Jean Pelgas en el libro de Casos Prácticos editado en Valencia por la Oficina de José Ferrer de Orga en 1829.

3

CONTEXTO HISTÓRICO

Las ciencias médicas en la primera mitad del siglo XIX

Como señalamos en la presentación, el siglo XIX fue conocido como el siglo científico y como otras materias, la medicina experimentó profundas transformaciones. El despotismo ilustrado inspiró un humanismo que está en el origen de la medicina social (antecedente de la salud pública), cuyo primer gran éxito es la implantación de la vacuna de la viruela tras el descubrimiento de Jenner en 1796.

Con la revolución industrial se dieron una serie de circunstancias sociales y económicas que impulsaron de nuevo a las ciencias médicas. Es el comienzo de los fenómenos migratorios de grandes masas poblacionales del medio rural al medio urbano que se hacinan en las ciudades, con grandes carencias en lo que a salubridad y medios se refiere y como consecuencia, importantes carencias en la alimentación y el desarrollo de enfermedades relacionadas con la misma (pelagra, raquitismo, escorbuto...), así como la proliferación de enfermedades infecciosas (especialmente la tuberculosis y epidemias repetidas de cólera-morbo).

Pero, también se dan las condiciones técnicas para que los descubrimientos apuntados durante la Ilustración vean cumplido y mejorado su desarrollo técnico. El siglo XIX va a ser el siglo de la salud pública, de la asepsia, de la anestesia y de la victoria definitiva de la cirugía.

En la medicina de la primera mitad reinaba el empirismo[23]. Las ciencias médicas estaban desprovistas de los elementos indispensables para llegar a la certidumbre en el diagnóstico y el acierto en el tratamiento. Como se desconocían los agentes microbianos, se atribuían las enfermedades infecciosas a efectos meteorológicos y eran nombradas como: fiebres sínocas, biliosas, tercianas, remitentes, pútridas, pestilenciales, etc. y durante todo este periodo se sucedían los brotes epidémicos de paludismo y cólera asiático y hasta la difusión de la vacuna, brotes de viruela, que produjeron una alta mortalidad infantil.

La práctica médica todavía contenía muchos elementos del arte (ars médica), pero empieza a vislumbrarse, merced a la imparable consecución de conocimientos y técnicas, un modo de ejercerla más científico, basado en supuestos conceptuales y metodológicos admitidos e independientes de la "habilidad" o la experiencia de quienes la practican.

En general, el saber médico, la ciencia sobre las enfermedades culminó en este siglo el enfrentamiento dialéctico que los movimientos renovadores venían manteniendo con el sistema galénico tradicional. La constitución de la nueva patología lo excluyó por completo, por lo que hubo un resurgimiento de la medicina hipocrática y del naturalismo, basado en la observación empírica, hasta desembocar en el nihilismo terapéutico[24] de las primeras décadas.

---

23. Empirismo: corriente filosófica que considera la experiencia como criterio o norma de verdad en el conocimiento.
24. Peset Reig, JL. 1973: 99-103. El nihilismo terapéutico fue una corriente médica que propugnaba abstenerse de cualquier intervención terapéutica, dejando

Siguiendo a López Piñero[25], la principal aportación de la patología médica del siglo XIX fue la construcción de una explicación de las enfermedades cómo trastornos estructurales y dinámicos del cuerpo humano, con el apoyo de los recursos de las ciencias modernas de la naturaleza como la física y la química y que tuvo su desarrollo en dos etapas o estadios distintos, que coinciden temporalmente con las dos mitades de la centuria.

La primera, denominada o conocida como *"medicina hospitalaria"*, se caracterizó por la vigencia del método anatomo-clínico que formuló Bichat[26] en 1801, donde se establece la relación sistemática entre dos fenómenos: los que la observación clínica permite recoger de los enfermos y las lesiones anatómicas o alteraciones estructurales que las autopsias descubren tras la muerte.

Así, los fenómenos clínicos se subordinan a las lesiones anatómicas, lo que permitía, por un lado, convertir a la patología en una ciencia rigurosa y basar la práctica clínica en ella, y por otro, la posibilidad de emitir diagnósticos fundamentados en signos anatomo-patológicos, además de los síntomas expuestos por el enfermo. El prototipo fue la auscultación del tórax que Laënnec fundamentó en la correspondencia de las lesiones anatómicas de las enfermedades pulmonares y cardiacas con los sonidos que se oyen en cada una de ellas, y que plasmó en su tratado[27].

---

    al cuerpo recuperarse sólo o con una dieta determinada, como tratamiento de elección frente a muchas enfermedades.
25. López Piñero, JM. 1992: 193-240.
26. François Xavier Bichat (1771-1802) Médico, biólogo, anatomista y fisiólogo francés. Su principal obra fue *La Anatomía general aplicada a la fisiología y a la medicina*.
27. René Theophile Laënnec (1781-1826) Médico francés inventor del estetoscopio (o fonendoscopio): aparato para "ver en el interior del pecho mediante sonidos" y símbolo del médico moderno.

En la segunda etapa, el objetivo central era conseguir una explicación científica de las enfermedades y sus causas con base en los saberes biológicos, químicos y físicos. La investigación de laboratorio comenzó a ser una fuente esencial de la ciencia médica. En esta etapa, denominada *"medicina de laboratorio"*, Laín Entralgo[28] distingue tres tendencias de cuya fusión surge la ciencia médica actual.

La primera la conforma el estudio de la estructura íntima de las lesiones gracias al análisis microbiológico y a la interpretación de sus resultados con los recursos de la teoría celular. Esta teoría define a la célula como la unidad elemental de la estructura y formación de todos los seres vivos y como tal, se aplica a la anatomía microscópica y a la histología. Su orientación es morfológica, se describe y conoce la lesión.

La segunda corriente fue la fisiopatología, que introduce un punto de vista dinámico de la enfermedad interpretándola como trastornos de las funciones orgánicas, o el cómo se produce la lesión. Su fundamento inmediato fue la fisiopatología experimental, que había empezado a constituirse en las primeras décadas en la obra de Magendie[29] (1821) y que sentó las bases de la farmacología moderna al entender que las sustancias químicas contenidas en los remedios naturales podían ser aisladas y administradas a los pacientes. Más avanzado el siglo, con los métodos de la química fisiológica asociados a la patología experimental, se consigue explicar algunas enfermedades como trastornos funcionales del metabolismo y, por tanto, los análisis químicos de la orina o la sangre pasan a ser signos fisiopatológicos de las afecciones correspondientes.

La tercera corriente o tendencia de la "medicina de laboratorio" tuvo como objetivo central la construcción, sobre bases experimentales, de

---

28. Lain Entralgo, P. 2004: 464.
29. François Magendie (1783-1855) Médico y fisiólogo francés. Su actividad se sitúa en la fisiología, la patología y la farmacología experimental.

una etiología o estudio de la causa de las enfermedades. La contribución más representativa de la mentalidad etiológica fue la relativa a los microorganismos responsables del fenómeno del contagio. Las causas de las enfermedades infectocontagiosas fueron explicadas por la microbiología médica que se constituyó en las últimas décadas del siglo.

Por otra parte, el desarrollo de otras disciplinas de las ciencias de la salud como la farmacología, la cirugía y la higiene pública también se ajusta a las dos grandes etapas que se han definido.

La terapia farmacológica había consistido básicamente en el uso de productos naturales curativos procedentes de las plantas, pero en la primera mitad del siglo XIX se consigue descubrir y aislar principios terapéuticamente activos de estos remedios naturales y se comienza a explicar la relación existente entre la composición química de un medicamento y su acción en el organismo con técnicas semejantes a las utilizadas por la fisiología y patología experimentales.

Así, en la farmacoterapia del siglo XIX pueden destacarse, según López Piñero[30], y en paralelo a las etapas descritas, tres hechos o fases fundamentales. El primero fue el descubrimiento y aislamiento progresivo de los llamados alcaloides que son principios farmacológicamente activos de los medicamentos naturales: del opio se aisló la narceína, la morfina y la codeína. El segundo paso fue el iniciado por los fisiólogos franceses Magendie y Bernard, con los que realmente comienza la farmacología experimental, tratando de explicar el mecanismo de acción de los fármacos. Por último, la culminación de la mentalidad terapéutica moderna fue la quimioterapia sintética, la síntesis en el laboratorio de principios activos de los productos naturales y de sustancias químicas. El prototipo

---

30. López Piñero JM. 1990: 118-121.

de esta última fue la obtención en 1859 del ácido salicílico. Otro hecho fundamental, consecuencia de la mentalidad etiológica, fue conseguir fármacos que destruyesen los gérmenes causantes de las enfermedades infecciosas.

Como señala Fresquet Febrer[31], en el campo de la terapéutica farmacológica este es el periodo caracterizado por el logro del aislamiento de los principios activos de muchas plantas y por haber conseguido un método eficaz para analizar con cuidado la acción de los fármacos sobre los animales y el ser humano.

De la unión de los progresos de la química de un lado, y los nuevos recursos de experimentación fisiológica por el otro, nacieron plenamente constituidas la farmacología y la toxicología. Este paso decisivo puede personalizarse en la figura de Magendie, que creyó fervientemente en la observación sensorial y en el experimento como únicos medios verdaderamente científicos. Conocedor de las técnicas fisiológicas y persistente en la explicación físico-química de la realidad, fue coherente en la búsqueda de las acciones de las drogas sobre los fenómenos vitales.

El siglo XIX fue también el siglo del *higienismo* por excelencia. La higiene pública o medicina preventiva no comenzó a tener un planteamiento colectivo hasta la Ilustración, y fue durante esta primera mitad del siglo que se constituyó la primera base científica de la nueva higiene pública con la estadística demográfico-sanitaria. En el último cuarto del siglo, el avance de la microbiología explicaba la infección y el contagio, convirtiéndose en la base de la prevención de las enfermedades infecciosas —que diezmaban a la población en sucesivos y reiterados brotes epidémicos— con rigurosidad técnica.

---

31. Fresquet Febrer, JL. 1987.

Las ciencias médicas en la España de la primera mitad del siglo XIX

En España se vivió un periodo de normalidad a principios de siglo. El espíritu renovador de la Ilustración marcó este inicio de siglo, caracterizado por la importancia concedida a los saberes científicos básicos, la existencia de instituciones y el funcionamiento de la comunicación científica con el extranjero. Pero, casi inmediatamente, se produjo el hundimiento de esa medicina ilustrada provocado por la crisis económica a causa de la Guerra de la Independencia, pero sobre todo por la actitud represora de Fernando VII y su gobierno absolutista (1808-1833), hacia todo lo que fuera sospechoso de "ilustrado" y "afrancesado". Señala López Piñero[32] que la mentalidad ilustrada, promotora de la actividad médico-científica, fue sustituida por la desconfianza de los gobernantes ante la profesión médica. La represión política absolutista frustró las iniciativas renovadoras de los médicos afrancesados y de los liberales. Ambos grupos fueron perseguidos y muchos de ellos tuvieron que exiliarse a la vez que la censura gubernativa impedía las publicaciones científicas.

El liberalismo fue la ideología dominante en la mayoría de las figuras académicas y también de buena parte de los médicos modestos, incluidos los rurales. Por ello, su persecución y exilio provocó un grave déficit de médicos en el país que el gobierno trató de paliar con la concesión de atribuciones médicas a titulados de segundo rango. La situación social, económica y política propició el colapso de la actividad médico-científica española, que condicionó a su vez el desarrollo de los saberes médicos.

Durante el trienio liberal (1820-1823) se manifestó abiertamente la hegemonía liberal de la profesión médica y entre los diputados

---

32. López Piñero, JM. 1992: 206.

elegidos en 1821, varios médicos, encabezados por Mateo Seoane[33] dentro del grupo conocido como "exaltado", contribuyeron a la redacción de un Proyecto de Código Sanitario, el primero de Europa sobre la materia, aunque el retorno del absolutismo impidió su aprobación y puesta en práctica. En 1824, la reacción absolutista eliminó de las cátedras e instituciones científicas a los médicos liberales "por represible conducta moral y política...y las perniciosas doctrinas que hicieron cundir entre los alumnos...". Fueron separados de sus cargos nueve catedráticos del Colegio de Cirugía de Madrid y cuatro del de Barcelona[34]. El propio Seoane participó directamente en la operación de incapacitación de Fernando VII, lo que le condujo al exilio en Londres entre los años 1823 y 1834.

El periodo de hundimiento del primer tercio del siglo fue sufrido en Valencia con especial intensidad. Las instituciones y las actividades que habían sido el núcleo de la tradición médica valenciana sufrieron un profundo colapso. Importantes figuras médicas fueron depuradas de la Universidad por su talante liberal (fueron destituidos hasta catorce catedráticos) y decreció profundamente la actividad médica editorial.

Así pues, en el primer tercio del XIX, los médicos y la ciencia española en general vivieron un largo periodo de colapso en su actividad, merced a la desorganización y destrucción que ocasionó primero, la guerra de la Independencia, y posteriormente el reinado absolutista de Fernando VII que procuró el aislamiento del resto de Europa. En el terreno de práctica de la medicina fue un momento de gran confusión debido al intrusismo, a los charlatanes y curanderos que pululaban en el ámbito rural y algunas ciudades, según

---

33. Mateo Seoane (1791-1870). Médico y político español. Participó intensamente durante el trienio liberal como diputado por Valladolid y tomó parte activa en la discusión sobre instrucción pública y organización sanitaria.
34. López Piñero, JM. 1992: 209.

denuncia Mateo Seoane en 1819[35]. Partidario de la normativización de la práctica médica, fue uno de los primeros en plantear que el desempeño de tareas sanitarias requería estar en posesión de una formación especializada, puesto que la situación en la España de la época resultaba extraordinariamente complicada ante las sucesivas modificaciones de figuras y competencias profesionales.

Con la reimplantación del régimen absolutista en 1823, siguió la depuración de catedráticos de la Universidad y la disciplina médica no encontraba un foro adecuado ni en las Reales Academias de Medicina creadas en 1830, ni en la Universidad, privada de medios y sometida a incesantes cambios de planes y reformas en los estudios[36].

En patología y medicina clínica, la corriente dominante continuó siendo la mentalidad antisistemática, el "empirismo racional"[37] que insistía en la importancia de la observación clínica asociada a los saberes básicos y que tuvo una orientación cada vez más cercana a los planteamientos anatomo-clínicos de la escuela de París.

Sin embargo, esta hegemonía no impidió que en este periodo tuvieran una importante repercusión los sistemas "nuevos" más influyentes entonces en Europa. Nos referimos a la *Medicina Fisiológica* de François Broussais para el que la mayoría de las enfermedades eran causadas por un exceso de irritación, y para combatirlas empleaba una terapéutica debilitante: la sangría, que ocupó un lugar capital en las prácticas de la época. Otra novedad fue la doctrina del médico de Edimburgo John Brown que explicaba como la debilidad o la estimulación inadecuada del organismo era la causa

---

35. Lledó, S. IMV.
36. López Piñero, JM. 2004: 259-65.
37. El empirismo y el racionalismo son dos posturas filosóficas que pueden complementarse. Hoy, todas las ciencias utilizan tanto la experimentación como el razonamiento para poder comprobar verdades y establecer leyes.

de la enfermedad y por ello, la estimulación debía incrementarse con tratamientos irritantes propinando tónicos y grandes dosis de fármacos. Por último, y quizá el de mayor repercusión en el ámbito popular, se referencia el sistema del francés Louis Le Roy –del que nos ocupamos en esta publicación– que con el nombre de *Medicina Curativa* propugnaba la purgación como método fundamental contra la causa de las enfermedades.

Para la actividad científica española, las décadas centrales del siglo XIX son consideradas como una etapa intermedia entre el hundimiento anterior y la recuperación que se produjo durante la Restauración[38]. En el periodo isabelino (1834-1868), tras la desaparición de la represión absolutista, surgió una importante mejoría gestada por el retorno de los exiliados liberales, muchos de ellos científicos que aprovecharon su estancia en el extranjero para mejorar su formación, y la mayor facilidad para la publicación de obras originales y traducidas. La creencia en el progreso indefinido, debido al desarrollo de las ciencias naturales, determinó un cierto optimismo colectivo europeo. La actitud de España en este contexto fue meramente transmisora y receptora –de ahí las traducciones y compendios– pero no será hasta el último tercio del siglo cuando se incorporó a toda esta corriente creadora. La liberalización ideológica, la tranquilidad política y el enorme prestigio de las ciencias propiciaron, aunque con cierto retraso, la normalización del saber médico[39].

En esta coyuntura, en marzo de 1841, se funda el Instituto Médico Valenciano (IMV), una institución que tanto había de contribuir al adelanto de la ciencia, a la defensa de los profesionales, a la lucha contra el intrusismo y la organización de la medicina rural. Su revista, el Boletín del Instituto Médico Valenciano (1841-1896),

---

38. López Piñero, J.M. 2004, p. 259-265.
39. Navarro, J. 1990: 17-19.

fue un eficaz medio de difusión de las novedades europeas de la época, y al mismo tiempo, consiguió convertirse en un fiel reflejo de los problemas médicos de la sociedad valenciana[40]. A la vez se constituían otros institutos parecidos por todo el territorio español: los de Álava, Guipúzcoa, Lucena, Murcia, Pamplona y el que se llamó Instituto Español de Madrid, entre otros. La mayoría fueron desapareciendo con el tiempo, pero el Instituto Médico Valenciano se mantuvo[41].

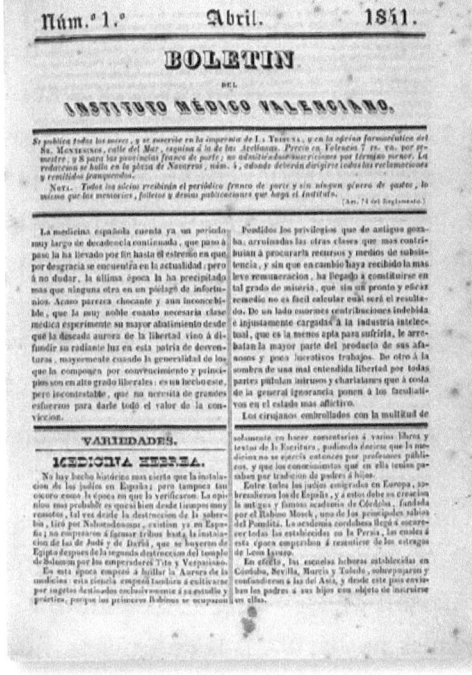

Ejemplar núm. 1 del Boletín del Instituto Médico Valenciano, publicado en abril de 1841.
https://www.uv.es/imeval/IMV_hist/boletin.html

Describimos someramente la fundación y primeros pasos de esta institución de carácter local con la pretensión de reflejar la realidad de la práctica médica de la época y la problemática de la que se

---

40. López Piñero, JM. 1998: 295-303.
41. Fresquet Febrer, JL 2006: 5-25.

hacían eco los profesionales, cuestiones ambas que por extensión y similitud bien pueden trasladarse al conjunto de España.

Su espíritu fundacional tenía el objetivo de crear una asociación que tomara acciones para la unión y fraternidad médicas, es decir, la defensa de los intereses profesionales, a la que se unía también, la de rescatar del olvido las "extinguidas glorias de la medicina española". Una manera de recuperar la dignidad que, según muchos médicos de la época, se había perdido. La primera lista de socios incluía 160 nombres que se incrementó a 236 al finalizar el primer año de su existencia.

En la editorial del primer número del boletín se expone la decadencia de la clase sanitaria, atribuyéndola al liberalismo, aunque "resulta chocante y aún inconcebible que la muy noble y necesaria clase médica experimente su mayor abatimiento...mayormente cuando la generalidad de los que la componen por convencimiento y principios son en alto grado liberales". Señala los agravantes para los médicos que sitúa en dos situaciones concretas: "de un lado las enormes contribuciones indebida e injustamente cargadas a la industria intelectual le arrebatan la mayor parte del producto de sus afanosos y poco lucrativos trabajos; y de otro, a la sombra de una malentendida libertad, por todas partes pululan intrusos y charlatanes que a costa de la general ignorancia ponen a los facultativos en el estado más aflictivo".

También se explica la situación de los cirujanos "embrollados con la multitud de clases creadas por las intrigas y desaciertos de los gobiernos, ni se entienden entre sí, ni pueden de modo alguno arrancar el cáncer de las rivalidades que les devoran". Por último, introduce a los farmacéuticos "luchando sin cesar contra los innumerables abusos de los drogueros, confiteros, empíricos etc., siempre sin fruto alguno, y siempre desatendidos y no pocas veces menospreciados, completan el triste y sombrío cuadro que nos hemos propuesto trazar".

El texto de esta primera editorial llama a la unión de todos para conseguir ser atendidos y respetados, y para que el gobierno les procure mayor auxilio y protección. Pero deja bien sentado que el único objeto del Instituto no es el egoísmo y el bienestar de la clase, sino el mejorar el nivel científico.

De la problemática descrita, una cuestión destacable por su importancia es, sin duda, la regulación de las profesiones sanitarias en España. Tras el intento fallido de Seoane y su Proyecto de Código Sanitario en el trienio liberal, la primera norma regulatoria apareció en 1848 con el *Reglamento para las Subdelegaciones de Sanidad Interior del Reino*, que determinaba que el ejercicio de las profesiones de Medicina, Farmacia y Veterinaria estaba comprendido dentro del ramo de la Sanidad. Tanto este reglamento como la *Ley de 28 de noviembre de 1855 sobre el Servicio General de Sanidad* perseguían reglamentar siquiera embrionariamente, el ejercicio profesional de lo que denominaron "el arte de curar". Con esta ley se instituyeron los Jurados Médicos Provinciales de Calificación, que tenían por objeto prevenir, amonestar y calificar las faltas que cometieran los profesionales en el ejercicio de sus facultades, así como regularizar sus honorarios, reprimir los abusos y establecer una severa moral médica.

Para cerrar este apartado nos parece oportuno colgar un texto que puede describir –con matices– cómo era el ejercicio práctico de la medicina en ese primer tercio del siglo XIX. Curiosamente está recogido en la publicación El *Charlatanismo sin máscara*[42], y se trata de un texto que resulta creíble a pesar de que la intención del autor fuera describir una situación de caos en la atención a los enfermos que, evidentemente finalizaba con la verdad de la Medicina Curativa. Se transcribe:

---

42. Talanca, J. (traductor). 1836: 6.

"Llámense a seis o diez médicos sin que lo sepan los unos de los otros y consúlteseles si se quiere separadamente sobre una misma enfermedad y se encontrará seis o diez opiniones distintas. El uno reprobará altamente lo que el otro habrá ordenado: este prescribirá la sangría o las sanguijuelas, mientras que aquel habrá ordenado los baños o la purga; este otro se atendrá con vehemencia a la leche de burra o los baños sulfúricos, y el otro se decidirá fuertemente por las aguas minerales. ¿De dónde puede provenir tan poca conformidad de pareceres, y una falta tal de inteligencia? De la falta de principio, y por consiguiente de falta de ciencia, porque toda ciencia necesariamente descansa sobre principios ciertos e incontestables; y no se nos diga para alucinarnos que todos y cada uno de estos medios son de naturaleza tal, que pueden producir un mismo efecto".

Sobre la materia médica y la terapéutica farmacológica

En los años en que se introduce la Medicina Curativa en España (tercera década del siglo XIX), la sociedad poseía, en materia terapéutica, una gran variedad de recursos para sobreponerse –entre comillas– a los males endémicos o epidémicos. Como agentes medicamentosos se empleaban el mercurio, la goma, láudano, ruibarbo, quina, diaforéticos, béquicos (remedios contra la tos), malvavisco, vomitivos, purgantes y se abusaba de las ventosas, vejigatorios, sangrías y sanguijuelas. Remedios todos ellos, usados corrientemente tanto por médicos como por boticarios, curanderos y personas sin conocimientos especializados de ningún tipo.

Sin menoscabo de lo anotado, Fresquet Febrer[43] refiere la publicación en 1803 de una segunda edición en tres volúmenes del

---

43. Fresquet Febrer, JL. 1987.

Diccionario Elemental de Farmacia, Botánica y Materia Médica de M. Hernández de Gregorio, destinado fundamentalmente a los farmacéuticos, aunque por sus características fue de utilidad para médicos. También señala la publicación en 1815 del *Prontuario de Química, Farmacia y Materia Médica,* de Pedro Gutierrez Bueno, "con el objeto de que los facultativos de la ciencia de curar, aquellos que, por necesidad, o por falta de medios no han podido cursar las ciencias auxiliares, como la Química y la Farmacia, no carezcan de los precisos conocimientos de estas, debiéndola estudiar de memoria, haciendo sus aplicaciones a la cabecera de los enfermos." En la parte consagrada a la materia médica solo hace mención a los medicamentos más probados por la experiencia, y se ocupa sucesivamente de los grupos constituidos por los tónicos, astringentes, expectorantes, purgantes, emenagogos, emolientes y refrigerantes, eméticos, catárticos, diuréticos, antipútridos, absorbentes, involventes, antídotos, etc.

Otro texto de referencia para Fresquet en el campo de la terapéutica farmacológica, editado a principios de siglo, era el manual de uso como nuevo texto en la asignatura de Materia Médica que, con la aprobación de la Real Junta General de Gobierno de la Facultad Reunida de Medicina y Cirugía, se presentó con el título de *Compendio de Materia Médica para el uso de médicos jóvenes* (Barcelona 1804) y cuyo autor fue el médico valenciano Máximo Antonio Blasco y Jorro[44]. El libro se reeditó en Valencia en 1809 y 1815 y en Gerona en 1825.

Dicho manual o tratado se desglosa en tres partes: la primera está dedicada al modo de hacer recetas o "manera de mandar al boticario los medicamentos que debe preparar"; la segunda trata de los propios medicamentos, de sus virtudes y sus usos, lo que Blasco

---

44. Máximo Antonio Blasco i Jorro (1775-1804) Médico español. Introdujo en España las prácticas químicas de laboratorio y la enseñanza clínica.

llama materia médica: "todo aquello que puede mitigar y curar las enfermedades" y pueden ser líquidos y sólidos, preparados, simples y compuestos y proceden de los "seis reinos de la naturaleza: animal, vegetal, mineral, aqueo, ígneo y aéreo".

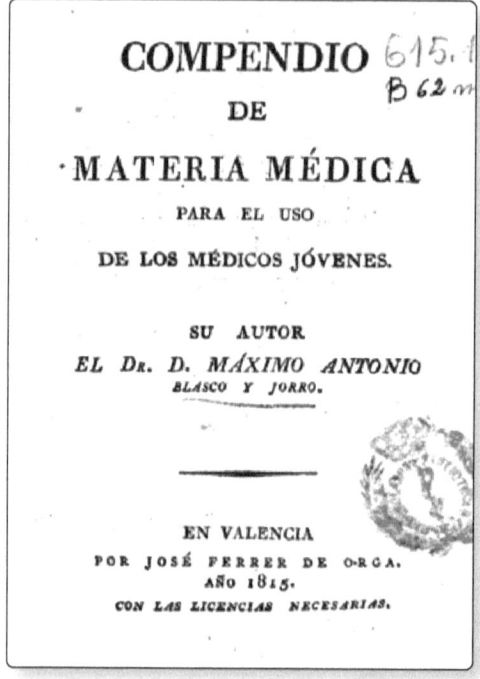

Portada del Compendio de Materia Médica para uso de los médicos jóvenes, en su edición de 1815 (Valencia). Una obra de fácil manejo para los estudiosos que buscaban una información útil, puesta al día y resumida. https://books.google.com/books/ucm?vid=UCM5320317919

También habla de las formas farmacológicas: píldoras, electuarios, mixturas, bebidas, lamedores, infusiones, cocimientos o decocciones y emulsiones, y de los propios medicamentos en particular, de los que establece cuatro grupos explicando los usos, indicaciones, contraindicaciones y toxicidad de cada uno de ellos. Cada grupo, engloba una serie de subgrupos de los que define cada tipo, su uso y la descripción de los simples y oficinales y sobre cada medicamento describe su procedencia, propiedades, utilización y forma de prescribirlo. La tercera parte del manual contiene un recetario.

Se trata de un compendio que respondía a los conocimientos médicos y farmacológicos de la época, que se caracterizaban por ser muy limitados en cuanto a resultados, presentando aplicaciones específicas de escasa utilidad. Como muestra señalamos que el propio autor citaba el ungüento mercurial entre los medicamentos que debía tener el boticario junto a una serie de remedios usuales para la curación del *mal gálico* (sífilis), tales como etíope mineral, panacea mercurial, óxido mercúrico gomoso, óxido mercúrico amoniacal, mercurio precipitado dulce de Scheele, mercurio sublimado corrosivo y ungüento mercurial gris o napolitano.

Para esta misma patología, y según se recoge en el Boletín del IMV, el profesor M. Berald prescribe, ya en los años cuarenta, el siguiente tratamiento: dos píldoras de proto-ioduro de mercurio al día, conteniendo cada una, 2 centigramos de esta sustancia o bien dos píldoras que contengan cada una, un centigramo de sublimado; y por tisana, según los casos, la infusión de hojas de nogal o el cocimiento de zarzaparrilla edulcorada con jarabe sudorífico.

Hoy resulta fácil asegurar que ambas prescripciones eran inútiles para el tratamiento de la sífilis, y ante esta drástica realidad, que puede generalizarse para otras muchas patologías, la sociedad de la época vivía en un confuso panorama curativo, donde los errores eran tan frecuentes (o seguramente más) que los aciertos, por lo que la desconfianza de la población paciente abría el camino a otras posibilidades y sistemas médicos, tradicionales o nuevos.

A pesar de lo complejo de la situación, la medicina académica seguía avanzando en la materia y, en 1822 Ramón Capdevila y Massana[45] publicó sus *Elementos de Terapéutica y Materia Médica*,

---

45. Capdevila Masana, Ramón. Palma de Mallorca (1790 –1846). Eminente médico militar, cirujano y catedrático del Real Colegio de Cirugía de Barcelona y del Real Colegio de Medicina de San Carlos de Madrid (https://dbe.rah.es/biografias/).

que fue libro de texto en las facultades durante muchos años y fue reeditado en 1825, 1830 y 1836.

En éste se destaca que "la observación clínica, hecha con la máxima exactitud posible, es la única que debe dar el conocimiento de los medicamentos verdaderos" y los clasifica según el modo de obrar sobre las propiedades vitales. Se refiere a los astringentes, tónicos, estimulantes, emolientes, antiespasmódicos, minorativos, evacuantes (purgantes y eméticos), antihelmínticos, antídotos, diuréticos, los que actúan sobre el pulmón (espectorantes, medios pneumáticos y refrigerantes), sobre el gusto (masticatorios o silagogos) y los que actúan sobre los órganos de la generación.

La segunda parte está dedicada a la materia médica que "trata en particular de los medios farmacéuticos o medicamentos, enseñando su historia natural, propiedades físicas y químicas, sus virtudes medicinales, el modo y dosis a que deben usarse." Las reglas que enseñan a hacerlo de un modo científico y metódico constituyen lo que llama arte de recetar[46].

Para Puerto Sarmiento[47], puede afirmarse que la información sobre medicamentos fue aceptable durante el primer tercio del siglo. Ya en 1827 nos encontramos con un texto de F. Magendie, traducido al castellano por el químico José Luis Casaseca, con el título de *Formulario para la preparación y uso de varios medicamentos nuevos* (Madrid, 1827). En él se proporciona abundante información sobre alcaloides como la brucina, cinconina, colchicina, emetina, morfina, quinina y veratrina; también se describen los procesos de síntesis industrial de algunos productos químicos como la sosa o el yodo.

Por último, en cuanto a la materia médica y la terapéutica farmacológica, hay que señalar que el final de este periodo se caracterizó

---

46. Fresquet Febrer, JL. 1987.
47. Puerto Sarmiento, F.J., 1992: 163: 188-190.

por la traducción en 1841 del *Tratado de Terapéutica y Materia Médica* de A. Trousseau y H. Pidoux, de notable influencia en los médicos españoles, y por la madurez y desarrollo alcanzado por el periodismo médico que difundió, en forma de noticias y artículos traducidos, las novedades que surgían en el resto de Europa[48].

La referida ley de 1855 también diseñaba de manera tajante y explícita el monopolio profesional farmacéutico. La preparación, manipulación y dispensación de medicamentos habían de hacerse tras una formación científica especializada en la Universidad. Esta toma de posición sobre la farmacia, entendida como profesión eminentemente científica antes que comercial, llevaba implícita la prohibición de los remedios secretos y de los específicos, exigida por el enunciado de defensa de la salud pública dada la ausencia de técnicas para determinar la composición de los específicos. Las Ordenanzas de Farmacia de 1860 ratificaban la prohibición y la extendían a los anuncios de medicamentos en periódicos no profesionales.

Durante la Restauración española, ya finalizando el siglo, la farmacología alcanzó su definitivo desarrollo en Europa: nació la farmacología experimental y se descubrieron los principios activos de muchos medicamentos. También fue el momento de la aparición de nuevos medicamentos, nació la quimioterapia etiológicamente orientada y se produjo la normalidad científica de las plantas terapéuticas.

---

48. Fresquet Febrer, JL. 1988: 287-288.

4

LA MEDICINA CURATIVA EN SU OBRA BÁSICA

Como se señala en el capítulo primero, la obra básica de Le Roy *"La Medicina Curativa o la purgación dirigida contra la causa de las enfermedades"*[49] comenzó a ser conocida popularmente en Francia en la segunda década del siglo, mientras que en España la introducción de ésta y de los vomi-purgantes fue más tardía. La referencia son las primeras "curaciones" que se relatan en las colecciones de casos que están datadas en 1827.

De los extensos e instructivos títulos con que se presentaban las primeras ediciones de 1812, se pasa a titular con una mayor concreción y se destaca el tratamiento que se propone: "la purgación contra la causa de las enfermedades", si bien mantiene en las portadas del manual la idea básica de la automedicación, sustituyendo el párrafo "al alcance de todos los pacientes o cualquiera que sepa leer" por un lema o consigna que aparecerá enmarcado en todas las

---

49. Le Roy 1829. Se consulta la edición publicada en Valencia por la Imprenta de Ildefonso Mompié.

nuevas ediciones y que reza "*lleva el médico consigo, quien me lleva en el bolsillo*", seña identificativa del manual y conseguido eslogan que, sin duda, animó las ventas del mismo.

Por tratar de cuantificar el alcance editorial del manual, constatamos que en la publicación española de los *Casos prácticos*[50] se destaca que, en julio de 1823, la Medicina Curativa cuenta ya la undécima edición en Francia, y en España, en apenas tres años vieron la luz hasta doce ediciones, todas ellas con la leyenda de "nueva traducción española, arreglada de la última edición francesa". Destacan las ocho ediciones de la Oficina de D. José Ferrer de Orga de Valencia (1828-1829).

En una somera búsqueda, pueden encontrarse ediciones, además de las francesas (las originales), españolas, italianas, argentinas o mexicanas, e incluso una traducción al inglés de la duodécima francesa, editada en St. Louis (USA) en 1830. En 1824 se publicó en Bolonia la primera traducción al italiano de la undécima edición de París en dos volúmenes y el mismo año en Buenos Aires la traducción de la décima, mientras que en España y especialmente en Valencia, se sucedían las ediciones. La Imprenta de D. Mariano Cabrerizo publicó en los años 1842 y 1850 la novena y la décima edición propias y en esa última década aparecen en Barcelona tres nuevas ediciones (1850, 1855 y 1859) traducidas por D. Pedro Reynés y Solá de la nueva edición francesa que aportan un interesante cambio en el apartado "Conclusión" y al que nos referiremos más adelante. Ya entrada la segunda mitad del siglo, siguen publicándose nuevas ediciones en castellano: en 1863 Alou Hermanos, Editores (Barcelona / Buenos Aires), en 1871 la marcada como decimoquinta, editada conjuntamente en Valencia y Barcelona y la de la Librería de Garnier Hermanos, editada en 1885.

---

50. Casos prácticos. Le Roy 1829: 321.

Aunque nos consta que la primera edición de la Medicina Curativa en España fue publicada en septiembre de 1827, hemos encontrado una edición sin fechar y sin el nombre del editor, que tiene características distintas a todas las otras conocidas. Se trata de una denominada octava edición, traducida al castellano por R. Ferran, profesor de este idioma en Burdeos, en la que se hace en portada, una llamada específica sobre el uso de los purgantes "La purgación no será dirigida contra la causa de las enfermedades, sino se emplea de modo a poderla destruir, siguiendo el método prescrito en el capítulo XX, pág. 292". Otras diferencias notables son el anuncio de que "se vende en Casa de Josef Vergez, corresponsal del doctor Le Roy, plaza de Armas, frente la Posada San Estevan, en Bayona", y que su famoso lema, en esta edición aparece como *"Con su Curativa, cada uno puede tener su médico en casa. Por un hombre que ha reconocido esta verdad"*.

En las sucesivas ediciones van incorporando escritos de distintos expertos o profesores, que hablando en positivo de la Medicina Curativa refuercen su cuestionado reconocimiento. En concreto, a partir de la cuarta edición publicada en Valencia por la Oficina de José Ferrer de Orga (1828) se presenta como "corregida y aumentada con el discurso de Mr. Renard sobre la influencia de la Medicina Curativa en las enfermedades, y el examen crítico hecho por Mr. C.P. Martín de un informe presentado por la Academia Real de Medicina de París a S.E. el Ministro de Estado del Interior". Este último es una enmienda al informe de dicha Academia que, realizado en 1823, determinó la prohibición del método de Le Roy en Francia.

Esta cuestión devino en determinante para la mayoría de las ediciones que vieron la luz a partir de 1824, con la incorporación de comentarios o informes sobre el tema. Así, vemos como en el primer volumen de la obra editada en Florencia en 1826, se anuncia en la portada, que adjunto al segundo tomo se aporta el informe de la

Academia de Medicina de París y una refutación de dicho informe hecha por el autor anónimo del *Charlatanismo sin máscara*. Otra anotación de interés es la incorporada en la portada de la edición de Génova de 1826, explicando que se trata de una "nueva edición italiana mejorada por una carta del autor al Sr. Pariset, secretario de la Academia de Medicina".

No podemos aventurar el número de ediciones publicadas, pero por lo revisado fueron numerosas tanto en España como en Italia o América Latina y no resulta exagerado el número señalado en sus memorias por Cabrerizo de 46.000 ejemplares vendidos en los primeros tres años. El propio Le Roy habla en el prólogo de una edición de 1829 de "el rápido despacho de mis anteriores ediciones, cuya mayor parte han sido de seis mil ejemplares, y algunas de diez y doce mil, es una prueba de ello, y sirve al mismo tiempo para recomendar la presente".

Entrando en materia, debemos señalar que, en la obra básica de la Medicina Curativa se recoge la formulación teórica –con la pretensión de científica– de Le Roy sobre el binomio salud-enfermedad en el ser humano, que le sirve como base y justificación de la prescripción de su elixir vomi-purgante en todas las enfermedades y padecimientos. En el prólogo el autor explica escuetamente que el objeto de esta obra es presentar, al alcance de todos, un régimen único para conservar y restablecer la salud. Y se muestra satisfecho por "haber puesto en manos del pueblo un medio eficaz de curar, que le liberta del yugo de los egoístas que especulan en la duración de las humanas dolencias".

La obra se compone de cuatro partes distintas e independientes. La primera presenta los principios fundamentales del "nuevo sistema de salud", la segunda expone la denominación y conocimiento de las enfermedades, la tercera explica el método práctico de la purgación y la cuarta incorpora una demostración apologética (laudatoria) de la Medicina Curativa.

Dado que la base de su método de curación es la purgación, una práctica usada desde antiguo que ya experimentó "con éxito" su mentor y suegro Jean Pelgas durante más de cuarenta años, y teniendo ya clara y decidida la solución terapéutica, y contando ya con el "medicamento" (en mayúsculas) fabricado y en uso, se trata de dar forma al método con una explicación convincente, aportando algunos tintes pseudo-científicos del funcionamiento de la economía humana, acorde a los saberes médicos de la época.

Con la publicación de su obra básica, Le Roy cumple el objetivo de justificar la utilización del vomi-purgante y purgante como tratamiento único y válido para todo tipo de patologías, y elabora toda una formulación teórica sobre la causa de las enfermedades para "vestir científicamente" la utilización de un específico o elixir, al que añade la etiqueta de tratamiento universal, y lo revela al mundo como si se tratara de un método nuevo que alumbra la gran esperanza de curación a la "humanidad doliente" (en expresión de la época).

Abundando en la bondad del específico y para trasladar una mayor trascendencia e importancia a su propuesta de tratamiento, el autor lo presenta como un nuevo sistema curativo que pretende, además, ser una alternativa a la práctica médica oficial y académica vigente.

Con estos prolegómenos, podemos generalizar que si el método científico es una herramienta de investigación que permite generar conocimiento objetivo al resolver la veracidad o falsedad de un postulado por medio de la aplicación de una serie de etapas o pasos y constituye una forma estructurada y sistemática de afrontar un problema con la búsqueda de soluciones, nuestro autor, lejos de seguir la línea que define el método, realiza el camino a la inversa.

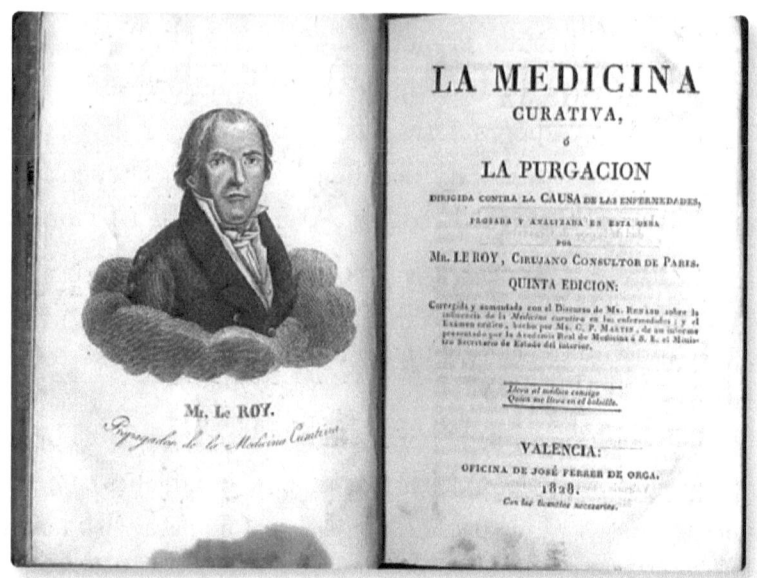

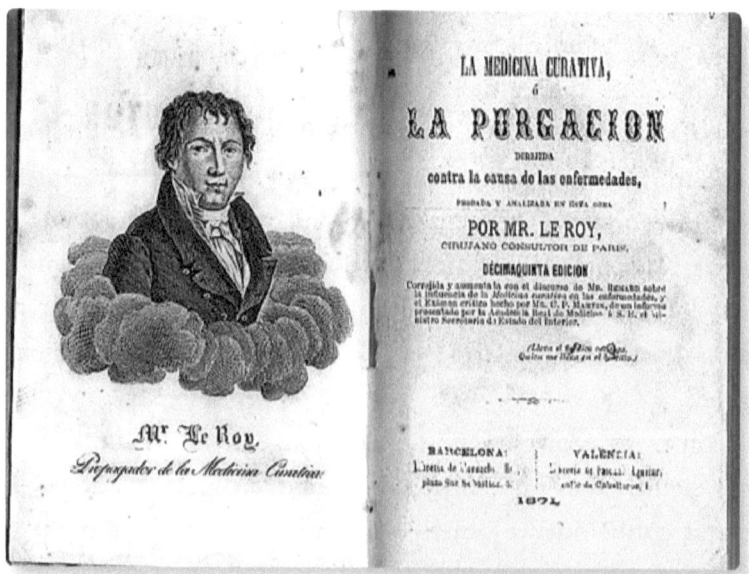

Cuarenta y tres años separan estas dos ediciones de La Medicina Curativa. Una muestra inequívoca del interés que suscitó el método de Le Roy durante el siglo XIX. Destacar que la última edición de 1871 presenta una imagen del autor en sus años de juventud, frente a la imagen madura de la edición de 1828. (https://patrimoniodigital.ucm.es/)

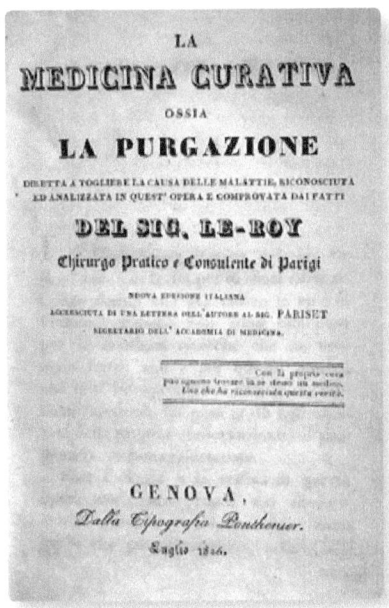
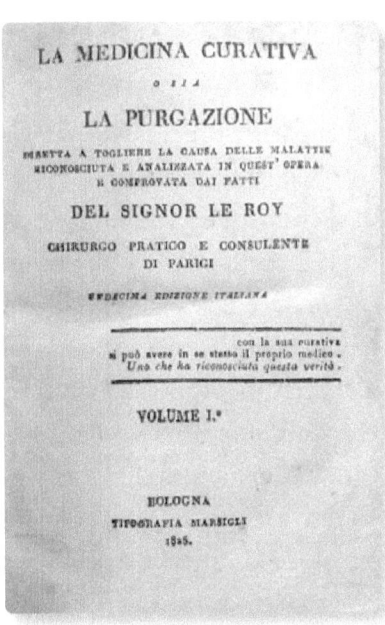
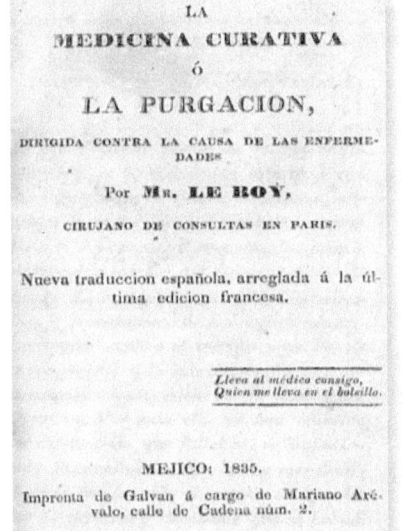
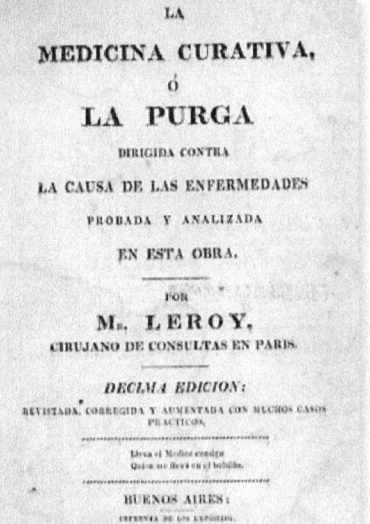

Portadas de algunas de las ediciones publicadas en distintos países. La más antigua de éstas es la edición de Buenos Aires fechada en 1824, las dos italianas (Bolonia y Génova) son de 1825 y 1826 y la edición de Méjico es del año 1835 (https://wellcomecollection.org/works/)

Formulación teórica de la Medicina Curativa

En la parte primera de *Principios fundamentales*, el autor desarrolla, en once capítulos, sus reflexiones a modo de teoría o fundamento pseudo-científico sobre la causa de las enfermedades, la muerte prematura, la corrupción de los humores, las causas ocasionales de las enfermedades, los errores sobre la causa de las enfermedades, los métodos ordinarios (de curación) o los temperamentos y su origen. También incorpora un breve examen de las funciones del cuerpo humano, establece un paralelismo de la medicina paliativa con la curativa, expone las razones y casos prácticos a favor de la Medicina Curativa y concluye esta parte con un capítulo dedicado a la ignorancia de los medios de curar afirmando que el "presente método es la verdadera medicina popular".

En los capítulos I al IV se asienta la formulación teórica del nuevo método. El autor comienza asegurando que Dios dotó al primer hombre que creó de un principio de vida, pero también de un principio de corrupción o descomposición y de corruptibilidad transmisible. El hombre posee un estado de salud que depende del equilibrio estable entre estos dos principios, es decir, si no se aumenta el principio corruptor tenemos el estado compartido por el Creador con el primer hombre, pero este germen nocivo puede incrementarse por la influencia de tantos accidentes a que estamos expuestos y si se acelera su curso o empieza la fermentación pútrida, entonces la enfermedad se declara con más o menos malignidad y en consecuencia se verifica la muerte antes del término a que el individuo que fallece hubiera podido llegar, según el principio de vida que poseía.

De ahí nace la distinción entre la muerte natural y la preternatural o anticipada: la primera es propia de la senectud, y la segunda pone fin a la vida del hombre en cualquier época, y en cualquier punto de su carrera. Los seres vivientes sin excepción contienen en sí una porción de ese agente destructor, pues observamos que todos están sometidos a la ley de la muerte. Aunque, ciertos individuos llevan al nacer mayor copia de materias corruptibles que otros, y por consiguiente han de estar más expuestos a ser acometidos por las enfermedades llegando rara vez a una edad avanzada.

Continúa explicando Le Roy que el cuerpo del hombre se compone de partes sólidas y de partes blandas que contienen un tejido de vasos por los que circulan los fluidos necesarios para su conservación y crecimiento. La sangre, separándose de los diferentes humores de que se compone el organismo, recibe nuevamente otros por los alimentos que tomamos, los cuales, después de digeridos en el estómago, se convierten en quilo, sangre y humores, habiendo separado por los intestinos la parte grosera que se depone con el nombre de excremento. De esta doctrina se infiere que las partes sólidas están subordinadas a las fluidas y que entre éstas últimas debemos distinguir las que están destinadas para la conservación de la vida y las que pueden convertirse en instrumento de su destrucción por anidar el germen de la corrupción. Los humores corruptos se convierten en agrios, ardorosos, corrosivos, viscosos, excitan el dolor y son la verdadera causa de cada enfermedad.

Así, para Le Roy, la muerte natural es consecuencia de una duración suficiente de vida y la causa de la misma es efecto del germen de corrupción innato que se desarrolla y ejerce lentamente su acción, mientras que la causa de la muerte prematura y de las enfermedades que la preceden es el efecto de la corrupción auxiliar que ha obrado sobre el mismo germen de la corruptibilidad. "Los humores corrompidos o putrefactos, por su mucha permanencia en las cavidades, emponzoñan, vulgarmente hablando, las entrañas y las partes que los contienen; y la serosidad, causa eficiente del dolor que acompaña cualquier desorden, endurece, encrespa, abrasa y corroe las partes que ataca, destruye la economía animal y con ella al motor principal de la vida". Y sobre estas causas ocasionales de corrupción de los humores, el autor apunta las siguientes: la aspiración de un aire cargado de exhalaciones infectas y corrompidas, los alimentos alterados o corrompidos, y el contacto, ya que los cuerpos trasudan la corrupción por los poros evaporantes y el contagio se verifica por los mismos conductos o poros absorbentes.

Como refuerzo de su teoría menciona la autopsia cadavérica de la que dice, "prueba, hasta la demostración, que la muerte siempre es producida por la corrupción, la putrefacción, la gangrena y la lesión de las partes que han sido sitio de la enfermedad, o por una desecación o ingurgitación de los fluidos, compresión de los vasos, entorpecimiento o total supresión de la circulación de la sangre".

También se refiere a las que él denomina enfermedades externas, las que tienen como causa una caída, un golpe, una herida con un instrumento, cortante, punzante o contundente, o ya bien un esfuerzo violento. Explica el autor que, aunque se concede a estas causas la parte que tienen en los males que han podido producir, importa más de lo que se cree, para el alivio y curación, conocer la causa intrínseca o humoral que complica y agrava los efectos de los daños de la primera causa o accidente. Teoría que justifica diciendo que una cuarta parte de las personas que han sufrido acciones similares no se alivia ni cura tras el accidente, y esto es "porque conservan concentrada la causa agravante de sus males" y la caída o herida es una causa ocasional, siendo la inmediata los humores depravados que presentan.

El capítulo VIII lo dedica a realizar un *Breve examen de las funciones del cuerpo humano* "que contribuirá a poner en claro la causa de las enfermedades". Distingue tres tipos de funciones, las vitales, que incluyen la circulación de la sangre, la de los espíritus o la acción del cerebro y la respiración; las animales, a las que asigna los movimientos del cuerpo y el ejercicio de los sentidos; y las naturales, que engloban la digestión, la nutrición, la filtración, el crecer, la generación (reproducción) y las deposiciones, de manera que las dos primeras especies están subordinadas a las naturales, cuya interrupción amenaza a las otras dos.

Aquí, considera las funciones naturales "únicamente bajo el aspecto que tienen relación con nuestro asunto", y describe someramente el aparato digestivo, al que denomina canal alimentario "al que todo se descarga" y lo compara con un río en el que desembocan muchos arroyos, porque está despejado y ese es el camino que corre libremente. El canal intestinal, provisto de principios alimenticios, reparte a toda la economía animal el reparador de fuerzas, pero cuando el río está abundantemente lleno se inunda el terreno por donde corren estos mismos arroyos que encuentran un obstáculo a su desagüe.

Concluye -con relación a su asunto- que la plenitud del canal intestinal refluye en los vasos sanguíneos y que causa en ellos toda la dificultad que experimentan por la obstrucción de los canales excretorios y se pregunta "¿es menos patente que si los socorros del arte (de sanar) se dirigen directamente sobre este canal, con medios análogos a su estado de plenitud humoral, las vías de la circulación se libertarán de las materias que perjudican a la salud?" Finalmente, la solución está en combatir la obstrucción del canal alimentario, razón por la cual, "el único medio de curar todas las enfermedades, hasta las consideradas incurables, consiste en la purgación, y la purgación a ultranza hasta la total curación".

Complementa su teoría explicando cómo se origina el paso del quilo (nutrientes) a la sangre, cuestión capital que se produce a través de las que denomina venas lácteas, que son unos pequeños vasos que nacen de la túnica (capa) interna de los primeros intestinos y que absorbe continuamente el fluido contenido en esta parte del canal, pero particularmente extraen el aceite de los alimentos a medida que actúa la digestión. Por estos vasos venosos la sangre recibe la reparación de sus pérdidas y se emplea después en el mantenimiento de las funciones en general.

En un interesantísimo artículo sobre la cuestión, María S. Di Liscia[51] resume con un lenguaje actual las bases teóricas de la Medicina Curativa. Explica que, al nacer, los hombres llevan en sí el principio de destrucción junto con la vida, y para que lleguen a su fin natural, sin adelantarlo, necesitan mantener fija e inalterable la "corrupción innata". Con la digestión, los alimentos se transforman en el "quilo" que se filtra a la sangre, pero aquellos que no pueden digerirse forman fluidos que, de no eliminarse, se adhieren a la sangre y deterioran la circulación. Todos los humores -sangre, flema, bilis- son necesarios para la armonía física y la salud del individuo, pero cuando se corrompen es necesario expulsarlos ya que contienen el germen de la descomposición.

Según la nueva doctrina, el modo de obrar de la Medicina Curativa se desarrollaba de acuerdo con siete períodos sucesivos: ante la enfermedad, se administraba el estímulo, es decir, el vomi-purgante, lo que producía la revulsión, luego el desalojamiento, la acumulación, la expulsión, la reposación y, por último, la reposición. El individuo recuperaba así el quilo, bilis, flema y fluido humoral perdido durante la limpieza, que le había permitido eliminar la corrupción, con lo cual, retornaba la salud perdida. Como apuntamos en un capítulo anterior al hablar de la purgación, la elaboración teórica o pseudo-científica de Le Roy contiene principios relacionados con la medicina galénica, enmarcados en la noción de equilibrio de los fluidos corporales, aunque diferenciándose de aquella en su posición contraria a las sangrías.

---

51. Di Liscia MS. 2002: 85-104. El artículo *"Lleva el médico consigo quien me lleva en su bolsillo: la medicina curativa de Le Roy en el Río de la Plata"*, es parte de la Tesis de Doctorado: Itinerarios Curativos. Saberes, terapias y prácticas, médicas indígenas, populares y científicas (Región Pampeana, 1750/1910).

Descripción de la perfecta salud

Se trata de un curioso epígrafe con un título singular desarrollado en el manual básico, que pretende definir la buena salud según el autor de la Medicina Curativa. La justificación de este apartado pasa por la necesidad de tener una base de comparación a la que recurrir, con vistas a identificar alguna dolencia y a la que atenerse antes de prescribir el régimen curativo que debería observar cualquier persona enferma. El decálogo que presenta persigue el objetivo de "que sirva para que los enfermos comparen y vean el punto de donde parte, y el fin que deberán proponerse", aclarando que los medicamentos son necesarios hasta sanar, pero una vez conseguido un estado de salud como el que describe, debe cesar su uso.

Para Le Roy "la buena salud consiste en la ausencia de todo dolor, incomodidad o efecto en cualquier parte del cuerpo que sea, en ejercicio libre y regular de todas y cada una de las funciones naturales, sin exceptuar ninguna". La definición viene completada por un listado de los signos que la caracterizan, y que, de forma resumida, trasladamos en la siguiente relación:

- Buen apetito a las horas regulares.
- Digestión fácil.
- Evacuaciones libres sin estreñimiento ni flujo de vientre, al menos una vez cada veinticuatro horas, sin que se experimente calor ni escozor en el ano.
- Libre evacuación de orina, sin acrimonia ni escozor y sin que el líquido precipite sedimento alguno rojo o encendido, lo que es señal de indisposición presente o próxima.
- Sueño tranquilo, sin inquietud y sin ensueños incomodos, sin agitación ni pesadillas, ni muy breve ni muy duradero.

- Ningún sabor a bilis, ni otro mal gusto en la boca, sin eructos agrios y desagradables procedentes de las cavidades, la lengua limpia y el aliento sin ningún mal olor.
- Ninguna acrimonia, escozor, granos, manchas o erupciones en el cutis.
- Nada de almorranas.
- No se sientan ardores en las partes del cuerpo, o sed extraordinaria, sin haber hecho un ejercicio o trabajo violento.
- Uniformidad del color en la tez del rostro.
- En las mujeres, ninguna de esas evacuaciones conocidas como flores blancas, como tampoco interrupción en sus menstruos ni dolor en el periodo de la menstruación.

A todo aquel que quiera conservar su salud, precaverse de las enfermedades a que todos los hombres están propensos, y por una consecuencia natural prolongar su existencia, aconseja consultar a menudo la descripción realizada y que no se tema recurrir a la purgación en todos los casos en que el estado de salud no sea el descrito. "Y si por la edad, por lo inveterado de los achaques u otras causas no pudiese obtenerle enteramente conforme, deberá tratar de acercarse lo más posible".

Así, sugiere que cada cual debe observarse a sí mismo con frecuencia y actuar como su propio médico, eso sí, utilizando purgantes ante cualquier eventualidad. O expresado en sentido contrario: "si no sabe si debe usar o no la purgación, consulte el artículo que contiene el cuadro de salud, y si hay algo que corresponde, no tarde en beber el vomi-purgante o el purgante". Finaliza aconsejando estar especialmente atentos y "no descuidarse si reinan enfermedades contagiosas, epidémicas o endémicas, o se halla en el caso de temer la influencia de las causas corruptoras de los humores".

El catálogo de las enfermedades[52]

En la parte segunda del manual, Le Roy incorpora la *Denominación y conocimiento de las enfermedades*. En nueve capítulos presenta su particular clasificación de las enfermedades conocidas, explicando, con brevedad, de cada una de ellas su significado, síntomas y la causa que, como puede adivinarse, pasa siempre por la corrupción de los humores con los matices que corresponda. Por ello, con su formulación teórica, que presenta como científica, tan solo pretende convencer de la existencia de una única causa interna productora de las enfermedades; asentado lo cual, para conseguir la curación o restauración de la salud perdida, se requiere la aplicación de un único "medicamento". Le Roy y su Medicina Curativa, aún con la pretensión de constituirse en un sistema médico nuevo y alternativo, se suma a la teoría de múltiples corrientes que defendían la *unicausalidad nosológica*[53] y, en consecuencia, estaban en contra, interesadamente, de la variedad de tratamientos médicos.

Creemos de gran interés presentar este listado de forma exhaustiva, primero porque muestra un compendio de las dolencias más comunes y conocidas durante esa época, ya que no difiere mucho de otros diccionarios o nomenclatura de enfermedades publicados por otros autores, académicos o no; y en segundo lugar por tratar de mostrar cómo patologías tan distintas en su etiología y tratamiento relacionadas en este amplio listado, eran asumidas por la Medicina

---

52. La definición/descripción de las enfermedades del nomenclátor, se recoge en el Glosario de términos médico-farmacológicos.
53. El paradigma unicausal trata de reconocer una causa única y fundamental para la producción de las enfermedades que sustituyó a las concepciones míticas sobrenaturales. Es un modelo erróneo y totalmente superado porque su simplicidad provoca la pérdida de información esencial para la correcta comprensión tanto del proceso patológico como de los factores epidemiológicos que pueden estar implicados en el mismo.

Curativa bajo el erróneo paraguas unicausal y a las que se prescribían y aplicaban sistemáticamente las distintas combinaciones y grados de sus específicos, también como tratamiento único.

El capítulo I lo dedica a **Consideraciones generales** en las que critica la extensa relación de enfermedades y la dificultad de denominarlas a todas. Se trata de un sistema de nomenclatura de enfermedades demasiado complicado, porque atendiendo al punto, sitio o residencia del dolor se hubieran podido multiplicar sin fin y argumenta: "¿se curará más pronto el enfermo del dolor que padece en la cabeza, que se llama jaqueca, que de otro que pueda tener en otros miembros y que se llamará, tal vez reumatismo, gota o ciática?". Para el autor todas las diferencias de las enfermedades de los métodos médicos no sirven ciertamente para curar a los enfermos y "se compromete más la salud y la vida de éstos, cuando los medios empleados, sin la menor relación con la causa material de las enfermedades atacan al principio motor de la vida". Una referencia contra las sangrías y la medicina fisiológica de Broussais.

Defensor de la unicausalidad escribe, lógicamente, contra la búsqueda de denominaciones para todas las enfermedades, "porque se ha supuesto que cada una de las enfermedades reconoce su causa interna distinta y se ha abierto un campo inmenso a la imaginación, inventando a cada momento enfermedades desconocidas y aglomerando denominaciones sobre denominaciones y conjeturas sobre conjeturas, divagando el entendimiento de un punto a otro sin objeto fijo y sin dirección determinada".

También aprovecha esta introducción para criticar duramente el sistema de John Brown, y sin nombrarlo se refiere a la división de las enfermedades en esténicas y asténicas como de lenguaje consolador: "¿No les repugnará oír decir: su enfermedad es esténica, o lo que es lo mismo, proviene de demasiada robustez o su enfermedad es asténica, resulta de debilidad?".

El segundo capítulo incorpora las que denomina ***Enfermedades en las vísceras y arca del cuerpo,*** un largo listado que incluye: enfermedades verminosas, convulsiones y ataques de nervios, calenturas, hidropesía, enfermedad del pecho llamada pulmonía, dolor de costado (pleuresía), fluxión del pecho, asma, romadizo, ronquera y tos, catarro, vómito y acedia, flema o pecho cargado, vómicas, empiema, palpitación, síncope y desmayo, hipo, indigestión, ahílos de estómago, hambre canina, hemorragia, cólica y dolor cólico, cólico de miserere, diarrea, lientera y cursos, disentería, tenesmo y pujos (gana frecuente de defecar), obstrucciones y estreñimiento, flatos y timpanitis, almorranas, nefritis verdadera, nefritis aparente (mal de riñones), arenas y piedras, iscuria, derrame de la orina, disuria y estranguria, diabetes, hernia, ictericia, robustez, plétora, consunción y marasmo.

Este extenso capítulo, con una no menos larga lista de enfermedades, incluye, como puede verse, patologías y síntomas de los aparatos respiratorio, digestivo y renal, sin mencionar ningún síndrome o patología relacionada con el sistema cardio-vascular, si exceptuamos la referencia a *la palpitación* de la que dice que "es un movimiento extraordinario e irregular de las principales vías de la circulación, y participa del efecto nervioso y debe considerarse como tal, a menos que haya lesión o aneurisma en el corazón". La causa "es la serosidad esparcida sobre este órgano, (que) enaguazando (encharcando) su ventrículo o tejidos, desarregla su ordinaria y regular contracción". Es sorprendente que no haya más referencia a la patología cardiaca que la descrita, aunque posiblemente la razón de esta ausencia haya que buscarla en la gravedad de las dolencias cardiacas conocidas en aquel momento y una asumida incapacidad de respuesta.

Evidentemente, en todos los síndromes que describe y para los que aporta un tratamiento purgante, no se establece distinción entre afecciones de carácter infeccioso con el resto, por el desconocimiento etiológico de las primeras. En todos ellos, describe algunos síntomas y en ocasiones la gravedad de la enfermedad atribuyéndoles idéntica causa: la repetida y manida corrupción de los humores que deben ser evacuados para lograr la curación. Resulta curiosa la referencia al *hipo*, que atribuye a la irritación e inflamación del diafragma y, sin variaciones en el tratamiento, prescribe "evacuaciones reiteradas hasta la perfecta curación".

Asentando cátedra, explica la necesidad de purgar incluso en los casos de *diarrea*, de *lientera* (diarrea de alimentos no digeridos), o de *cursos* (despeños), asegurando que el uso de los astringentes parte de "un sistema erróneo que concentra la causa del desarreglo del vientre" y por tanto se empeora. Igual procede con la *disentería* que la define por sus deposiciones sanguinolentas "a veces de sangre pura" y sobre la que resulta necesario purgarse con energía, siendo útil también el uso del vomi-purgante. Sin conocimiento del carácter infeccioso de la enfermedad incide en la "serosidad" como la causa que provoca las evacuaciones y la que "por su grande acrimonia (acre, agrio) rompe y desgarra los vasos sanguíneos". Reitera lo contraproducente que resulta "calmar el humor disentérico oponiéndole astringentes que le concentran en las entrañas"

En este bloque, debemos referirnos necesariamente a *la diabetes*, enfermedad que define como una excesiva evacuación de orina. Explica que la diabetes es, en ciertos casos un vicio saludable y en otros muchos un vicio producido por la corrupción de los humores y que "nuestros sabios han disertado mucho sobre un principio azucarado, que dicen han hallado en muchas de estas clases de orinas". Con cierta ironía y prepotencia se desvincula de esta certeza y razona que "a todos es dado formar conjeturas y sistemas, pero lo que importa es reconocer la causa y curar los enfermos, no alimentar la imaginación con vanas quimeras" y que "la purga puede restablecer la salud de los que no dejan de haberla perdido por más que su orina ofrezca cosas curiosas o susceptibles de sabios análisis".

Sobre la retención de orina, a la que denomina *iscuria*, explica que proviene de la fluxión reunida sobre el cuello de la vejiga y su esfínter, la cual "contrayendo sus membranas no pueden dilatarse para dar paso a la orina". Aquí también rechaza la introducción de la algalia[54], una especie de sonda rígida, para dilatar el canal del uréter y la entrada de la vejiga "pues pueden originar mayores perjuicios, ya que son cuerpos extraños que obran a viva fuerza contra una causa que les resiste". Restablecido el curso de la orina con el método purgativo y la ayuda de parches de cantáridas a poner preferentemente en las piernas, la perfecta curación se consigue con el uso de la purga hasta "quitar la causa de la supresión".

En los capítulos posteriores, siguiendo una clasificación propia, y en absoluto exhaustiva, encontramos las **Enfermedades de la cabeza** que incluyen: cefalalgia, jaqueca, locura, apoplejía, letargo, perlesía (parálisis), epilepsia, movimiento convulsivo y temblores, males de los oídos, males de los ojos, males de la boca, dolor de muelas, pólipo, rostro barroso (probablemente acné) y esquinencia o angina. Lo curioso de este listado es la presencia de *la locura o privación del juicio y uso de la razón*, a la que define como un desconcierto en los órganos del celebro (sic), "es un movimiento desarreglado de los espíritus animales y como las demás enfermedades, proviene de la corrupción de los humores encerrados en las cavidades. La serosidad que emana de estas materias se mezcla con los espíritus y obra sobre el celebro (sic) y los órganos de circulación de los espíritus…". La relaciona con *el vértigo, la hipocondría, el frenesí, la manía y los extravíos de la razón*, males que afirma, tienen el mismo origen que la locura. Como en cualquier otra enfermedad la

---

54. Especie de tienta algo encorvada, hueca, abierta por una punta y agujereada por uno o por dos lados del otro extremo, usada para las operaciones de la vejiga, para la dilatación de la uretra y especialmente para dar curso y salida a la orina.

cura se produce por la evacuación de la causa material y "se obtiene con el vomi-purgativo alternado con el purgante desde el principio hasta que el mal comience a ceder".

Más extravagante y peculiar es, si cabe, la disertación que hace sobre *la epilepsia*, cuyos ataques se producen "cuando la serosidad sube al celebro (sic) y se fija sobre la dura-mater"; refiriendo dos casos que asegura haber curado por su método. Curioso también la prescripción del uso alternativo de sus evacuantes para la curación de *los males de los oídos*, *los males de los ojos* (incluido cataratas), del *dolor de muelas* o *las anginas* como fluxión detenida en la garganta y que califica como una enfermedad de las más peligrosas, porque oprime la respiración y la deglución.

El capítulo dedicado a las **Enfermedades de las extremidades** incluye únicamente los dolores reumáticos, ciática, calambres y gota. Aquí la enfermedad estrella es lógicamente *la gota* que, según Le Roy, "pasa por incurable, y sería menos de temer si se concibiera su causa como existe y si para curarla se adoptasen los medios que la experiencia ofrece". La causa es la serosidad que entra en la circulación y la sangre deposita estas materias en las articulaciones; y para curarla explica que "la causa de la gota se evacúa y los gotosos se curan con el uso del purgante tomado desde el primer ataque". Remata aclarando que pueden evitarse las recaídas con el frecuente uso del purgante en los intervalos entre un ataque y otro. Con esta indicación asegura la repetición y consumo de su específico, aunque olvida que, evidentemente, no se ha conseguido la curación

Con el epígrafe de **Enfermedades de las mujeres**, se incluyen, más que enfermedades, eventos fisiológicos de éstas, con las denominaciones de pubertad de las doncellas (menstruación), mudanza de edad (menopausia), retención de la regla, regla inmoderada o derrames, mujeres embarazadas, partos difíciles y leche extravasada. Añade un breve apéndice de especificaciones sobre la purgación en las mujeres que crían y en las mujeres durante la menstruación.

En la mujer embarazada sugiere hacer uso de la purga y del vomi-purgativo en corta dosis, cuando fuese preciso para lograr una buena salud ya que "por medio de este régimen que limpia las entrañas y purifica la sangre, estas mujeres evitarían malos partos... y darían a luz criaturas fuertes y robustas". Al contrario, "por obstinarse e ignorar los beneficios de la purgación, vemos nacer criaturas endebles como producto de los humores de las madres que los han engendrado y que por lo común perecen en la aurora de su vida, porque nacen enfermas, como lo estaban ya en el vientre de aquellas". Cita a su hija única, hoy Mad. Cottin, la cual, durante el embarazo, se purgó repetidamente y tuvo un parto "tan feliz como se podía desear".

En este punto, recogemos la curiosa reflexión que hace el autor sobre lo que denomina *mudanza de edad (menopausia)*, especialmente por tratarse de un negacionista absoluto de las sangrías. Señala que, en el flujo menstrual, la sangre sale pura o cargada de humores según el estado de salud o enfermedad de la mujer. La que ha sido enfermiza antes de la mudanza de edad está expuesta a caer enferma luego que cesen sus menstruos porque el flujo menstrual es para ella una purificación periódica y su sangre se purifica todos los meses de una porción de la serosidad. No teniendo esta evacuación natural necesita ayudarse y suplirla con purgas reiteradas. Tan concluyente como incongruente.

Sobre las **Enfermedades de los niños y adolescentes** incorpora aspectos como la dentición, la leche mala, las glándulas llamadas de crecer, los niños que se orinan en la cama, el flujo de sangre por las narices, el vicio pedicular, la tiña, las viruelas, la inoculación o vacuna, el sarampión, la tos violenta y tenaz en los niños, la angina en la laringe y la repugnancia de los niños a los medicamentos.

Se observa que la mayoría de los epígrafes de este apartado no se corresponden con síndromes patológicos propiamente, ni siquiera con alguna sintomatología, sino a momentos evolutivos de la niñez y la adolescencia. Como ocurre con el capítulo de las enfermedades de las mujeres, por lo visto, se trata de abarcar un amplio espectro de situaciones, y no solo patológicas, en las que prescribir el uso de sus específicos sin entrar en detalles.

Resulta curiosa la denominación de *vicio pedicular* para referirse a la infestación por piojos, altamente prevalente en la época por la falta prácticas higiénicas. Después de explicar que pueden provenir del descuido en peinarse y tener la cabeza limpia, explica que "cuando no provienen de una causa externa, siempre son originados por una corrupción interna". Por ello, al igual que en el caso de la tiña (a la que también hace referencia) "estos males se destruyen por la evacuación de los humores viciados".

La referencia a la *viruela*, enfermedad epidémica grave que en aquella época empezaba a ser controlada gracias a la inoculación de la vacuna de Jenner, es obligada. Aquí Le Roy se atreve a fijar la causa de esta "enfermedad aguda bien conocida" que consiste en "una mucosidad que filtrada en la circulación y reunida con una porción de flema, se ha convertido en pus por el calor de la serosidad. Estas materias —continúa- causan los calo-frios (sic), la calentura, el letargo, el desfallecimiento y los dolores porque interrumpen y desarreglan la circulación de la sangre". Pero ¿cómo explicar la presencia de las pústulas características de la enfermedad? Para el autor es muy sencillo: "la sangre, que en todas las circunstancias propende a depurarse, ataca dichas materias y las lleva hacia las extremidades de los vasos capilares para expelerlas por medio de la erupción, la cual se verifica cubriéndose sucesivamente la piel de pústulas o granos purulentos". Remata la descripción y pronostico, aclarando que las viruelas son mortíferas o por la malignidad de su contagio o por la mala naturaleza de los humores del enfermo. "Si sus humores estaban corrompidos de algún tiempo antes estará mucho más expuesto que el que estuviere sano, y más aún si el contagio fuere maligno. Si la malignidad ofrece el carácter de pintas y putrefacción, …estas materias pueden causar una muerte pronta, gangrenando la víscera o deteniendo la circulación de la sangre por la compresión que la serosidad ejerce, pues en estos casos es sobremanera ardiente".

Evidentemente, ofrece la solución para la cura de esta enfermedad y de forma particular para impedir que sea mortal. La misma que repite para todas las patologías y que ya conocemos, "sin perder tiempo se provocarán repetidas evacuaciones con el vomi-purgativo y el purgante; como si se quisiera destruir la causa de una calentura ordinaria".

A pesar de la existencia de la vacuna contra la viruela, de la que habla en términos positivos, mantiene dudas sobre la eliminación de la causa material, para lo cual "será preciso estar convencido de que ya no existía la causa que produce dicha enfermedad, puesto que la causa de las viruelas es la misma que va anexa a la existencia de todos los seres y produce todas las enfermedades". Aunque la evidencia, ya en aquel momento, demuestra la particularidad de esta grave enfermedad, y cómo la utilización de la vacuna evita contraerla, mantiene intacta su teoría unicausal, sin duda condicionado por la prescripción y uso de su remedio universal.

Sobre el *sarampión*, que también mantenía una alta tasa de mortalidad infantil, escribe menos de una veintena de renglones y señala que debe considerarse la benignidad o malignidad de la erupción o el estado general del enfermo y que debe emplearse el mismo régimen que para las viruelas. Constatamos que en estas enfermedades infecto-contagiosas que cursan de forma epidémica (o endémica) el autor prefiere no profundizar en la descripción y curación que propone.

De las **Enfermedades del cutis** (entiéndase de la piel) contempla como tales el sudor ordinario, el sudor continuo, la sarna, los empeines (eccema o pitiriasis alba), las manchas en el cutis y la erisipela.

Según Le Roy, la *sarna* proviene "de la efervescencia del humor y arroja una multitud de granos que causan gran picazón", aunque reconoce el carácter contagioso de la misma por contacto de la persona o de la ropa que ha usado. Refiere que se ha dicho que en la materia de la sarna se hallan "unos animalejos muy pequeños" vistos con el microscopio (al que no niega el mérito de abultar los objetos), aunque prefiere no examinar el fundamento de esta opinión y no duda de que esta enfermedad es efecto de la corrupción de los humores fluidos, "corrupción que se insinúa por los poros del cutis y que con mucha rapidez se extiende a la masa entera de los humores". Rechaza que se apliquen diferentes pomadas u otros tratamientos tópicos, porque "estos absorbentes cutáneos entran también en el falso sistema de querer curar por fuera enfermedades cuya causa es interior". Así, señala que para curar radicalmente la sarna es menester purgarse hasta tres semanas, e insiste en que "es evidente que al mismo tiempo que la purga trabaja en combatir este mal, obra contra otros, que es la ventaja de este método, que no reconoce en todas las enfermedades sino una causa única".

Con esta patología tampoco valora la evidencia de la visión de los ácaros *(Sarcoptes scabiei)* en la piel como la causa de la enfermedad y se enroca nuevamente en su formulación teórica que, en patologías como la que analizamos, resultaba absolutamente incongruente por la presencia demostrada de una evidencia causal.

En su comentario sobre la *erisipela* explica que "nunca se tomarán bastantes precauciones para evacuar la causa de la erisipela y evitar sus fatales consecuencias como la gangrena o la muerte, que acontece a veces por haber preferido a los medios curativos (el suyo) la sangría, las sanguijuelas, los diferentes apósitos, los calmantes y demás paliativos y métodos inútiles". Hay un total desconocimiento de la causa bacteriana de esta patología.

Quizá por la complejidad de estas patologías, con la denominación de **Tumores, depósitos y úlceras**, generaliza apenas cuatro epígrafes, a saber: humores fríos, panadizo, llagas degeneradas en úlceras y gangrena/amputación, sobre la que nos detendremos someramente.

Para Le Roy a la herida que proviene de una bala de cañón que se ha llevado un brazo o pierna, puede convenir la *amputación*, pero si la *gangrena* sobreviene de las llagas y úlceras degeneradas se cuestiona la intervención quirúrgica y califica de falsa máxima el que la amputación es necesaria para que la gangrena no progrese, "pues o no se curará la llaga que quede hecha la amputación o es posible curar la que existe" y porque esta patología siempre proviene de la corrupción interna que es la que debe tratarse. Como siempre, aventura la causa y matiza que la gangrena "es causada por la serosidad que proviene de la atrabilis[55] pasada a la circulación y reunida con la sangre en la parte dañada y que quien la mortifica es esa fluxión que quema y consume la carne y aún los huesos hasta reducirlos a un estado de fetidez." Una explicación causal tan original y creativa como extravagante, a partir de la cual entendemos que apueste porque "se reconozca como una verdad más que probable, que la gangrena no puede menos que reproducirse".

Sin embargo, con esta patología, seguramente por la gravedad de esta y la incapacidad manifiesta de actuación, salvo la amputación que rechaza, se muestra más prudente con sus propuestas terapéuticas y dice que se debe aplicar la purgación "cuando no tenga mucho grado de malignidad" y apunta que como cooperante podrá utilizarse "una embrocación fuerte y capaz de hacer que se desprenda de la viva, la parte muerta gangrenada". Una propuesta complementaria con nulas o escasas posibilidades de lograr alguna mejoría y lejos del objetivo de curación.

---

55. Atrabilis o bilis negra. Uno de los cuatro humores principales del organismo según las antiguas doctrinas de Hipócrates y Galeno.

Con las **Enfermedades Epidémicas** finaliza su descripción y tratamiento de las enfermedades refiriéndose a éstas como las "más graves y verdaderamente mortales, que llevan consigo la destrucción y esparciendo el terror por todas partes, aturdiendo y burlando a los más celosos observadores y a los hombres más reflexivos".

Sobre este grupo de enfermedades podemos decir que, pese al desconocimiento general sobre los procesos infecciosos, su modo de transmisión y la sucesión de brotes epidémicos con importante afectación poblacional, Le Roy se atreve a realizar un breve comentario, situándose nuevamente en la impostura científica al señalar que "la causa interna eficiente inmediata o intrínseca de las enfermedades epidémicas, es la misma que la de todas las demás, sin más diferencia que un exceso de fuerza y malignidad, ya que estas ejercen sobre los humores la más fuerte acción corruptiva que puede imaginarse".

Con esta base causal, mantiene, lógicamente, que tampoco es diferente el modo de atajarlas, sino que los medios prescritos son los mismos; aunque añade, por la gravedad de las enfermedades, que la manera de evitar la muerte es redoblar la actividad y que la evacuación de la corrupción sea proporcional a la violencia del mal o del peligro. En suma, que "la acción del remedio sea más eficaz en sus efectos que la corrupción activa y maligna en sus terribles estragos". Elemental.

Como puede verse en su extenso comentario, a pesar de la gravedad e incidencia de los brotes, el autor no aporta nada especial al control de las situaciones epidémicas y ante la ausencia de alguna solución válida sigue proponiendo más de lo mismo, aunque se constata que los específicos de Le Roy se utilizaron como alternativa terapéutica en la mayoría de los brotes de cólera-morbo que se sucedieron, de forma reiterada, durante la primera mitad del siglo. Su aportación se completa "dejando al cuidado del ramo de la sanidad el meditar sobre los medios para disminuir estas causas, sino es posible que desaparezcan enteramente".

Acaba el capítulo y la sección con un alegato a la causa general de todas las enfermedades del cuerpo humano, que se derivan de la corrupción de los humores "que hemos dado a conocer bajo el nombre de *serosidad o fluxión*, una materia perniciosa y mortífera, que es la sola causa eficiente de todo lo que es dolor o mal; y en cierto estado de malignidad, la de las enfermedades contagiosas, pestilenciales, agudas, epidémicas y de todos los accidentes graves que, a pesar de las más sublimes doctrinas y de las teorías más luminosas y al parecer, mejor fundadas, matan a los enfermos". Y remata con la necesidad de una cura radical, sea cual sea el género o especie de la enfermedad; "y esto es lo que están lejos de lograr cuantos prescriben métodos fundados en principios superficiales, ¿Qué puede haber sino superficialidad mientras se ignore la causa de las enfermedades? ¿Qué cosa más vana que esas composiciones farmacéuticas, fruto de análisis químicos, más bien objeto de curiosidad para los sabios que útiles para los enfermos?", matizando y postulando que la "corrupción que se burla de todas las combinaciones de la química, no se contiene en sus progresos sino cuando la parte sana o menos corruptible, se libra de ella por medio de la purga".

Los purgantes como único tratamiento

Para Le Roy poco importa el diagnóstico ("la nomenclatura de las enfermedades no era tan dilatada ni tan pomposa como en nuestros días" dice en su libro), ya que, siendo la causa única de las enfermedades la que queda reconocida y demostrada, según su formulación teórica, la Medicina Curativa no tiene, ni puede tener otros medios que los purgantes "bajo las reglas que fijan su uso y según las necesidades del caso".

Purgar significa, según el autor, disolver, dividir, sutilizar, enrarecer, expeler, limpiar, purificar y hacer salir visiblemente las materias que incomodan. Purgar a un enfermo hasta su curación radical es la práctica más útil de todas, pues deja a la naturaleza el cuidado de curarse a sí misma. Este método que le sirve de base socorre directamente a la naturaleza en sus necesidades y proscribe la sangría, las sanguijuelas, la dieta y los baños y demás, como otras tantas prácticas peligrosas que causan un daño considerable a la conservación de la vida. Concluye "que hay muy pocos casos en que nuestro método no cure en ocho o diez días las enfermedades recientes, ¡cuántas víctimas que mueren en menos de cinco días de enfermedad se hubieran podido salvar!"

Pero ¿cuál es el modo de obrar de los purgantes? El autor explica que los utilizados con su método, sacados del reino vegetal, son comparables a las producciones del mismo reino que sirven de alimento al hombre; están sujetos a la digestión y pasan del estómago a los intestinos, y se distribuyen por toda la economía animal, filtrándose en parte por las venas lácteas como el aceite de los alimentos: dan acción al canal intestinal y aceleran su movimiento peristáltico por cuyo medio evacúan la corrupción; comunican a la circulación el impulso que estimula las excreciones; obran sobre los fluidos, excitando también su excreción por la vía de la orina (orina turbia); obran sobre la expectoración y la transpiración, facilitándola y poniendo en ejercicio todos los emuntorios[56]. En suma, "los purgantes obran sobre todos los órganos excretores de la economía animal, que de resultas de su acción se limpia y purifica". Para Le Roy, los enfermos no podrían liberarse de las materias viciadas que su cuerpo contiene sin purgaciones sostenidas y continuadas.

---

56. Cualquier conducto, canal u órgano natural o artificial que sirve para evacuar los humores superfluos (residuos metabólicos) del cuerpo.

Anticipándose a las críticas o posiblemente, contestando a las que ya pesaban sobre el uso del purgante, se refiere en un apartado a *los purgantes mirados como nocivos por ardientes* y sobre la cuestión explica que el calor excesivo que experimenta el enfermo no es otra cosa que el efecto de la serosidad, sumamente acre, puesta en movimiento por los mismos evacuantes; pero "si estos se siguen tomando, como exige la evacuación de la causa de todas las enfermedades, sutilizan la fluxión, libran la naturaleza del calor ardiente, de la sequedad, de la sed vehemente, de la inflamación, de la consunción y de todos los accidentes que pueden asaltar al enfermo." Para refrescar es necesario destruir el principio del calor extraño y los purgantes expelen esta materia ardiente.

También escribe en torno a la *sobre-purgación*, hecho que infravalora como riesgo importante para la salud de paciente. Señala que "no es posible purgarse demasiado mientras se padece, y la enfermedad que no se ha destruido por un número de tomas de purgante, cede al duplo o cuádruplo de estas dosis". El exceso lo sitúa en el punto de dar al enfermo dosis que produjesen muchas más evacuaciones de las podrían soportar en el término de veinticuatro horas, pero que si saliéndose de la reglas establecidas en este método se produjeran, "el mal no pasará de sentirse el enfermo fatigado por el sacudimiento de la masa de los humores, siempre menos de lo que vendría a estarlo por la acción de estas materias viciadas y ardientes, y siendo aquel mal fácilmente remediable, los enfermos se restablecen pronto".

Consecuentemente y siguiendo ese razonamiento, parece lógico rechazar la acción contraria de *una purgación insuficiente* que –explica- con frecuencia puede darse y que atribuye al temor al exceso, con lo cual se entorpece el plan curativo, precisamente en el tiempo en que sería necesario activarle para restablecer las funciones naturales, proteger las vitales e impedir la muerte. "Cediendo a funestas sugestiones, desconocen la causa de las enfermedades, según existe en la naturaleza". También rechaza que *la debilidad de los enfermos* sea alegada como una razón para no purgarse, ya que la causa de la debilidad es la misma que la de la enfermedad. "La salida de la putrefacción que destruye los cuerpos no debilita los enfermos una vez expelida de sus entrañas, siendo su expulsión el único medio para libertad las fuerzas y la vida de la acción de esta misma corrupción".

Aunque en ediciones posteriores, quizá movido por la frecuente denuncia de eventos adversos o la constatación de efectos secundarios, también aclara y establece que, al empezar un tratamiento en un enfermo, debe tenerse en cuenta su sensibilidad, para determinar la dosis. "Diré más, así que no es más fácil sin experimentarlo conocer la sensibilidad de un sujeto con respecto a los evacuantes, que adivinar la cantidad de licores que otro pueda soportar sin embriagarse. Débese, pues, estudiar la sensibilidad de los que jamás han usado este método; fuerza es ir tanteando, por decirlo así, hasta conocer la dosis conveniente. El que es práctico en la administración de estos medicamentos, tiene muchas ventajas sobre el que apenas los conoce. El primero no teme las enfermedades agudas, pues, conociendo las dosis que conviene dar, no arriesga un éxito insuficiente dando menor cantidad de la necesaria".

Como es de conocimiento general, el uso de los purgantes no era una novedad médica y así lo explica el propio autor cuando refiere que se ha abandonado la práctica benéfica de la purga, pero hasta en esta cuestión, Le Roy quiere aparecer como el precursor de un método nuevo y diferente, excluyendo los purgantes que se utilizaban y eligiendo lo que él llama suyos. Para justificar la propuesta, se le ocurre -y lo escribe- que una de las causas de la insuficiencia de los purgantes de los antiguos y de los modernos, proviene del hecho que la mayor parte de estas composiciones no eran materias desleídas y líquidas, sino polvos, píldoras etc., "y estas preparaciones no podían producir el efecto del líquido que yo administro".

Un matiz, desde luego, poco convincente, especialmente porque dedica en su libro básico un apartado a comentar el uso del purgante en píldoras de las que dice que "aunque es en general poco conveniente para las personas endebles, extenuadas y nerviosas, en el caso de usarse en el discurso de una enfermedad, debe ser alternativamente con el líquido". Explica que las dosis del purgante en píldoras deben graduarse igual que la de cualquier otro: las personas mayores, fuertes y robustas pueden comenzar por dos píldoras, las demás solo por una, los jóvenes y los niños por media, y aún menos. "Por lo demás, deberá observarse lo que se ha prevenido para el purgante líquido; pues las píldoras se componen de la misma sustancia y el régimen es el mismo".

El método práctico de la purgación

En la parte tercera del manual, que titula como el *Método práctico de la purgación*, el autor explica en dos extensos capítulos, primero un resumen sobre la causa y conocimiento de las enfermedades, repitiendo su mantra sobre la corrupción de los humores, y a continuación, el denominado *Régimen curativo* al que hace referencia permanente en la descripción de las enfermedades y que clasifica en cuatro artículos (denominados como tales) que deben aplicarse siguiendo una escala de menor a mayor gravedad, en función de la dolencia o patología a tratar.

El texto de esta parte es excesivamente prolijo y en ocasiones farragoso, con indicaciones tan detalladas que, entendemos, resulta de difícil cumplimiento en su aplicación aún para los más avezados e interesados pacientes. En este epígrafe, el autor trata de fijar tanto el régimen como las dosis de las tomas de los específicos según las dolencias que se relacionan en el catálogo de enfermedades, sintomatología que se presente y/o condiciones particulares del paciente.

Para aclaración general, comienza estableciendo una división del cuerpo humano y de sus evacuantes. El cuerpo lo divide en dos partes: primeras vías y vías inferiores y los evacuantes en los ya conocidos vomi-purgante y purgante; y señala que esta división "es indispensable para atacar con buen éxito la causa del dolor o de la enfermedad, sea que exista en la parte superior o primeras vías o que se fije en las partes inferiores o segundas".

Esta indispensable división del cuerpo sitúa las primeras vías "desde la base del estómago y subiendo comprenden todo el pecho, el cuello, la garganta, la cabeza, el rostro, la boca, los dientes, las narices, los ojos, los oídos, las glándulas del cuello, las de los sobacos, extendiéndose a los brazos, las manos y dedos". Las segundas vías se componen, consiguientemente, de todas las no comprendidas en la anterior enumeración, es decir "de la parte inferior del estómago bajando hasta la punta de los pies". Y relacionados con esta división se presentan el vomi-purgativo que, aun teniendo la propiedad de evacuar por las dos vías, actúa eficazmente contra los efectos de las partes superiores, mientras que el purgante "evacúa por abajo y hace salir del cuerpo la totalidad de la masa de los humores corrompidos que son la causa de la enfermedad".

A partir de esta asociación básica parte del cuerpo / tipo de evacuante, se concreta el régimen curativo según los cuatro artículos referenciados que desarrollamos someramente.

El *artículo primero*, se prescribe para *enfermedades recientes y leves*, y explica que una sola toma de purgante produce efectos maravillosos, pero rara vez bastará. Será preciso repetir a razón de una toma cada veinticuatro horas durante dos o tres días seguidos "no olvidando atender a la parte en que se ha fijado el mal por si es necesario apelar al vomi-purgativo". Siempre debe utilizarse hasta la total curación y si lo prescrito no fuera suficiente, se pasará al segundo artículo.

El *artículo segundo* se aplicará a *enfermedades recientes y graves*, aunque no aporta nada nuevo para la valoración y consideración de la gravedad a la que se refiere. Dice que puede serlo por la malignidad de la corrupción (concepto traído en otros epígrafes) o por lo sensible de las partes que se hallen atacadas por la inflamación, el dolor violento, obstrucción, depósito, calentura, inapetencia u otra causa. La prescripción señala la necesidad de incrementar las dosis y tomar todos los días una dosis de evacuante durante ocho o diez días "hasta que los dolores se moderen, la sed se mitigue, la calentura haya cedido y recobrado el apetito". Conseguido el alivio, se puede suspender la purgación por uno o dos días y "la tomarán nuevamente por muchos días hasta que se hallen mejor". Como puede observarse, con el cambio al artículo segundo, se presentan dos claras dificultades sobre las que el paciente automedicado debe decidir: el nivel de gravedad de su dolencia y cuando dejar de tomar uno u otro evacuante.

Con el *artículo tercero* que prescribe para las *enfermedades gravísimas*, Le Roy "tira el resto". Con la vista puesta, indudablemente, en los terribles brotes epidémicos de la época, engloba en este epígrafe "las enfermedades agudas, inflamatorias, apopléticas, epidémicas, endémicas, contagiosas, pestilenciales y mortales en el más alto grado, o en las crónicas cuando una recidiva pone en peligro la vida del enfermo". En todos estos casos las dosis se repetirán cada quince horas, de doce en doce y aún con menores intervalos y si la enfermedad exige repetir..."no hay que descuidarse: es menester que la porción del purgativo sea considerable y de un grado de energía capaz de producir abundantes y numerosas evacuaciones". A la desesperada, concluye que "si el ataque es tan violento que se calcula que no dará tiempo al remedio, es necesario apelar a todos los recursos de la naturaleza; y juntamente con el purgante se deberá administrar una lavativa laxante o purgativa y aún repetirla si fuese necesario. Suelen ser buenos los pediluvios de agua con mostaza, teniendo también lugar la aplicación de las cantáridas en el momento del ataque y de la toma del evacuante, así como promover una transpiración abundante".

El *artículo cuarto* está dedicado a las *enfermedades crónicas*, sobre las que señala que no serían tan comunes y más bien raras, si su método se hubiera aplicado y observado según los tres artículos precedentes. Bajo esta denominación están comprendidas todas las dolencias, dolores, obstrucciones, depósitos, úlceras, achaques y generalmente todos los efectos o incomodidades que parecen haberse apoderado total o parcialmente del paciente, "constituyéndole en un estado habitual de mala salud, y cuya duración excede de cuarenta días", un interesante matiz temporal.

La destrucción de estas enfermedades, "aún las refutadas como incurables o mortales", exige la aplicación de tratamientos de larga duración, iniciando con el artículo segundo más o menos continuado. El autor reitera que las dosis evacuantes deberán repetirse muchas veces y tomarse seguidas, y lo menos que los enfermos clasificados en este artículo deben tomar es cuatro o cinco dosis evacuantes por semana, debiendo continuar así muchas semanas "hasta tanto que se alivien y sobre todo hasta que recobren el apetito". Explica que la diferencia entre la enfermedad reciente y la crónica es que contra la primera es menester repetir los evacuantes sin descanso ni interrupción hasta la perfecta curación, y contra la segunda se deberá observar esto solo al principio para disminuir el volumen de la corrupción y mitigar la dolencia, suspendiéndose y volviéndose a continuar alternativamente. Y la explicación pseudo-científica que nos ofrece: "durante el descanso de la purgación, el enfermo con su alimento diario recupera humores que reemplazan a los corrompidos que se han evacuado, pero mientras no se expela la totalidad de los malos, estos vician a los nuevos. Por esto, se deben repetir los evacuantes, suspenderlos, repetirlos y volver a cesar cuantas veces sea necesario, para renovar enteramente la masa de humores en que consiste la curación".

A pesar de la seguridad con que expresa las variantes de su régimen, explica, en tono de justificación, que hay enfermedades crónicas tan inveteradas, tan tenaces, tan difíciles de destruir y tan propensas a reproducirse, que a veces es preciso muchos años para obtener su curación radical y por consiguiente de un gran número de dosis evacuantes, y también que "entre la generalidad de los enfermos los hay que no son susceptibles de una curación completa y radical porque su naturaleza no permite su total purificación... pero purgándose el enfermo suficientemente siempre que note variación en su salud ordinaria, prolongará seguramente su existencia, cual acreditan los ejemplo que se ven cada día".

A esta justificación de posible fracaso añade los que el autor considera obstáculos ciertos en la curación de los enfermos, y señala como tales la enfermedad degenerada ya en causa de la muerte, si tiene dañada una víscera u otra cualquier parte orgánica, la vejez "agente natural e invencible de la cesación de la vida", y cuando la porción de los humores que causan una enfermedad en alguna parte del cuerpo se ha fijado ya, de modo que es inmovible y no puede expelerse; de lo cual "puede inferirse que la Medicina Curativa no tiene lugar, hablando con propiedad, cuando se reclama tan tarde".

El método práctico de la purgación incluye un último epígrafe sobre *el uso de los evacuantes en sus diferentes grados de actividad* y es que, como veremos en un capítulo posterior, para el purgante establece cuatro variantes que presentan, de menos a más, distinta concentración de las sustancias incorporadas al específico. Por su parte, el vomi-purgativo se puede reducir a un solo y único grado de acción, un brebaje con una fórmula estándar y sin variantes, porque mezclando la dosis con té puede hacerse tan débil como se quiera.

Sobre el purgante, explica le Roy, que el primer grado es el más benigno y conviene aplicarlo a los niños de uno a siete años, a las personas de mucha edad o debilitadas por la larga duración de sus enfermedades, cuya cura es dudosa. Por el segundo grado se deberá comenzar siempre la curación de los adultos y de todas las personas mayores, y deberá reemplazar al primero en los casos en que éste, administrado gradualmente hasta cuatro cucharadas no produzca el número de evacuaciones necesarias. Igual recomendación se hace para pasar del segundo al tercero y del tercero al cuarto, aclarando que estos dos últimos grados solo se administrarán a los enfermos muy difíciles de mover; y que el uso sucesivo de los cuatro grados se debe reducir en volumen o dosis cuando sea posible.

También se aportan detalles sobre las dosis que deben tomarse fijando como medida una cucharada regular de comer. En general, para las personas mayores la dosis será de una cucharada de vomi-purgativo puro o mezclado con té y del purgante la dosis estándar es de dos cucharadas del de segundo grado, teniendo en cuenta que, por cada dosis, el paciente debe experimentar sobre doce evacuaciones, valorando a la vez, la abundancia o insignificancia de las materias expelidas.

En las observaciones comunes a los dos evacuantes, el autor manifiesta la práctica inexistencia de eventos adversos o efectos secundarios producidos por la administración de sus específicos. Además de explicar que "ninguna dosis, sea del vomi-purgativo, sea del purgante, podrá considerarse demasiado fuerte, sea cual fuere la porción que se le administre, cuando no produzca más número de evacuaciones que las que se han fijado", asegura que "si el enfermo experimentase, mientras la purga obra sus efectos cualquier novedad, sea dolores más intensos o frecuentes, sea una desazón y aún cualquier accidente grave; puede estar bien persuadido de que la mala índole de sus humores, puestos en movimiento es la única causa de ello; y que el medicamento que ha obrado tantas curas no puede dañar ni una sola vez a nadie, siendo convenientemente administrado". Reafirmarse en esta cuestión resulta trascendental para Le Roy, puesto que sus adversarios centran la crítica a su método, precisamente en la observancia de eventos y efectos secundarios de gravedad.

Finaliza describiendo el color de los humores durante la purgación, momento en el que puede juzgarse su acción dañosa cuando eran contenidos en el cuerpo del enfermo. Se refiere a la bilis como el humor colorante, siendo su color natural, en estado de salud, amarillo claro, para explicar a continuación que "considerados los humores en masa y en su evacuación se pueden observar los siguientes colores: en el primer grado de corrupción presenta un color amarillo oscuro, que tira a verde, en el segundo grado son de un verde oscuro, en el tercer grado tienen un color verdinegro, en el cuarto aún son más oscuros (morenos o negruzcos) y en el quinto son enteramente negros." A estas observaciones les concede un valor pronóstico, "pues el carácter de las materias expelidas nos hace juzgar la naturaleza de las no evacuadas", y señala que los dos primeros colores no son señales de peligro, "más los últimos son muy temibles por el color de la putrefacción contagiosa o pestilente", para afirmarse en el mantenimiento del uso de los evacuantes en estos casos, porque está indicada la necesidad de promover las evacuaciones siguiendo el artículo tercero del régimen curativo, "y la prudencia aconseja no suspenderlas mientras que las materias no se acercan bastante a su estado natural".

Las sangrías y los métodos ordinario

En el capítulo V de la primera parte del libro, que titula como *Errores sobre la causa de las enfermedades*, Le Roy se explaya sobre el uso y abuso de las sangrías, criticando el sistema de los que creen que la sangre es la causa de todas o de muchas enfermedades. Recordemos que, en ese momento, las sangrías eran la práctica imperante y la base de la llamada medicina "fisiológica" de Broussais –contra la que Le Roy competía–, y que achacaba la mayor parte de las enfermedades a una irritación causada por exceso de estimulación y para contrarrestarla, propugnaba la práctica de sangrías debilitantes como remedio.

El autor defiende que la sangre es el único fluido que recibe las sustancias para alimentar todas las partes que componen el cuerpo humano y, por tanto, "a este fluido debemos la vida, su movimiento circular la sostiene y cuando este cesa no hay animación". Para Le Roy, la sangre es "el motor de la vida, y como tal está encargada por la naturaleza de mantenerla: da la salud, la robustez, la alegría y en ella consiste toda nuestra fuerza".

En este punto, explica que por no conocer estas verdades o no comprender que a su abundancia debemos todas estas ventajas, hemos recelado que generamos más de la necesaria; sin reparar que, si así fuese, la naturaleza hubiera destinado vías para arrojar el exceso continua o periódicamente. "La sangre está contenida en los vasos y no puede salir de ellos sin una abertura hecha a propósito". Excluye como no voluntarias la hemorragia menstrual de las mujeres, la sangre por las narices y la de las almorranas.

Con gran vehemencia escribe que "basta tener ojos para no dudar que la evacuación total de la sangre produce la muerte, por consiguiente, la disminución de este fluido causa la debilidad del individuo, su tristeza y su extenuación hasta reducirse a la última extremidad". Refiriéndose a las sangrías señala que por fortuna ya se está abandonando aquella práctica abominable que tan pródigamente derramaba la sangre de los enfermos. "Aquel sangrar hasta poner al enfermo en estado de desfallecimiento y desmayo, ha destruido más hombres que las guerras y las epidemias... pero queda tanta afición a derramar sangre, que parece que no se haya hecho más que cambiar de instrumento, empleando las sanguijuelas". En las últimas ediciones del manual se refieren a la invención de un instrumento llamado *bdelómetro*[57], el cual, provisto de una bomba o jeringa armada de puntas, podrá suplir a las sanguijuelas. "A todo suple el bdelómetro, sin embargo, no dejará de matar tantos enfermos como el curativo reptil".

Para Le Roy, la sangre es el fluido purificado por la naturaleza y su tendencia es el depurarse más y más, como que es el motor de la vida; no es, ni puede ser causa de ninguna dolencia y mucho menos de la muerte prematura como se le imputa, aunque hablando con propiedad, sea el conductor de las materias que causan las enfermedades y la muerte. Califica de "error bien craso decir que la sangre está dañada, viscosa, acre, espesa, negra etc., y que todas esas aserciones deberían desaparecer al solo aspecto del producto de una sangría luego que se ha enfriado". La sangre es la parte más sana, menos degenerada y la menos corruptible, aunque puede llegar a contagiarse con materias corrompidas que la adulteren, en cuyo caso "los recursos del arte (de curar) son inútiles e ineficaces cuando este motor de la vida está corrompido, pues entonces no hay que esperar más larga existencia".

Aunque se muestra acertado en su cruzada contra las sangrías que de forma generalizada se practicaban como remedio ante cualquier dolencia, mantiene o mejor adapta su formulación teórica sobre la causa de las enfermedades cuando se refiere de forma específica a las hemorragias. Explica que éstas "suceden por la rotura o erosión de algún vaso o de la túnica de muchos a la vez, cuya rotura o erosión es causada por la serosidad que circula con la sangre, y que en este caso es muy corrosiva, resultado siempre de una depravación crónica de los humores".

---

57. Equipo que incorpora un escarificador médico: una herramienta empleada para practicar cortes en la piel de los pacientes y realizar sangrías.

Se muestra categórico en que jamás se debe aumentar la pérdida de este fluido, ni por la sangría ni por sanguijuelas, pero ¿deben utilizarse los purgantes de su método curativo ante esta patología? Por supuesto que sí: si el flujo de sangre se declara por las vías superiores, es menester purgar con los dos evacuantes alternativamente y cuando ya no sea necesario el vomi-purgante, solo se empleará el purgante; y en el caso que la hemorragia sea por el orificio (anal) y las mujeres por las partes sexuales, deberá administrarse solo el purgante en grandes dosis para que produzcan muchas y abundantes evacuaciones, "a fin de sacar de la circulación la serosidad que causa el mal".

Al exponer en el capítulo siguiente, bajo el epígrafe *Métodos ordinarios* una relación, con crítica añadida, de los remedios conocidos y utilizados habitualmente, vuelve hablar de la sangría y las sanguijuelas como el método más dañino y perjudicial para el paciente. Pero tampoco apuesta por ninguno de los otros métodos a los que considera que, en algún caso, aportan un efecto paliativo, en contraposición con su método curativo.

Hace referencia al *mercurio y la quina* calificando al primero como el mayor enemigo del género humano y a la quina como la productora de infinidad de accidentes "por lo común irremediables". Continúa con los *baños*, calientes, fríos o sulfúreos, sobre los que concluye que son casi siempre perjudiciales, "no se verá en su uso sino peligro o inutilidad"; con las *aguas minerales*, sobre las que explica que es un medio costoso, solo para ricos y no pasa de un paliativo, que más bien puede tenerse por recreo o diversión; con los *absorbentes*, que pueden disminuir la acrimonia de los humores, los *calmantes* que "moderan algunas veces su ardor", aunque los *narcóticos*, sin quitar la causa del dolor, son peligrosos porque aniquilan la sensibilidad. Estos métodos, señala, pueden producir alivios momentáneos, pero "como no desahogan la naturaleza de la masa de impurezas, son unos inútiles paliativos".

También incluye las *dietas* que "debilitan y extenúan a los enfermos y es causa ocasional de la palidez, del edema, de la flaqueza, del marasmo, y de todas las pérdidas que aniquilan igualmente el principio motor de la vida y arrastran a los enfermos al sepulcro"; *la electricidad, el mesmerismo*[58] *y el galvanismo*, que califica de descubrimientos raros y estupendos, pero "el que reconozca la causa de las enfermedades y los medios de destruirla, no recurrirá a semejantes puerilidades". Se refiere a los *tratamientos tópicos y desecantes*, entre los que hay uno muchas veces útil pero cuyo abuso ha llegado a hacerle pernicioso, cual es el *emplasto vejigatorio o las cantáridas*. En este grupo también señala el empleo de otros remedios externos como *cauterio, sedal, sinapismo, ventosa, botón de fuego* etc que –insiste– son otros tantos paliativos.

Por último, escribe sobre los *específicos*, la mayor parte de los cuales "no hacen bien ni mal", pero con ellos, introduce una cuestión (ya referida), de mucho interés para él, al afirmar que "infinitos autores de específicos han sido tratados de charlatanes". Sobre los propios específicos solo apunta que "la manía de descubrir remedios domina hace mucho tiempo a los ingenios y promete todavía una larga duración de muchas lunaciones", pero se explaya con el tema del charlatanismo. Parece evidente que, con este comentario, se está refiriendo a sí mismo, a su método, y a su lucha permanente contra la medicina oficial.

El mal venéreo

Esta denominación de mal venéreo se corresponde a las enfermedades de transmisión sexual, entre las que la gonorrea y la sífilis

---

58. Doctrina del magnetismo animal, expuesta en la segunda mitad del siglo XVIII por el médico alemán Mesmer.

eran las más frecuentes y conocidas. A esta patología, Mr. Le Roy le concedió una atención especial dedicándole un apéndice completo de su libro básico, seguramente por el importante número de potenciales clientes, dada la alta incidencia de estas enfermedades entre la población y las escasas posibilidades de curación.

Para el autor, el mal venéreo dimana como las demás dolencias de la corrupción de los humores, "derramándose estas materias depravadas y viciadas en las partes sexuales y en las vísceras de la generación (órganos reproductores), pudiendo producir el virus venéreo, así como padecen las mujeres derrames y flujos de naturaleza maligna".

Explica que el desarrollo del virus sifilítico puede ser favorecido por la comunicación frecuente de los dos sexos, y particularmente entre aquellas personas robustas, "las que en vez de calmar su apetito el acto venéreo, este enciende aún más sus deseos". Para el autor, la enfermedad sifilítica se comunica de varias maneras, siendo el acto del coito la más común; sin embargo, una simple tentativa de cópula, un mero contacto por ligero que sea, pueden contaminar al individuo, y "la peligrosa influencia de este virus ha llegado a comunicarse por la aspiración del aliento de un sifilítico".

La causa es la serosidad humoral, que en este caso es tan sutil que se infiltra por medio del más suave contacto, "y su acrimonia es tal, que ocasiona los más agudos padecimientos y los demás síntomas que se observan en el contagio venéreo, como son el derrame o flujo, la irritación e inflamación, úlceras, excrecencias, infartaciones, depósitos, tumores, etc". La gravedad de los síntomas característicos de la sífilis es debido a la malignidad del virus, y "más especialmente al estado de depravación de los humores del sujeto contaminado".

Después de la descripción de síntomas y mecanismo de transmisión, explica y justifica su propuesta para la curación. Para Le Roy, "no hay más que un medio para destruir la afección venérea con seguridad, y este es la purgación, pues el origen de esta enfermedad se refiere a la humedad, causa de cuantos males afectan la naturaleza viviente. Los purgantes hidragogos de que se hace mérito en esta obra no exceptúan los órganos de la generación: recorren las glándulas próstatas, las vesículas seminales y demás órganos sexuales, lo limpian y purifican todo, disolviendo las materias derramadas, enrareciéndolas y echándolas en el canal intestinal por los emuntorios ordinarios, con el fin de producir una expulsión por las vías naturales de las excreciones. Este medio cura con tanta seguridad, que pone al enfermo en su estado primitivo, sin residuo ninguno para el porvenir, ni en su constitución ni en la de otro que con él cohabite".

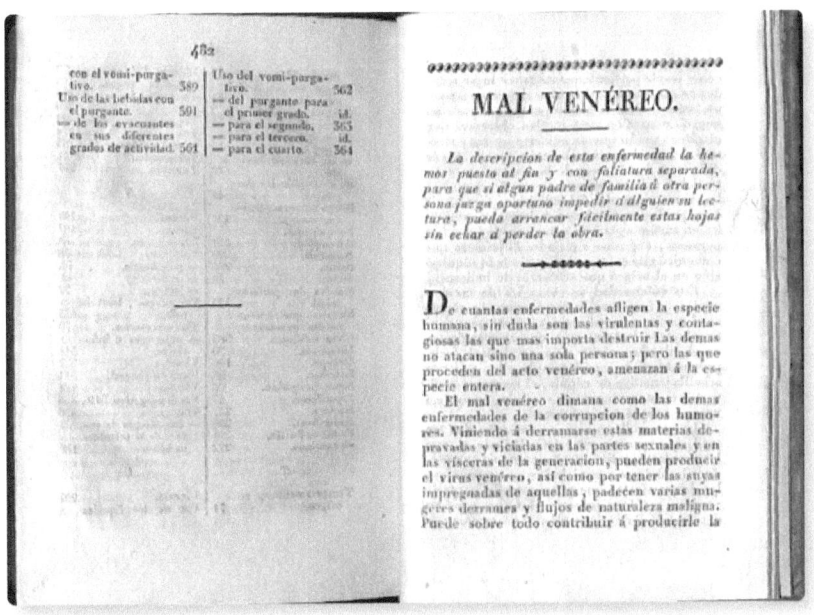

Capítulo del manual de la Medicina Curativa sobre el Mal venéreo expuesto como separata en el conjunto de la publicación.

Para redondear la actuación, señala que "prueba también la experiencia que muchos enfermos que han seguido nuestro método han evacuado la porción de mercurio, que habían tomado antes de haber adoptado nuestro tratamiento, y que circulaba por entre sus fluidos". Así, "los que se hallen en igual caso pueden deponer todo temor bajo este respecto, seguros de experimentar los mismos resultados". Si hay llagas, infartaciones, excrecencias, etc., propone añadir los procedimientos quirúrgicos, atacando sin embargo la causa que los produce con la purgación seguida hasta conseguir expeler del todo el virus y, por consecuencia, el completo restablecimiento de la salud. Recordamos que el tratamiento ordinario de la sífilis, recomendado por la mayoría de los manuales de terapéutica de la época, se basaba en la toma y aplicación de diferentes compuestos mercuriales.

Le Roy, su familia y su mala salud

Anticipándose a la línea estratégica de la publicación de un extenso compendio de casos prácticos como prueba fehaciente de la efectividad de su método, en este libro básico, el autor introduce observaciones realizadas sobre sí mismo y sobre la mayor parte de los miembros de su familia, los cuales, a pesar de su frágil constitución y escasa fortaleza, han vencido numerosos estados morbosos y se han mantenido —según el autor— en un estado de buena salud gracias al uso continuado de la Medicina Curativa.

Así, se refiere a sí mismo como paciente, pero también a su maestro, suegro y bienhechor Jean Pelgas, a su esposa e hija del anterior, y a su propia hija, esposa del señor Cottin, boticario de Paris y principal distribuidor de los específicos de Le Roy. Hemos considerado que, a través de las enfermedades que describe y asigna a cada sujeto, puede establecerse una forma de acercamiento al personaje y su entorno, del que hay muy poca información disponible.

Refiriéndose a sí mismo, Le Roy explica que gracias a este método y a fuerza de cuidado "consigo conservar mi endeble existencia y disfrutar de una salud que ha superado mucho a mis esperanzas; y a condición de continuarle, el buen Pelgas me pronosticó que podría llegar a sesenta años". Narra que nació con una constitución "viciada" ya que las de sus padres eran tan malas que murieron a las edades de cuarenta y cuarenta y ocho años, después de haber pasado varios años "en crueles dolencias". De acuerdo con su condición enfermiza, su infancia y adolescencia estuvo marcada –según relata– por continuas molestias, con la enfermedad pedicular, frecuentes flujos de sangre por las narices, dolores de muelas, calenturas que solían durar diez meses y otras muchas enfermedades. Pero fueron los dolores reumáticos que padeció antes de los veinticinco años de edad los que dieron ocasión a que empezase a adquirir ideas sobre los principios del difunto Pelgas, "que son los de la medicina curativa, de aquella que más se acerca a la naturaleza" y que cuando empezó a regirse por esta doctrina pensó que un gran número de enfermos "vejados por la incómoda situación en que se hallan", podrían seguir su ejemplo, ya que "la opinión de un médico enfermizo como yo he sido siempre, debe ser de algún peso en la balanza de los sistemas".

Sobre su esposa, fallecida prematuramente (en las ediciones de 1829 ya lamenta su pérdida), explica que "no debió a la naturaleza mejor constitución ya que nació contrahecha y vomitando atrabilis, pero su padre a favor del método curativo triunfó de repetidos ataques morbosos, y auxiliado de la naturaleza, hizo desaparecer el vicio de su complexión; pero nunca le prometió más vida que hasta la edad de cuarenta años". En este punto refiere que siguiendo con constancia el método curativo ha conseguido vivir hasta los cincuenta años, superando con creces el presagio de su padre.

De su suegro Pelgas, explica que padecía de asma y de hidropesía (ascitis) a la edad de cuarenta años, y se curó de ambas afecciones "haciendo consigo lo que aconsejaba a los otros". Jamás se separó de los principios que había establecido sobre su descubrimiento de la causa de las enfermedades, y así prolongó su vida hasta los setenta y dos años, luchando durante los últimos cinco contra su estado de decrepitud. Existe información sobre su fallecimiento en el año 1804.

Con su hija, Le Roy empleó "los medios de mi método con tanta actividad como perseverancia, según mi propia convicción, las luces de mi práctica y todo lo que el amor paternal me inspiraba". Y es que su hija fue un compendio de enfermedades en sí misma. Comienza el relato afirmando que su hija "se ha resentido de la endeble salud de sus padres" y desde su nacimiento presentaba una supuración fija en un ojo, amenaza de sofocación (ahogo), dolores cólicos y en un estado que no daba esperanza de vida. A los dieciséis meses padeció de viruelas, "acompañadas de una calentura pútrida que le amenazaba con la muerte" y sucesivamente ha padecido males de ojos, cataratas, convulsiones, tumores o infartaciones de las glándulas, una fluxión escorbútica en la boca, en las encías y en los labios; "en fin, experimentó un conjunto de enfermedades que se sucedían las unas a las otras o más bien era un estado permanente de enfermedad, que sin mi firme resolución de combatirlas habrían sin duda acabado con la enferma".

A la paciente empezaron a purgarla desde el día siguiente de su nacimiento. El autor asegura que antes de los diez años la niña había recibido cerca de las mil tomas, ya del vomi-purgativo, ya del purgante solo, siendo las dosis que se le administraron más abundantes o más fuertes de las que convienen a los niños de su edad, ya que producían en la enferma poco efecto. Esta peculiaridad de la niña es aprovechada para hacer una referencia a la necesidad de purgar a ultranza, pues a veces "la insensibilidad del cuerpo al purgante no permite las evacuaciones que exige la curación perfecta del enfermo".

También se refiere a la experiencia con su nieto al que, según explica, administraba una porción purgante ante la más pequeña incomodidad o dolor. Asegura que en los dos primeros años de su vida se purgó de sesenta a ochenta veces, eso sí, en dosis proporcionadas a su edad.

La verdadera medicina popular

Resulta de interés referenciar un capítulo de la Parte Primera, que suponemos fue añadida en ediciones posteriores a su prohibición en Francia, titulada *Ignorancia de los medios de curar* y que se completa con la declaración de que "*El presente método es la verdadera medicina popular*".

En este texto, el autor se queja de la variabilidad de la práctica médica y la contradicción de los autores que les sirven de guía. Aquí, explica que con la pretensión de que el método ordinario no difiere sino en el modo de evacuar la causa de la enfermedad, hay facultativos que la atribuyen a la sangre y por esto hacen evacuar este fluido con el objeto de expelerla; otros esperan conseguirlo por la transpiración o los sudores y proceden según esta opinión; otros por las orinas, por medio de diuréticos y aperitivos; y otros muchos fundan su esperanza en los emplastos vejigatorios, cáusticos, ventosas, sedales y otros medios externos.

Señala que algunos, "aun habiendo reconocido la verdad del principio en que funda nuestro método, se han negado a mirarlo como un descubrimiento; alegando por imposible que los profesores y particularmente los célebres anatómicos no hayan visto la causa de las enfermedades como existe, y según nosotros la explicamos". Incide en la defensa del descubrimiento de Pelgas y del método que él mismo ha desarrollado, al tiempo que acusa a los prácticos ordinarios de ignorar el medio más seguro, y a la vez el más expedito para atacar, con el mejor éxito, la causa de las enfermedades y de la muerte prematura.

El descubrimiento de la causa de las enfermedades es su argumento más repetido, ya que partiendo de esa premisa "quien conoce la causa de las enfermedades y su principio, halla dónde está el mal, no camina a tientas, ni lo prueba todo a tientas, sino que desde el principio y sin andar en rodeos, emplea los medios únicos que verdaderamente curan", sin embargo, se muestra consciente "de que todo método que echa por tierra el aparato pomposo de vanos sistemas, debe contar con hallar durante largo tiempo infinitos impugnadores". Clama contra las prácticas existentes, el que se susciten discusiones sobre la realidad de un descubrimiento y las injusticias que se cometen contra la Medicina Curativa "mientras que los principios en que se funda no sean generalmente conocidos", apostilla esperanzado y seguro de las bondades de su método.

Hablando de la ignorancia de casi todos los facultativos sobre los medios de curar, se atreve a pontificar sobre la salud de las personas que se dicen curadas, de las cuales asegura que mantienen un estado imperfecto de salud, muy distante del que anteriormente gozaban y la causa no es otra que el no haber evacuado suficientemente sus humores corrompidos. Para Le Roy, esta pretendida curación se reduce a la dispersión momentánea de las materias a que aquella debía su origen, puesto que el plan curativo aplicado no ha combatido la causa.

Que su método es la verdadera medicina popular, explica, lo demuestra el uso general que se hace de este régimen curativo por todas partes adonde ha llegado su noticia y "todo nos promete su mayor extensión, a pesar de las intrigas y griterío de sus infinitos antagonistas".

Aunque con su Medicina Curativa, Le Roy pretende ocupar todos los espacios y estratos sociales, como veremos con el análisis de los *Casos Prácticos*, en este punto se sitúa en los ámbitos más populares e intencionadamente distingue "una clase de hombres a quienes no les falta más que el conocimiento sobre el que se funda este método para ser médicos de sí mismos, siendo la clase más numerosa y más útil de los estados…; pero hay otra clase de personas, enemigas de la sencillez, que necesitan, según la etiqueta y estilo establecido, médicos que los libren enteramente de la molestia de ocuparse ni pensar en el estado de su salud". Se refiere a las clases altas "que se deslumbran fácilmente con algunas frases brillantes", y a ellos y a sus médicos dirige estas preguntas capciosas: "¿cómo persuadirles de que cada uno puede ser su propio médico con la ayuda de un sencillo método, que hasta el más simple puede comprender?, ¿cómo concebir que los ignorantes puedan curarse a sí mismos, mientras que algunos médicos sabios dejan correr al sepulcro a los enfermos en lo más florido de su edad? Esto para muchos no es inteligible".

A las clases altas les critica su relación con la medicina oficial, señalando que "en todo quieren pompa y ostentación y gustan más de un régimen recetado con mucho aparato y que anuncia combinaciones arduas, ciencia y meditaciones profundas, que no del método sencillo que no se propone otro objeto que la pronta curación de la enfermedad". Así es –explica– como tantas víctimas de la ignorancia y del interés sucumben prematuramente, o pasan el resto de su vida afligidos con males que se podrían destruir fácilmente; "conténtome con calmarlos, y mientras se alucina la parte moral, variando las situaciones con paliativos, la enfermedad sigue impávidamente su curso y hace rápidos progresos, y el enfermo al fin perece..." Y a los médicos en ejercicio les reprocha que sostengan por largo tiempo los tratamientos paliativos (todos los otros) con preferencia a los remedios curativos (el suyo).

A modo de conclusión

Aunque toda la obra puede ser considerada –en palabras de un articulista médico de la época– como "una locura total, de principio a fin"[59], en este capítulo hemos tratado de trasladar con la máxima

---

59. Omedei, A. 1825: 412-413.

fidelidad los fundamentos de la Medicina Curativa de Mr. Le Roy contenidos en su obra básica.

En la presentación no se ha seguido en orden establecido por el autor en su índice y hemos ido de lo general a lo específico adoptando la lógica médica: fisiopatología (su formulación teórica), etiología, clínica y diagnostico (en la descripción de las enfermedades) y tratamiento (siempre purgante); destacando, a continuación, algunas particularidades como los "casos prácticos" referidos a su propia familia, la especificidad del mal venéreo y los extensos comentarios sobre los tratamiento considerados dañinos o inservibles. Entendemos que los apartados desarrollados reflejan con claridad la propuesta y recogen las partes más importantes y representativas del método. Nuestra aportación crítica se ha limitado a destacar postulados o aseveraciones realizados desde la ignorancia, con un exceso de imaginación, fantasía y/o prepotencia que desafinaban con mucha intensidad, incluso para los conocimientos médicos de la época.

La importancia e interés del manual estriba en la encomiable empresa de recopilar en una publicación un extenso nomenclátor de las enfermedades más conocidas y frecuentes de la época, con una descripción de la causa y síntomas y el tratamiento purgativo propuesto; a la vez que aporta una formulación teórica que, con carácter pseudo-científico, justifica y avala todo el sistema curativo. La publicación cubre y cumple el objetivo de servir como manual de consulta práctica y de utilización inmediata con la derivada del uso de los específicos propios.

Por otro lado, todo el texto está plagado de reproches, lamentos y diatribas contra la medicina oficial que cuestionaba permanentemente su método y conseguía la prohibición de su aplicación, calificándolo de impostura médica cuando no de charlatanismo. En estas cuestiones se centra la última parte del libro que con el título de "Demostración apologética de la Medicina Curativa de Mr. Le Roy, o sea la verdadera causa de las enfermedades, y manera segura de curarlas por el único remedio de la purgación", y la firma de "El amigo de los enfermos", refiere y argumenta de forma extensa los cuatro principios básicos del sistema (enumerados en el capítulo 1), con la loable intención de conseguir ante los lectores la solvencia y fiabilidad que el estatus médico les negaba.

Un manual médico con un éxito editorial contrastado y evidente sobre un método curativo que, sin el reconocimiento oficial deseado, halló en las bases populares la fórmula para mantener su vigencia a lo largo de casi todo el siglo XIX.

5

ANTECEDENTES DEL MANUAL DE LA MEDICINA CURATIVA

Para conocer sobre los antecedentes de la Medicina Curativa, además de la referencia a la experiencia de Mr. Pelgas, que suponemos sería común a otros muchos médicos, cirujanos y asimilados que ejercían a lo largo del siglo XVIII, ha bastado, curiosamente, recurrir a una carta remitida al editor de los Casos Prácticos en apoyo de la Medicina Curativa[60], desde Segorbe (Castellón) por Francisco Javier Masbou, un paciente/seguidor que se define a sí mismo como "un apasionado en grado superlativo de Mr. Le Roy". En la carta que remite para su publicación, refiere que "días pasados, registrando una librería rancia de mi difunto padre hallé un librito comprensivo de ciento sesenta y seis páginas, impreso en Aviñón en 1748, muy mal tratado de título *Tratado del origen de las enfermedades y del uso de los polvos purgantes por Mr. Jean Aylhaud,* consejero, secretario del rey y doctor en medicina de la ciudad de Aix de la Provenza".

---

60. Casos prácticos. Le Roy 1829: 338-39.

El autor antiguo –sigue explicando el segorbino– dice que todas las enfermedades proceden del estómago y que no hay otro remedio más que purgarse, y reprueba mucho las sangrías; y acompaña una colección de muchas curaciones hechas por este remedio, "de suerte que parece que Mr. Le Roy o su suegro haya tomado de este método. Si a vmd. le pudiera servir para su nueva impresión de alguna cosa, con el aviso de vmd. se lo remitiré". En la misma página en anotación del editor confirma el hallazgo e indica que "insertamos el título de la tal obra por si algún curioso desea hacerse con ella: su doctrina en lo general se funda en los mismos principios que la Medicina Curativa; más como en ésta se explica con mucha más extensión y claridad, ha sido generalmente preferida". Al editor se le olvida, obviamente, hacer mención a la evidente diferencia temporal entre ambas publicaciones (1748 vs 1829 o 1809 si nos referimos a la primera edición del manual de Le Roy).

La referencia es pertinente porque también en este tratado comienza su autor haciendo mención al origen de las enfermedades que, recordemos es el santo y seña de la obra de Le Roy, y desde las primeras líneas se refiere a la alteración de los humores como la causa origen desencadenante. El artículo II del manual de Aylhaud[61] señala explícitamente que "ninguna enfermedad reside, ni tiene su origen en la sangre" y centrado en los humores viciados, explica:

"Qualquiera que pueda ser pues la causa de vuestro mal, es menester buscarla en otra parte, y no se puede encontrar sino en los humores que han cesado de filtrar por los conductos dispuestos por la naturaleza, y que por esta razón se han detenido en vuestra sangre, se han mezclado con ella, la han turbado, la han precipitado, o retardado su movimiento; y le han desordenado el primer

---

61. Aylhaud, Jean, 1751: 10-11.

curso de sus operaciones. En esto se ha de buscar y no en la sangre la causa de vuestra enfermedad: en estos humores crasos, exaltados, inflamables, venenosos, infectos, se debe buscar la causa de vuestra inapetencia, del dolor de cabeza y de la calentura, de la fluxión, de la gota, del reumatismo, y de qualquiera otra enfermedad.

Para curar estos humores se ha de comenzar de la evacuación de ellos, por el conducto general dispuesto por la naturaleza: hágase salir del cuerpo el femeral que lo infecciona, ensucia y apesta; vacíese por los cursos lo que no salió quando debía; y como quando se vacía el canal general, todos los demás que por allí paran, se vacían igualmente, y se logrará el consuelo de ver que la sangre recobra la anchura, la pureza y su curso ordinario; y el cuerpo restaura su primitiva quietud, su primera fuerza y su antigua salud…"

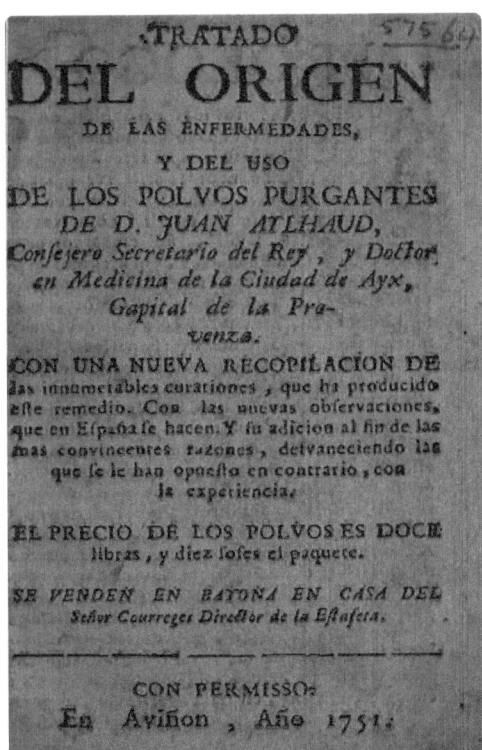

Portada del Tratado del origen de las enfermedades y del uso de los polvos purgantes de Mr. Aylhaud. Edición en español de 1751. (https://archive.org/details/b33007469/)

Con esta base, el también francés Jean Aylhaud preparaba un remedio secreto conocido como *los Polvos de Aix*[62], medicamento que elaboraba a base de productos vegetales y cuya bondad difundía a través del tratado referido, publicado en su país en 1741. El libro se tradujo al castellano por el médico Martín J. de Izuriaga de Pamplona y contó con al menos tres ediciones en España.

Jean Aylhaud daba el libro gratis a los pacientes que acudían a consultarle, pues lo había escrito «para consuelo de los enfermos, que son mi verdadero objeto», lo que explica la gran difusión que alcanzó tanto en Francia como en España, así como que despertara la animadversión entre los profesionales sanitarios hacia el autor y su remedio secreto. En Madrid, el producto se encontraba a la venta en la librería Mercurio, situada en la calle Montera y se presentaba en paquetes que contenían 10 dosis y un prospecto con las instrucciones de uso. El precio de los polvos era de doce libras y diez sueldos el paquete de diez tomas, a razón de veinticinco sueldos la toma.

Aylhaud afirmaba que la eficacia del medicamento estaba demostrada por las numerosas curaciones conseguidas con él en las más diversas enfermedades. Explica que los polvos purgantes que elabora son excelentes por tres motivos: primero porque "son el remedio más seguro, y el más eficaz para todas las enfermedades"; segundo porque "mis polvos purgantes son el remedio más pronto que se puede emplear contra toda enfermedad", y tercero porque "son el remedio más suave, del cual se puede usar en toda enfermedad". Y proclama "que cosa puede haber más saludable para curarlas que el uso de mi purgante, el cual con su virtud ahuyenta los humores no filtrados y detenidos, y poco a poco destruye las obstrucciones y malas cocciones que son su origen".

---

62. Francés Causapé, MC, 2009: 52-57.

Este aspecto resulta relevante al introducir el concepto de remedio o medicina universal, concepto clave y básico sobre la que se sustenta toda la teoría de la Medicina Curativa de Le Roy. Los remedios únicos también se dan en otros métodos aplicados en la época, pero en este caso, parece posible y real establecer una relación más directa con el de Le Roy al compartir ambos el método de la purgación a ultranza como el remedio definitivo.

Al igual que en la Medicina Curativa, los polvos de Aix se recomendaban como "específicos contra el esputo de sangre, contra las hemorragias, contra las cólicas, las fluxiones; son asimismo excelentes contra las calenturas continuas, ardientes, malignas o lentas, contra el garrotillo, perineumonía, contra el verdadero y falso dolor de costado, y otras enfermedades inflamatorias; disipan estos el dolor de cabeza, los vértigos, el sarpullido, el hincharse los miembros, la perlesía, temblores, y convulsiones; la alferecía vulgarmente llamada mal hercúleo o caduco, el escorbuto, y todos los efectos venéreos; todo género de vapores se disipan fácilmente; el incubo, u opresión nocturna, el catarro, romadizo, coriza, el catarro sofocante, la tos, la palpitación del corazón, la pthisis, asthma, cólera morbo, la constipación, diarrea, el fluxo celiaco, las enfermedades de riñones y vejiga, la ictericia, los pálidos colores, la supresión, y excesivo fluxo de menstruos; la gota, cestita, tiña, los afectos de los ojos, la erisipela, la sarna perruna, almorranas; el esquirro, escrófulas, y cáncer; la hidropesía de pecho; en fin es un excelente remedio contra la apoplejía"[63]. En suma, un listado interminable de patologías que tienen su correspondencia en la exhaustiva relación que se presentan en las publicaciones de la Medicina Curativa, especialmente en su libro básico.

---

63. La definición/descripción de las enfermedades se recoge en el Glosario de términos médico-farmacológicos.

Como hemos señalado, ambas doctrinas compartían también, aun con esa diferencia temporal, su absoluto rechazo al empleo de las sangrías. Mr. Aylhaud lo refiere expresamente: "Como he hecho demostración bastante y manifiesta de que todas las enfermedades proceden de los humores y no de la sangre, me parece que ahora sería inútil insistir y probar que la sangría no es provechosa, que no es natural y que aún es dañosa. Estos tres defectos que le son inseparables nacen de un principio, y espero que siempre pensarán todos seriamente en conservar su propia sangre. Una es la causa general de todas las enfermedades y estas son los humores viciados: conque no hay más que evacuarlos según la necesidad de la naturaleza, y este efecto producen mis polvos purgantes, que propongo a todo enfermo según los necesite y según la rebeldía de su mal".

También compartían su rechazo al empleo de los clisteres (enemas o lavativas) y a los medicamentos químicos, así como la práctica de incluir en sus manuales relatos personales de curaciones logradas con la toma del específico, una técnica publicitaria altamente novedosa que ya era utilizada a mediados del siglo XVIII con el objetivo de llegar al mayor número de personas y conseguir más adeptos al método, sugestionados por la curación relatada en primera persona e incrementar así las ventas. El libro contiene 113 testimonios que bien por medio de cartas, informes o certificados son trasladados por Aylhaud a su libro y colocados por orden cronológico. En ellos se da cuenta de cómo gracias al uso del remedio han recuperado la salud numerosos enfermos y de las más diferentes enfermedades agudas o crónicas desde el año 1724.

Como puede observarse, ambos métodos van de la mano y se producen múltiples similitudes, a las que podemos añadir la animadversión y recelo de una gran mayoría de profesionales sanitarios. Aylhaud ya exponía en su obra la opinión tan contraria que médicos y farmacéuticos tenían sobre sus polvos purgantes y que además queda patente en diversos pasajes de los testimonios incluidos, y también como en Le Roy, trataban de revertirlos dándoles un matiz de positividad en el ámbito popular: "cuanto más se oponen los Médicos y Boticarios al descubrimiento de vuestros polvos, atribuyéndoles lo que ellos no hacen, tanto más los estima el Pueblo; pero como no ignoráis, el tiempo y las experiencias disipan estas tinieblas", explica un agradecido y prosélito paciente.

Sin embargo, las críticas y el cuestionamiento de la doctrina ya estaban presentes. Para el caso, referenciamos el *Tratado de las enfermedades más frecuentes de las gentes del campo*[64], (o *Aviso al pueblo acerca de su salud*) escrito por Mr. Tissot, doctor y catedrático de Medicina y miembro de la Sociedad Real de Londres, en el que dedica un amplio e intenso capitulo a Charlatanes y Curanderos y en el que da presencia estelar a Mr. Aylhaud y sus polvos. Señala expresamente:

> "Por fortuna, pocos han producido tantos estragos como los polvos de un tal Ailhaud, vecino de Aix en Provenza, e indigno del nombre de Médico, que ha inundado Europa por algunos años de un purgante acre, cuya memoria permanecerá hasta que no se acaben todas sus víctimas. Mucho tiempo ha que estoy cuidando a varios enfermos, cuyos males suavizo, sin esperar curarlos radicalmente, los quales deben la molestia con que pasan sus días, solamente al uso de estos polvos; y hace poquísimo tiempo que vi dos personas, a quienes este veneno quitó cruelmente la vida. Un médico francés.... publicó algunas de las siniestras catástrofes que había ocasionado el uso de dichos polvos, y si se recogiesen las observaciones en todos los lugares donde han usado de ellos, se formaría un volumen que horrorizaría."

---

64. Mr. Tissot; 1790: 447.

En el mismo capítulo describe la situación clínica de las dos víctimas por él registradas y da cuenta de la edición de un "librito" publicado en respuesta a su crítica contra el remedio universal y su autor, en el cual se describe a Aylhaud como gran personaje, segundo Salomón, o "persona a quien Dios quiso elegir para ser el instrumento de la Medicina". Tissot dice mantenerse en la "firme creencia de que los polvos del tal Aylhaud, Barón de Castelet, han quitado la vida a muchos y destruido la salud a infinitos" y señala la conveniencia de que todas las naciones de Europa hubieran tomado la decisión que tomaron en Rusia hace unos años, que fue la de prohibir con rigurosas penas su entrada.

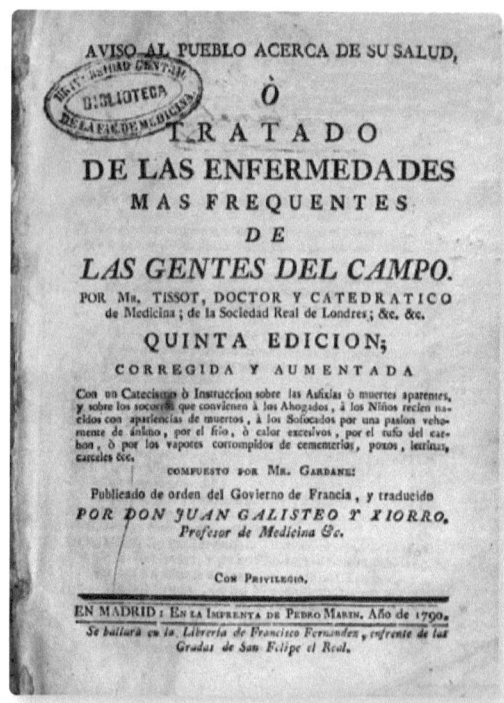

Portada del *Tratado de las enfermedades más frecuentes de las gentes del campo* de Mr. Tissot en su quinta edición, editada en Madrid en el año 1790. https://patrimoniodigital.ucm.es

Es también importante destacar que, adelantándose a su tiempo y sobre la base de las críticas a la doctrina de Aylhaud, Mr. Tissot escribe, precisamente en este capítulo de charlatanes y curanderos, sobre la causa y remedio únicos. Señala que "no hay cosa tan cierta en Física y Medicina, como el que de todos estos avisos se deben juzgar sobre el principio de que cualquiera que anuncia un remedio universal, es un embustero, y que es imposible y contradictorio que haya semejante remedio, ...me remito con toda seguridad al juicio de todos aquellos que quieran reflexionar un poco sobre las diferentes causas de las enfermedades y sobre lo absurdo de querer destruirlas todas con un mismo remedio. Bien radicados en este principio no se dejarán engañar con el enlace de sofismas destinados a probar que todas las enfermedades vienen de una causa, y que esta causa es de tal naturaleza que cede al remedio celebrado".

Con todo, y volviendo a la Medicina Curativa, el interés de la comunicación del apasionado seguidor de Le Roy, a la que el editor resta importancia, estriba en que la publicación de 1748 ya se refiere en su título y cuerpo al "origen de las enfermedades", y que sus polvos purgantes sirven para todas las enfermedades (el remedio universal). Los polvos de Aix y el tratado de Aylhaud, además de cuestionar y resituar a Le Roy y su Medicina Curativa en cuanto a la novedad y originalidad de su método, pone muy en entredicho las afirmaciones y reconocimientos sin límite, desplegados en toda la literatura de la Medicina Curativa, sobre la sabiduría natural de Mr. Pelgas, al que presentan como "el primero que verdaderamente ha reconocido la causa de las enfermedades, y la ha combatido por la sola vía y único medio de destruirla, esto es, por la purgación".

Sobre productos similares, elaborados y ofertados como "medicamentos" en diferentes periodos temporales, hemos encontrado alguna que otra presentación. Precisamente en una edición anterior del mencionado tratado de Mr. Tissot, publicada en Madrid en el año 1776[65], se recoge una "tabla de remedios" numerados a los que

---

65. Mr. Tissot, 1776: 558.

se hace referencia como tratamiento de elección de las enfermedades que en el tratado se describen. El remedio número 91 denominado *"polvos purgantes para los adultos"* incorpora en su composición los ingredientes y dosis siguientes: de escamonea de Alepo, cuatro granos; de xalapa, veinte granos; de azúcar blanca, veinticuatro granos, con la instrucción de "mézclese todo y redúzcase a polvos muy finos". Como se verá, el remedio descrito en el tratado publicado medio siglo antes, presenta una composición similar a la del purgante de Le Roy. La diferencia notable es que Tissot prescribe este remedio en su manual para indicaciones concretas.

Otra referencia interesante es la presentada por el licenciado D. Francisco Correa, el cual, explica en su artículo *Avisos importantes a los apologistas de la Medicina Curativa de Mr. Le Roy*[66] (al que nos referiremos en otro capítulo) que "deben saber los entusiastas de la execrable jerga vomi-purgativa que la decantada receta del purgante de Le Roy, lejos de ser un hallazgo, antes que se diese a conocer éste con sus purgantes, ya teníamos noticia de ella por la Farmacología de Plenc, en la que se encuentra en la página 392 con el nombre de Tintura o Elixir purgante".

Así pues, parece que la purgación dirigida contra la causa de las enfermedades, más que una novedad terapéutica, resulta ser la actualización (o la copia) de un método curativo, de "un secreto médico" descrito y usado setenta años atrás, con la puesta al día de la formulación teórica y utilizando para esta época nuevos medios de difusión, con un amplio despliegue editorial y contando con una mejor y mayor posibilidad de fabricación, distribución y comercialización de los específicos, aspectos todos ellos muy favorables y bien aprovechados por Le Roy y su entorno para presentar su Medicina Curativa como la gran novedad en la materia.

---

66. F. Correa 1829: 93-94.

6

EL PANQUIMAGOGO DE LE ROY

El vomi-purgativo, el purgante y otras versiones

La obra básica de Le Roy, además de la justificación teórica y de las indicaciones generales sobre la salud, incorporaba las recetas de los evacuantes, que son la base terapéutica de la Medicina Curativa y la razón fundamental de la construcción teórica y justificativa del nuevo sistema o método curativo que desarrolla Mr. Le Roy.

Bajo el epígrafe de *Purgantes que la práctica acredita como preferibles*[67], el autor reconoce que no proclama un nuevo descubrimiento en farmacia ya que estos medios son conocidos, aunque están descuidados o mejor ignorados porque —y esta es la clave— se desconoce la causa de las enfermedades. Se ha abandonado totalmente la práctica benéfica de los antiguos, que conocían mejor que los modernos la necesidad de la purga, y "a ellos es a quienes debemos el descubrimiento y la indicación de diferentes especies de remedios".

---

67. Le Roy, 1829: 100.

Sobre la denominación genérica de *panquimagogo* utilizada en este epígrafe, Le Roy explica que hubo un tiempo en que se dedicaron a distinguir las diferentes especies de humores para oponer a cada uno el purgante más propio, dándole el nombre del humor cuya evacuación se proponían. Llamaban melanagogo al purgante contra la melancolía, flemagogo al que tenía por objeto limpiar la pituitaria o la flema, colagogo al purgante de la bilis e hidragogo al purgante para evacuar las aguas; "pero cuando los progresos de la ciencia llegaron a cierto punto de perfección, compusieron un panquimagogo, esto es, un purgante para todas las especies de humores, y que atacaba la superabundancia de humores en general". Y este es el carácter de los específicos de Le Roy, preparados únicos que sirven para todo, un auténtico panquimagogo.

Con esta denominación se presentan dos productos o específicos a los que define como vomi-purgativo y purgante, en función de su acción principal: vomitiva o emética y catártica o laxante, y la parte del organismo sobre la que actúan. Indistintamente, y según se describe en la propia obra básica o en la colección de casos prácticos, se prescriben de forma separada o conjunta y con posologías diferenciadas y diferentes dependiendo de la patología o dolencia a la que se aplique.

Las recetas de los evacuantes de Le Roy se publican en la parte tercera del libro básico consultado, que recordamos es una edición de 1829, de forma que la fórmula secreta pasa a ser pública dando la opción de una elaboración particular, advirtiendo de que la eficacia de los mismos depende de la calidad de las materias primas que se utilicen. También se recoge una breve explicación de los pasos a seguir en la elaboración "para más fácil inteligencia de todos y que cada uno pueda hacerse los evacuantes en caso de necesidad".

El **vomi-purgativo,** presenta una formulación más sencilla, y lo componen dos ingredientes, uno con acción emética y otro con acción laxante, respondiendo al pie de la letra a su nombre compuesto. Los eméticos provocan la contracción del estómago o el vómito, pero deben moderarse por un vehículo purgante, "a fin de que la plenitud se evacúe por la vía más conferente (adecuada) a la constitución del enfermo, y para evitar los esfuerzos que diariamente se notan en el uso del emético". Para su composición se recurre a la mezcla de un potente vomitivo (el tártaro emético), tradicionalmente usado durante siglos con esa indicación y del sen de palta que es un purgante seguro, aunque es conocido que provoca dolores de vientre más violentos que otros medicamentos de la misma clase.

Se preparaba cociendo cuatro onzas[68] de *sen del comercio o sen de palta* en dieciséis de vino blanco (de buena calidad), a lo que se añadía una dracma[69] de *tártaro emético* (tartrato doble de antimonio y potasio). Sobre el procedimiento de su elaboración se explica que "pesadas las cantidades de vino blanco y sen de palta, se pondrán en una olla en infusión por tres días, meneándola frecuentemente con un cucharón; se exprimirá después con un lienzo fuerte, de tal modo que salga en cuanto sea posible la misma cantidad de vino que se empleó. Hecho esto, por cada libra de vino así preparado, se echará en la infusión una dracma de tártaro emético, se deja en infusión diez o doce horas, meneándola algunas veces y luego se pasa por un tamiz bien cerrado o tupido que no deje pasar las materias sólidas con lo que se concluye la operación".

El **purgante** se presenta como un cóctel de los más potentes purgantes conocidos y utilizados desde antiguo. Los ingredientes para la mezcla eran la escamonea de Alepo, la raíz de turbit en polvo y la jalapa en polvo, disueltos en alcohol de 20º, 21º o 22º. A esta infusión se añade el sen de palta y azúcar moreno, habiéndolo dejado cocer en agua hirviendo hasta obtener la consistencia de un sirope. Se trataba en general de poderosos evacuantes usados corrientemente, que en la medicina curativa debían consumirse en

---

68. 1 onza equivale a 28,35 gramos.
69. 1 dracma equivale a la octava parte de una onza.

distinta concentración: de I grado, la menos concentrada, a IV grado, la más fuerte.

Ingredientes (Grados)	I	II	III	IV	
resina de escamonea	1.5	2.0	3.0	4.0	onzas
raíces de turbit	0.75	1.0	1.5	2.0	onzas
tubérculos de jalapa	6.0	8.0	12.0	16.0	onzas
aguardiente (20,21,22º)	12.0	12.0	12.0	12.0	libras[70]
hojas de sen de palta	6.0	8.0	12.0	16.0	onzas
agua hirviendo	1,5	2.0	3.0	3.5	libras
azúcar moreno	3.0	2.5	2.0	1.5	libras

En el cuadro se expresa el detalle de las cantidades usadas de cada componente para los distintos grados del purgante, según se recoge en el manual básico con el epígrafe de Receta de los Evacuantes.

Sobre la elaboración, la receta explica que "molidas, reducidas a polvo y pasadas por un cedazo, se pesan escrupulosamente las cantidades de escalopea, turbit y jalapa correspondientes al grado que se intente hacer; se infunden en un botellón, donde se tiene prevenido el aguardiente (de 20º para el I y II grado, de 21º para el III grado y de 22º para el IV grado), y se menea bien para que se mezclen. En este estado se coloca el botellón bien tapado en el baño-maría, esto es, dentro de una cazuela llena de agua algo más que tibia o de un calor de veinte grados, donde permanecerá por espacio de doce horas. El agua del baño debe cubrir al menos las dos terceras partes del aguardiente. Pasadas las doce horas, se colará todo por un lienzo espeso, exprimiéndolo bien. Después se incorpora a esta infusión el jarabe, elaborado aparte; se mezcla bien y seguidamente se pasa todo por el tamiz y queda hecho el purgante".

---

70. 1 libra equivale a 453,6 gramos / 0,45 litros.

El jarabe se hace "poniendo a calentar la cantidad de agua que se requiere según el grado, en una olla y cuando rompe el hervor se echa el sen de palta correspondiente, se remueve con una cuchara de madera y a los dos minutos se retira la olla del fuego, se tapa y queda el sen en infusión cinco horas. Ya frío, se cuela por un lienzo fuerte exprimiéndolo bien, luego se le añade azúcar terciado o moreno y se pone a cocer al fuego hasta darle la consistencia de almíbar, el cual, así hecho, se infunde en el botellón del aguardiente para filtrarlo o colarlo todo por la manga como queda dicho"

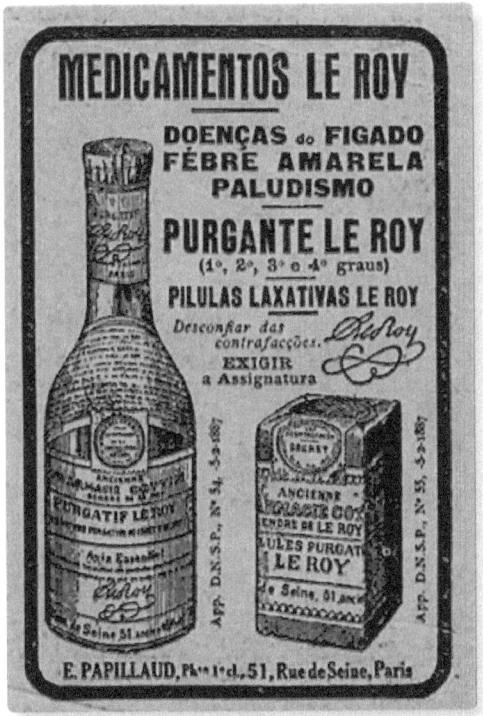

Anuncio del purgante de Le Roy en una publicación brasileña de 1887, dirigida a las dolencias del hígado, la fiebre amarilla y el paludismo.

Como curiosidad, podemos señalar que la receta del purgante ha sido reproducida en otras publicaciones ajenas al autor. Así, en *Los dispositivos de la Farmacia Picciola de Trieste a principios del siglo*

XX, se difunde la fórmula del purgante de Le Roy, según sigue apareciendo en la edición VI (1964) de Medicamenta[71].

También hemos encontrado una referencia a las recetas de los evacuantes en un curioso *Manual completo de licoristas, destiladores, pasteleros, confiteros y perfumadores*[72], de Mr. Gardeli y Mad. Gacon-Dufour, editado en Barcelona por la Imprenta de D. Ramón Indar en 1843. Se trata de la segunda edición del manual y recoge la copia exacta de las fórmulas del vomi-purgativo y del purgante en sus cuatro grados, con una somera explicación del modo de elaboración. Complementariamente y como indicación terapéutica, acompaña a esta presentación una breve reseña de la aplicación del método de Le Roy en el cólera morbo.

La incorporación de las recetas y su aplicación preferente en una frecuente y temida patología de la época, en un manual profesional ajeno a la medicina o al arte de curar indica, no solo la popularidad de los específicos, sino también la opción vigente de elaboración y venta de éstos, en establecimientos como licorerías, confiterías o droguerías sin aparentes problemas de legalidad.

Como tampoco debieron tenerlos en la comercialización de otros productos que, con la denominación de Elixires, se recogen en el manual y a los cuales asignan propiedades y efectos terapéuticos. A modo de ejemplo nombramos el *Elixir amargo de larga vida* (acibar socotrino, azafrán, ruibarbo y espíritu de vino) y que "sirve para disipar y limpiar el estómago de los humores viscosos y crudos que son origen de las indigestiones y acedias, hace cesar los dolores cólicos, mata las lombrices, purifica la sangre, purga sin molestias, es bueno para la sordera, preserva de las enfermedades contagiosas y favorece la erupción de las viruelas"; el *Elixir de gurús* que se toma para las debilidades del estómago, las indigestiones, los

---

71. Ban, Giorgio du. Acta-Congressus Historiae Pharmaciae 2001.
72. Mr. Gardeli, 1843: 33-36 y 137-140.

cólicos ventosos y ayuda a la respiración; el *Elixir cordial*, con similares propiedades; el *Elixir balsámico del Dr. Hofman* "un poderoso estomático y febrífugo de resultas de las calenturas pútridas de debilidad; y el *Elixir purgante*, con una composición idéntica al purgante de Le Roy, si bien en cantidades más reducidas de cada ingrediente. La indicación es purgar en los casos de reumatismo, gota y dolores de las articulaciones.

En un Boletín de Veterinaria de 1852 se dedica un artículo a la *Acción fisiológica y terapéutica de los evacuantes sacados del reino vegetal* y se ofrecen algunas recetas de compuestos casi idénticos a los descritos, explicando expresamente el autor, que "las sustancias que entran en la composición de esta untura son las mismas con las que se prepara el purgante de Le Roy, pues sólo le falta el sen de palta"[73]. Aunque el artículo tiene un enfoque hacia la terapéutica veterinaria, aporta información de gran interés sobre las características y propiedades de las plantas de la Familia de las Convolvuláceas a la que pertenecen todas las sustancias que más se usan en veterinaria, entre las cuales se encuentran la jalapa, el turbit, la escamonea, la saldanela y el áloe. Para el autor "el purgante de Le Roy, no es, en resumen, otra cosa que la tintura alcohólica de jalapa, a la cual se han asociado algunas otras sustancias purgantes; pero que solo se deben sus efectos fisiológicos a la jalapa".

También se presenta con una composición muy similar o casi exacta, la denominada *tintura de jalapa compuesta* o *aguardiente alemán*[74], que incorpora polvo de raíz de jalapa, raíz de turbit y escamonea de Alepo, y que es utilizado, evidentemente, como un purgante fuerte.

En las primeras décadas del siglo XX aparecía, con registro en la Dirección General de Sanidad en España, el *Verdadero Jarabe*

---

73. Boletín de Veterinaria, 1852: 505-509.
74. Formulario Astier, 1928: 222.

Pagliano[75], una especialidad de Ernesto Pagliano de Nápoles, preparado y comercializado en España por el laboratorio J. Uriach & cia. en exclusiva, y en las presentaciones de jarabe y reducido en polvos.

Lo curioso de este fármaco o mejor, producto farmacológico, y por ello lo traemos a colación, estriba en su composición que es casi idéntica al purgante de Le Roy, como puede comprobarse en la leyenda de la fórmula que se presenta en la caja que la contiene: hojas de sen polvo, 28%; resina de escamonea, 23%; raíz de Jalapa, 30%; raíz de Turbit, 5%; hojas mercuriales, 14%. También se presenta, y es digno de señalar, con una indicación terapéutica más imaginativa y globalizadora que la simplicidad de un purgante. El producto se presenta como un "depurativo refrescante de la sangre".

Los mensajes publicitarios explican que "el estreñimiento crónico y la sangre viciada son causa de la mayoría de las enfermedades graves, que se pueden evitar tomando a tiempo el verdadero jarabe del profesor Ernesto Pagliano", para anotar, a continuación, que es un depurativo y purgante compuesto exclusivamente de plantas y "apreciado en todo el mundo por sus excelentes resultados".

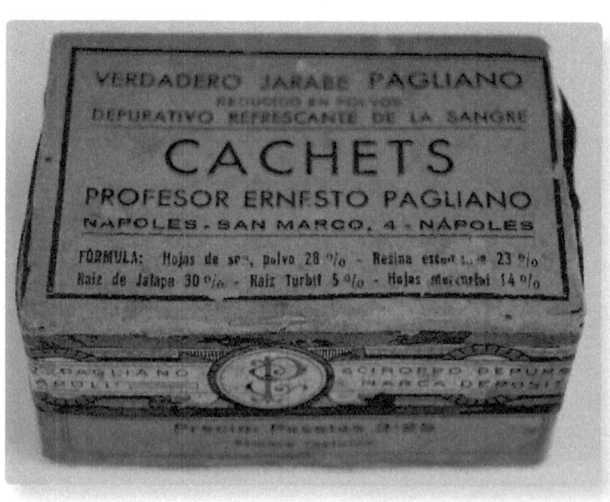

El verdadero Jarabe Pagliano. Col·lecció de la Fundació Uriach.

---

75. Pharmakoteca, base de dades medicaments antics.

Aunque parece que el preparado pudo comenzar a producirse en 1834, en España, el Jarabe Pagliano llegó a estar entre las primeras especialidades farmacéuticas comercializadas cuando Ernesto Pagliano lo registró en enero de 1921, siendo el farmacéutico Giovanni Mazzella el responsable de su elaboración. Poco tiempo después, se comercializó por el farmacéutico Francisco Uriach Uriach, que lo registró el 12 de septiembre de ese mismo año[76]. Se vendía por el precio de 3,25 pesetas y en la presentación, no se describen efectos secundarios ni contraindicaciones.

Como puede apreciarse, tanto antes como después de la aparición de la Medicina Curativa como método curativo y de la promoción y profusión del uso de su vomi-purgante y purgante, las fórmulas de los específicos de Le Roy ya estaban y desde luego, siguieron estando en el mercado "farmacológico", con otras denominaciones y presentaciones, pero también, con una evidente limitación de las indicaciones de uso, tanto para el tratamiento médico como para el veterinario.

Análisis de los componentes

En el análisis de los componentes de las formulaciones, se ha preferido establecer una aproximación a las propiedades, efectos e indicaciones terapéuticas que, de cada componente, se conocían y defendían en la época de referencia y mayor uso. El análisis se completa realizando la comparación con el conocimiento que de esos mismos productos se tenía un siglo después, anotando las propiedades que les otorgaban, y añadiendo una visión más actualizada de los mismos y su condición como materia terapéutica.

---

76. Francés Causapé, MC, 2009: 57-58.

Para este ejercicio recurrimos a la *Disertación crítico-médica o dictamen apologético imparcial* –publicación sobre la que volveremos en un capítulo posterior– que el profesor Peset de la Raga[77] escribió en 1834, y en el que aporta interesantes comentarios en lo que él mismo denomina "un examen imparcial y detenido de las fórmulas de Mr. Le Roy", aunque a priori ya señala que "los escogidos por su recomendable inventor son los más eficaces y seguros para el caso de una verdadera indicación purgativa". Con este convencimiento y favorable predisposición, analiza la historia de los beneficios y virtudes de cada uno de los componentes, conocidos y apreciados tanto en los tiempos antiguos como en los contemporáneos "por los médicos de verdadera observación y experiencia".

Con la base de una mejor información sobre los componentes referidos, se ha consultado el conocido *Formulario Astier o Vade-mecum del Médico Práctico*[78], en su edición española de 1928, que describe algunos de estos productos, tanto en sus propiedades farmacológicas, indicaciones y contraindicaciones, como en la preparación, formas de presentación y posología.

Veamos por separado cada uno de los componentes:

Raíz de jalapa (Ipomoea purga o Convolvulus purga)

La raíz de jalapa, también conocida como *Mechoacán negro*, procede de México y no se importó en Europa hasta principios del siglo XVIII. La raíz es tuberosa y externamente negra de la que se extrae un jugo lechoso resinoso.

---

77. Peset de la Raga, Mariano (1770 – 1850) Médico y profesor en la Facultad de Medicina de Valencia. Fue vocal de la Junta de Sanidad de Valencia y publicó trabajos sobre el cólera.
78. Formulario Astier, 1928.

La jalapa, por su acción purgante drástica era la base del específico, aunque en dosis elevadas producía fuertes retortijones y vómitos, además de serios síntomas de toxicidad. A pesar de ello, Peset de la Raga hace los mayores elogios de este producto y se refiere a él como "el purgante más precioso de la materia médica, tanto por los resultados que ha conseguido como por su administración segura y eficaz", aunque para D. Gerónimo Sánchez de Tola, boticario en Zamora[79], la jalapa es el purgante más infiel pues "pocas veces se observará que en volúmenes y pesos iguales contenga iguales cantidades de resina, que es la parte purgante; por lo cual sus infusiones espirituosas tendrán siempre una desigual fuerza activa". Los polvos llamados de Aylhaud, que tuvieron tanta celebridad, no eran otra cosa sino jalapa mezclada con otra sustancia vegetal.

En el Formulario Astier se le define como un polvo blanco, insoluble en agua, soluble en alcohol, sabor acre y olor ligeramente aromático. Sobre sus propiedades e indicaciones señala que se trata de un purgante drástico, que provoca deposiciones alvinas no seguidas de estreñimiento; y es empleado como derivativo en las hidropesías cardiacas y renales, en las afecciones cerebroespinales y el estreñimiento de los saturninos. Está contraindicado en los estados inflamatorios del intestino y de un modo especial en la apendicitis crónica, también en el embarazo y en las nodrizas.

Fue un purgante utilizado frecuentemente en la medicina veterinaria. Según se explica en el artículo del Boletín Veterinario referenciado con anterioridad, la resina extraída de la raíz de jalapa es, sin duda, el principio activo. Esta resina no es hidrosoluble por lo que no se puede producir la acción purgante con los cocimientos o con las infusiones de la raíz. La resina debe reducirse a polvo y se administra en su presentación como píldoras que tienen una gran

---

79. Sánchez de Tola, G. 1829: 34.

actividad purgante, pero sobre todo en la forma de tintura alcohólica de jalapa, compuesta de una onza de jalapa y cuatro de alcohol.

Actualmente, se considera que a dosis bajas tiene un efecto laxante estimulante del peristaltismo, pero a dosis altas, presenta un efecto irritante y purgante violento, originando deposiciones muy líquidas, que puede terminar de forma fatal. A dosis elevadas produce náuseas y vómitos, pero también violentos cólicos y hemorragias intestinales.

Debido a la virulencia de su mecanismo de acción y a sus efectos secundarios, actualmente está en desuso, y estando catalogada como especie tóxica se incluye en la Orden SCO/190/2004[80], de 28 de enero, por la que se establece la lista de plantas cuya venta al público queda prohibida o restringida por razón de toxicidad. En general y de acuerdo con la citada orden el uso y comercialización de todas las plantas incluidas en el listado se restringe a la elaboración de especialidades farmacéuticas, fórmulas magistrales, preparados oficinales, y a la investigación.

Resina de escamonea. (Convolvulus scammonia)

La escamonea es una planta cuya raíz perenne y carnosa contiene una pulpa lechosa y el zumo extraído se utiliza con propósitos medicinales. La Escamonea da Alepo o de San Juan de Acre es –según Le Roy– un jugo resinoso de color ceniciento negruzco de sabor acre y nauseabundo y de olor incómodo. Se debe elegir el que sea más puro, ligero, quebradizo, tierno al romperlo, transparente y de color ceniza.

Para Peset de la Raga, se distinguen dos especies, la de Alepo y la de Esmirna y la elegida para la formulación del purgante es la de

---

80. Ministerio de Sanidad y Consumo. BOE núm. 32 de 06 de febrero de 2004.

Alepo por razón de ciencia. Señala que esta raíz preciosa es tan segura en sus efectos purgativos que ya la prescribía Hipócrates, empleando principalmente su jugo, y los médicos modernos también la recomiendan, por la energía que reconocen en ella para excitar la contractilidad muscular del canal intestinal.

El formulario Astier la señala también como un purgante drástico, hidragogo[81] que se acostumbra a asociar a la jalapa. Su acción es análoga y está indicada en estreñimientos rebeldes, hidropesías de origen cardiaco y derivativo en casos de congestión cerebral. A veces provoca cólicos y está contraindicada en la inflamación intestinal y en la lactancia. Se utiliza en polvo: píldoras, obleas, bizcocho o chocolate y se trata de un purgante drástico que incide en el intestino delgado.

Actualmente, la venta de la planta está prohibida o restringida al público por razón de toxicidad, ya que contiene un líquido gomoso-resinoso obtenido por incisiones de la raíz, también llamado escamonea. La raíz y la resina están incluidas en la Orden SCO/190/2004, de 28 de enero.

Raíz de turbit. (Ipomaea turpethum)

La raíz de turbit, originaria de la India, es una planta trepadora de la familia de las convolvuláceas. Presenta tallos sarmentosos muy largos y raíces largas, gruesas, blancas y resinosas por dentro y de corteza oscura, que se han empleado en medicina como purgante drástico. Para Le Roy el turbit no debe ser añejo, ni las cortezas de la raíz carcomidas: el color de la corteza es pardo en el exterior y más claro por dentro y su gusto causa nauseas. Añade que no debe confundirse con el turbit bastardo o tapsia que comúnmente venden los drogueros.

---

81. Carácter de un purgante que causa una abundante diarrea acuosa.

Esta planta, explica en su análisis Peset de la Raga, "es excelente y recomendable y de la que trató ya el célebre Avicena y otros sabios árabes con el nombre de *turbádt* y fue en todos los tiempos para los buenos médicos un almacén de efectos prodigiosos".

El turbit no tiene olor, su sabor es al principio débil y después amargo y nauseabundo. La raíz de turbit es la única que se ha usado y contiene como la de la jalapa, una resina particular, en la cual parecen residir todas las propiedades purgantes. Las preparaciones del turbit son similares a las de la jalapa, produciendo un efecto idéntico, si bien la raíz de turbit se había empleado como purgante desde hacía mucho más tiempo. Es un purgante tan activo como la jalapa, con la que, no obstante, no ha podido sostener competencia. Las preparaciones de las que formaba parte están hoy olvidadas, si se exceptúan los purgantes de Le Roy.

En el Boletín Veterinario referenciado se advierte que el turbit puede confundirse con el torvisco (*Daphne gnidium*)[82] y "es tal el abuso que se ha hecho en el comercio, que se ha empleado en la elaboración del purgante de Le Roy por personas profanas que han causado males de mucha consideración, porque esta planta es sumamente parecida, pero con propiedades diferentes".

Como los anteriores componentes del purgante, la raíz de turbit está incluida en la Orden SCO/190/2004, de 28 de enero, por la que se establece la lista de plantas cuya venta al público queda prohibida o restringida por razón de toxicidad.

Hojas de sen de Palta oriental

Procedente de diferentes Cassia, el sen de Palta es una mezcla. Se prepara con cinco partes de la *Cassia acutifolia*, tres de la *Cassia*

---

82. Dado el potente efecto purgante de la corteza y de las hojas del torvisco, es considerado venenoso.

obovata y dos del *Cynanchum olecefolium*. Las hojas (foliolas) son más activas que los frutos.

En publicaciones de la época se recomienda como el evacuante más enérgico "para la curación de las enfermedades crónicas y pútridas", a causa de la irritación que produce sobre la membrana mucosa de las vías digestivas. El sen de palta era una sustancia conocida por los médicos y fue objeto de una monografía publicada en Madrid en 1774, escrita por el doctor Soliva "para el buen conocimiento de su indicación".

Según el Formulario Astier, sus propiedades e indicaciones terapéuticas son las de un purgante, contraindicado en embarazo, enteritis, hemorroides y lactancia ya que en este estado se elimina por la leche convirtiéndola en purgante. Puede usarse como infusión, en polvo (píldoras, obleas), extracto alcohólico, jarabe, tintura o como enema purgante.

Es el único ingrediente que se utiliza en la composición de los dos específicos de la farmacopea de Le Roy. Por un lado, se usa en la fórmula del vomi-purgativo para, según se explica, contrabalancear y moderar la acción del tártaro emético y por otro constituye una base importante del purgante en sus cuatro grados, considerándolo como "un medicamento de efectos muy seguros y de virtudes las más enérgicas y apropiadas contra la putrefacción de los humores".

Tártaro emético. (tártrato doble de antimonio y potasio)

Entre los compuestos importantes del antimonio está el tártaro emético, un tartrato doble de antimonio y potasio utilizado como agente medicinal.

En un principio este compuesto fue utilizado para fijar el color de las prendas una vez teñidas, pero pronto hizo su incursión en el ámbito médico siendo prescrito con mucha frecuencia, lo que derivó en su establecimiento en los anaqueles de las boticas. Su empleo se generalizó al comprobarse su efecto vomitivo, tomando en cuenta que muchas de las enfermedades de la época se atribuían a "intoxicaciones de la sangre o de otros humores corporales" por lo cual era imprescindible desalojar el organismo de tales impurezas. Desde la medicina tradicional esa fue su indicación primordial durante siglos, hasta que en 1912 se empleó con éxito como principal remedio de la Leishmaniosis cutánea, y sesenta años más tarde, Edgar Steck[83] logró una eficacia terapéutica del 90% en la curación de la forma clínica visceral de esta enfermedad.

Para Peset de la Raga "no se ha descubierto hasta el día un medicamento tan interesante como este para la materia médica, por ser ya incuestionable que casi todas las enfermedades reclaman su indicación, sobre todo aquellas cuyo foco existe en primeras vías". Explica que en sus observaciones sobre la curación del cólera-morbo "he visto con evidencia, que es preferible el tártaro emético a la misma ipecacuana[84]...; ésta parece que solo afecta a la membrana mucosa del canal digestivo, al paso que el tártaro emético dirige además su acción sobre el hígado y dependencias de esta víscera, tan interesadas en la enfermedad asiática".

Según el Formulario Astier se trata de cristales transparentes, eflorescentes, de sabor acre y soluble en 14 partes de agua fría. Sobre sus indicaciones terapéuticas señala que "antes era muy empleado como vomitivo, asociado a la ipecacuana en los casos de envenenamiento en los adultos sanos y robustos. Hoy es empleado como antiinfeccioso".

De este sucinto análisis podemos concluir que los componentes de los específicos presentan, cada uno de ellos y por separado, un carácter purgante drástico, al que asociar importantes efectos secundarios y contraindicaciones no señaladas en la prescripción.

---

83. Steck E. The chemotherapy of protozoan diseases; 1972.
84. Ipecacuana: Emético por vía oral, actualmente catalogada como especie tóxica.

Por otra parte, su nivel de toxicidad queda evidenciado actualmente por su inclusión en la lista establecida en la orden gubernativa mencionada.

Instrucción práctica para la toma del purgante

La publicación en 1829 (Madrid, Imprenta de Repullés) de una *Instrucción práctica para tomar el purgante de Mr. Le Roy*, "publicada últimamente en París y traducida por un amigo de la humanidad, con el objeto de evitar los abusos que se cometen en el modo de administrarle", es un indicador que evidencia por un lado, la alta aceptación y elevado nivel de utilización de los específicos de Le Roy y la gran popularidad del método y por otro, el alto número de eventos adversos y/o efectos secundarios que debía estar produciendo la toma indiscriminada del purgante en todo tipo de afecciones y padecimientos, ya que el control de la elaboración, prescripción y aplicación del medicamento podía hacerlo, según se relata en la colección de Casos Prácticos, cualquier médico, el corresponsal en la zona, cualquier curandero o práctico, y hasta el propio paciente.

La advertencia que precede al método y que debe observarse para el uso del purgante así lo explicita:

"Mr. Le Roy previó en su obra los abusos que podían cometerse con sus evacuantes, y por esto encargó muy particularmente que ninguno los usase sin estudiar y entender bien su método. Posteriormente ha llegado a su noticia la inobservancia de aquel precepto y los males que de ello han resultado a varias personas; y teniendo presente que habrá muchas que no puedan proveerse de su obra o que no la comprendan como es necesario, ha redactado en papel separado con toda precisión y claridad las reglas que deben observarse, tanto para la medida, preparación y uso de la medicina, así como el orden que debe seguirse en la curación, … y no podrán temerse en lo sucesivo los estragos que ha ocasionado la ligereza o poca reflexión con que muchos han usado de los evacuantes de Mr. Le Roy, dando ocasión a que se critique al autor, y se trate de desacreditarle por hechos y accidentes que de ningún modo se le pueden atribuir".

Esta publicación o prospecto de instrucciones de uso, entendemos que viene a complementar el epígrafe desarrollado en el libro básico con el título de Régimen curativo y que recordamos incluía aspectos como las reglas que deben seguirse en el uso, dosis y observaciones comunes a los dos tipos de evacuantes. La publicación comprende un total de veinte páginas y contiene, además de la advertencia previa, una primera sección dedicada al método que debe observarse para el uso del purgante, y una segunda dedicada al vomipurgante.

Su lectura, con la posibilidad de cumplir los preceptos que señala, más que tranquilizar, resulta inquietante, porque entendiendo por abuso la toma de cualquiera de los dos específicos en dosis altas o muy altas, o con una frecuencia y repetición de las tomas inadecuada, en vez de aclarar con precisión la posología (dosis por día y duración en días), en el texto se anima a incrementar las dosis si no se ha conseguido el objetivo de doce evacuaciones reglamentarias por día o a cambiar al purgante de grado superior, y todo ello según el criterio del consultor de turno y/o del propio paciente.

Así, el método para el purgante explica que "cuando la primera dosis (de dos cucharadas) no produzca doce evacuaciones, a la mañana siguiente se aumentará media cucharada, una o más si en lo sucesivo la necesidad lo exigiese, pues que no pudiendo conseguir la curación más que por la evacuación de los humores, sería hasta perjudicial tomar menos dosis que la necesaria". Si se ha aumentado hasta cuatro cucharadas "sin éxito" se hace necesario utilizar el siguiente grado en igual dosis, "pero si aún fuera insuficiente, no hay inconveniente en ir aumentando la dosis".

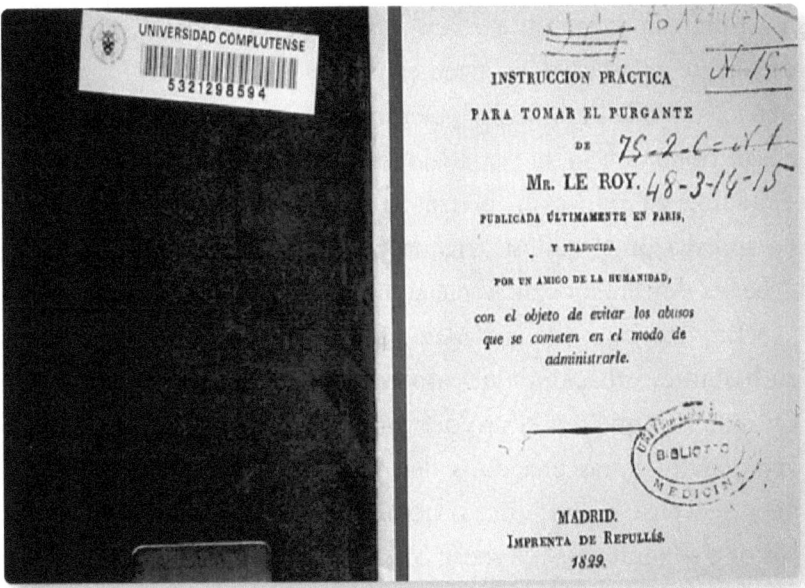

Portada de la Instrucción Práctica para tomar el purgante de Le Roy, editado en Madrid por la Imprenta de Repullés (Madrid) en 1829. http://data.europeana.eu/concept/2841

Fiel a sus principios fundamentales, se explica que sin la total evacuación de los humores que producen la enfermedad no puede esperarse la curación, por ello insiste en que, aunque el enfermo experimente debilidad, sensaciones a las que no esté acostumbrado y "hasta síntomas que le causen cuidado", no debe alarmarse ni abandonar de ningún modo la purgación, pues está probado "que semejantes accidentes no tienen otra causa que la cantidad y acritud de los humores". En otro punto, se añade que "si sucede que los humores son de tal malignidad que causan dolores insoportables o dan lugar a dudar de la vida del enfermo, entonces es preciso tomar la medicina de doce en doce horas o menos". A la vista de estos consejos e instrucciones, no parece que la ligereza o poca reflexión pueda ser atribuida a los sufridos pacientes.

Para el vomi-purgativo también se establece un tiempo de espera máximo para conseguir el efecto, sobrepasado el cual debe tomarse de nuevo. Esta cuestión queda expresada con claridad: "si pasados siete cuartos de hora después de tomada la dosis, no hubiese hecho efecto ni por arriba, ni por abajo será prueba de que ha sido demasiado floja y entonces el enfermo la debe repetir en igual cantidad". La apreciación se realiza dejando claro que el efecto del vomitivo debe ser de siete u ocho evacuaciones.

Otro mensaje que trasladan las instrucciones es la necesidad, en bastantes situaciones, del uso combinado de ambos específicos. Queda claro que tras el uso del vomi-purgante, debe tomarse a las veinticuatro horas una dosis del purgante, espacio temporal que debe acortarse a diez, doce o quince horas "si los dolores son violentos o se aumentan". A sensu contrario, si el enfermo experimenta vómitos "que le hagan arrojar la purga o le sobrevinieran dolores o afecciones en las partes superiores", desde el día siguiente debe usar el vomi-purgativo. Por otro lado, si se produce una sobredosificación por toma errónea, explica el prospecto que "se hará cesar su extraordinario efecto bebiendo té en abundancia, y más seguro aún, tomando un caldo muy cargado de grasa o algunas cucharadas de manteca fresca derretida".

También se aprovecha el folleto para prevenir sobre los males que pueden originarse por el uso del medicamento elaborado por cualquier particular. Se avisa de que, aunque estén claras las recetas en la obra de la Medicina Curativa, no debe darse por bien hecho el medicamento si el fabricante no es profesor de farmacia. Y a los efectos se publicita la botica de Collantes, en la plazuela del Ángel, donde se halla a la venta la instrucción y se encuentran los evacuantes del autor.

Aunque ya se hace público en estas ediciones la composición de los dos específicos, tanto en el libro básico como en la instrucción práctica se insiste en la observancia rigurosa de la técnica de preparación, así como en la calidad de los componentes, con la recomendación de delegar la fabricación en un profesional farmacéutico o la opción del uso de los preparados del propio autor que pueden adquirirse a través de sus corresponsales y en algunos puntos de venta señalados.

Entendemos que la publicación de las fórmulas estuvo condicionada por la normativa impuesta por la administración francesa relativa a las composiciones medicinales llamadas secretas, cuyo uso se declaró ilegal. Aspecto que parece confirmar la propia instrucción al referirse tanto a los abusos de uso como a la recomendación de su elaboración por un profesional. Desde luego, resulta absurdo establecer que el propio paciente considere una situación de sobredosificación, cuando es él mismo el que decide las dosis y número de tomas; así como proclamar que, con la receta, puedes elaborar el elixir, para advertir a continuación sobre los peligros que ello puede conllevar.

7

CASOS PRÁCTICOS ENTRESACADOS DE LA MEDICINA CURATIVA

La colección de casos prácticos o la verdad de los hechos palpables, notorios, averiguados e incontestables

La colección de casos prácticos resulta una publicación complementaria de la obra básica que con el título de *"Casos prácticos entresacados de la Medicina Curativa, probada y justificada con hechos y de la Gaceta de los enfermos de Mr. Le Roy"*, representa, para la época, una gran novedad editorial. El libro es como un gran espacio de cartas al director/editor de pacientes beneficiados (no hay detractores) y tuvo su justificación, además del evidente interés editorial, en la promoción y sobre todo, en la defensa de un método curativo basado en el uso de vomitivos y purgantes que fue duramente contestado, criticado y repudiado por la medicina oficial de la época, en el contexto de un panorama de lucha contra las enfermedades muy confuso, y consecuentemente de la aplicación de tratamientos poco eficaces.

El editor de esta publicación señala la intensidad de la polémica y controversia existente entre los adeptos y los antagonistas de Le Roy y aunque se sitúa como espectador pasivo de esta contienda, explica que "tenía meditada una empresa, que era en su concepto la mejor apología de la Medicina Curativa, y acaso la única respuesta que debía darse a sus adversarios: tal era la de publicar una colección de casos prácticos", y que éstos "podrían seguramente ser en mayor número si nuestro carácter fuese propenso a dar importancia y publicidad a las cosas más frívolas e insignificantes, pero la gravedad española repugna tales exterioridades, y de ahí es que muchos sujetos que deben al método de Le Roy la vida y la salud que gozan, al paso que confiesan francamente el bien que han logrado, no acaban de resolverse a publicarlo por escrito bajo su firma".

Finaliza esta introducción explicando que es muy natural que el estilo sea tan variado como la condición, estado y conocimiento de los autores de las cartas y que las que forman el Apéndice se han copiado a la letra de sus originales.

Desde luego, espectador pasivo o no, el editor, en su aspecto comercial, no se olvida de hacer una apelación a los seguidores y adeptos para que compren el libro. "El editor está persuadido de que las personas que deben al método de Le Roy el recobro de su salud, no podrán menos que apreciar este tomo, que debe considerarse como complemento, o si se quiere la parte práctica de la Medicina Curativa".

Ante la situación de rechazo de médicos y autoridades sanitarias y la decretada prohibición del uso del vomi-purgante en Francia desde 1824, la interesada publicación trata de contrarrestar estos efectos a través de "la verdad de los hechos palpables, notorios, averiguados o incontestables". El propio Le Roy, como autor de la Medicina Curativa, hace, en un capítulo del libro, un *"Llamamiento a los amigos de la especie humana, en favor de una verdad útil que se halla en este momento luchando con el error*"[85]

Como si de una verdadera cruzada contra los enemigos de la verdad médica se tratase, con un lenguaje grandilocuente y un estudiado tono victimista, el autor explica que "sus miras han sido únicamente aligerar el peso de las enfermedades, ahorrar males a sus semejantes, y ahuyentar de la mayor parte de ellos la muerte prematura"; y que "por haberlo logrado tantas veces, ha sufrido todo tipo de trastornos y persecuciones, a consecuencia de los enemigos de la verdad". Por ello "persuadido de que este llamamiento hallará tantos amigos de la verdad como lectores, interpelo, y si así puedo expresarme, conjuro en nombre de la justicia, de la humanidad y de las ideas sanas que animan al hombre de bien, a todas las personas que deben a mi método y a los medicamentos que prescribe, ya un alivio notable, ya la curación radical de sus males; y les suplico en consecuencia que por amor del bien público, se tomen el trabajo de redactar un resumen de los hechos de que tengan conocimiento, tales como hayan ocurrido; notando el estado de la enfermedad, su origen, los métodos de curación que anteriormente se hubiesen empleado, el número de dosis evacuantes tomadas, los accidentes que hayan sobrevenido, y en fin todas las circunstancias relativas a la curación y al éxito y aún el no-éxito que a ellas se haya seguido".

El objeto que se propone –concluye- es "el de hacer que la verdad brille con todo su esplendor, …y para ello trato de formar una colección de declaraciones, atestados, cartas o cualesquiera documentos, la cual dada a la prensa pueda ser un coloso de pruebas, y un libro de los más interesantes, tanto para la generación presente como para las venideras".

---

85. Le Roy. Casos Prácticos. 1829: 1-4.

Se ha revisado la edición impresa en Valencia en el año 1829, por la Oficina de José Ferrer de Orga. La publicación incluye, y es la novedad de esta edición (la quinta), un apéndice con casos de curaciones que han sido remitidos al Editor desde diversos puntos de España. En este capítulo de la obra con el título "Curaciones en España por el método de Mr. Le Roy", se publican un importante número de cartas, identificadas con los números 94 a 142, que provienen fundamentalmente del norte y este de la península, sobre todo de Valencia, Sagunto, Segorbe, Sueca, Alcira, Cuenca, Teruel, Zaragoza, Reus y Santiago de Compostela (páginas 327 a 472 del libro).

Esta publicación recoge un total de 142 cartas/relatos en las que se narran de forma prolija las dolencias de los comunicantes. Algunos de los síntomas que se refieren pueden indicar algún grado de gravedad en la patología de base, aunque en otras no, pero de forma sistemática los relatos hacen mención a una situación de desahucio por parte de la medicina oficial y la recomendación de que se le suministre el viático y la extremaunción, cuando no, señalan de forma explícita la muerte del o la paciente en las próximas horas. Finalmente, todos los casos, sea cual sea su patología y situación evolutiva, se curan con la administración del vomi-purgante o purgante en apenas unos días.

La primera parte de la publicación la componen un total de 91 cartas/relatos traducidos de la *Gaceta de los enfermos de Mr. Le Roy* procedentes de diversas ciudades de Francia como París, Lyon, Orleans, Amiens, Saint Etienne y hasta cinco remitidas de San Pedro de la Martinica. En una de estas últimas, se narra, con la categoría de prodigio, la curación de un caso de locura en una mujer que recuperó la palabra después de 15 meses privados de ella, con la toma del vomi-purgativo y purgantes de Le Roy.

La selección incorpora la firma de personas importantes como el Marqués de Lagarde, gran cruz de la orden de San Luis, el Conde de Busset, corregidor o el Abad de Chauviqui de Blot, limosnero del rey. También incluye varias descripciones de enfermedades agudas y crónicas tratadas por F. Lelouis, de La Rochela, titulado como maestro cirujano y ex-cirujano de primera clase de los hospitales militares. Aunque la publicación es de 1829, la mayoría de las cartas traducidas, procedentes de Francia, están fechadas entre 1820 y 1822.

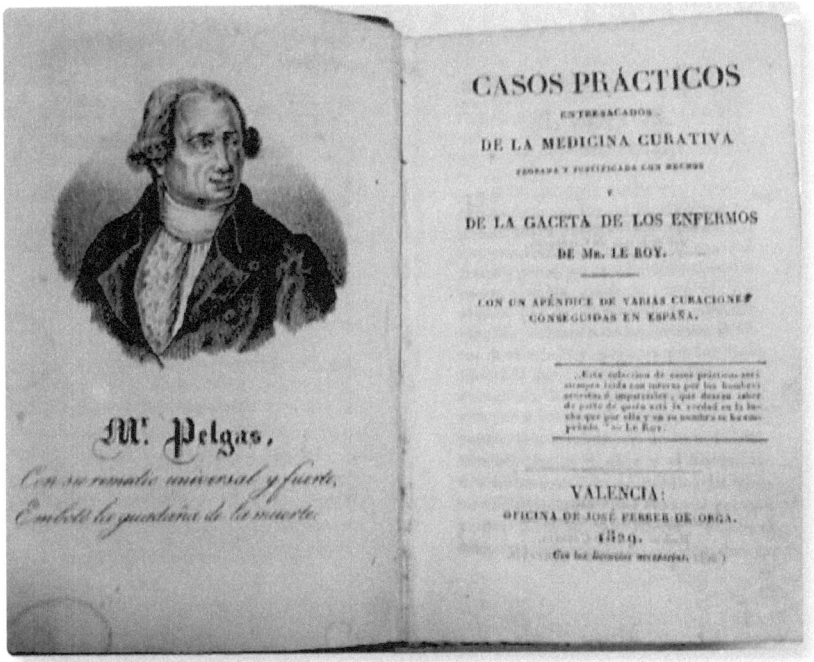

Edición publicada en Valencia por la Oficina de José Ferrer de Orga en 1829.

Las misivas enviadas por agradecidos pacientes franceses y españoles, todos ellos fervientes defensores de la Medicina Curativa tienen similar estructura discursiva y son firmadas por un sector social heterogéneo, que va desde artesanos, albañiles y labradores hasta oficiales del ejército, funcionarios, presbíteros, abades y curas párrocos, aunque abundan más estas últimas profesiones.

Siguiendo escrupulosamente las recomendaciones dictadas por Le Roy o sus agentes comerciales, la estructura de las cartas es casi siempre la misma. Las escriben de su puño y letra las personas agradecidas por la curación obrada con el vomi-purgante y purgante, después de pasar un calvario de dolor y padecimientos, de haber probado todos los remedios prescritos por los facultativos y haber pasado por diversas consultas en las que se les daba prácticamente por desahuciados, o las escriben comprometidos militantes de la Medicina Curativa o personas notables de la comunidad, en las que relatan la curación de otros que no saben o no se atreven a escribir. La carta incluye sistemáticamente, con la descripción de la enfermedad, un "antes" en que el paciente sufre un sinfín de prácticas inadecuadas, visitas a médicos y tratamientos ineficaces hasta el "ahora" en que ha encontrado el alivio y la solución a su padecimiento con la toma del elixir purgante. Con frecuencia se describe las dosis ingeridas cada día con la reacción que ha provocado y la evolución de la enfermedad que acaba siempre con la mejoría o la curación. Evidentemente el no-éxito no aparece comunicado.

Las enfermedades que cura la medicina de Le Roy son, según los comunicantes, muy variadas y actúa con efectos beneficiosos prácticamente en todas. En el índice alfabético se recoge un total de 180 entidades patológicas descritas ampliamente a lo largo del libro de casos, y sobre las que supuestamente los preparados han producido una mejoría o curación. Como muestra de este índice relacionamos en un breve listado las más representativas, tal cual están descritas: abscesos, aftas, almorranas, aneurisma, apoplejía, asma, bubones, cálculos, calentura, cáncer, carbunco, cataratas, ciática, cólico bilioso, cólico nefrítico, convulsiones, diarrea, disentería, dolores gotosos y reumáticos, dolor de cabeza, dolores de estómago, epilepsia, erisipela, escorbuto, fiebre amarilla, fístulas, gonorrea, gusanos, hemiplejia, hernia, ictericia, jaqueca, lepra, llagas, males de los oídos y de los ojos, obstrucción en el píloro, ataques de parálisis, pleuresía, pneumonía, pústulas, rabia, sarampión, sarna, sífilis, supresión de la regla, tiña, tisis, tos con esputos de sangre, varices, mal venéreo, viruelas, vomito de sangre y úlceras. Para algunas patologías descritas se utilizan nombres actualmente en desuso como: calentura pútrida, cuartanas, diviesos, dolor de los lomos, flores blancas, fluxión escorbútica de las encías, hidropesía, iscuria, lamparones, lupia, romadizo fuerte, sed abrasadora, tabardillo, tercianas.

Y entre los remedios prescritos por los médicos y rechazados por ineficaces se refieren a baños calientes, baños aromáticos, embrocaciones, tisanas, zumos de hierbas, brebajes, láudano, píldoras mercuriales, ventosas, cantáridas, jarabe de limaza, jarabe de goma, sedales (para provocar y mantener una supuración), lavativas, sinapismos etc. y se mencionan con preferencia las sangrías y los vejigatorios como los tratamientos más dañinos.

Sobre los casos descritos, se observa que la inclusión de síntomas (como la ascitis o la hematemesis) con una patología de base ciertamente grave solo se explica por el atrevimiento de los devotos proselitistas de la medicina curativa de incorporar a la colección de casos, enfermedades conocidas, con una alta prevalencia, sin que importe la gravedad ni las opciones de curación (en estos casos ninguna), con el único fin de incrementar la venta de los específicos de Le Roy. Es el caso del denominado mal venéreo, una patología que aparece frecuentemente en algunas cartas recogidas en la publicación, en el que la sífilis o la infección gonocócica serían las enfermedades más probables. Señalar en su manual que el vomi-purgante es el único tratamiento eficaz del mal venéreo, además de una falsedad, es un indicador inequívoco de que la intencionalidad de la medicina curativa no era exactamente "aligerar el peso de las enfermedades y ahorrar males a sus semejantes".

Otra constante en la descripción de los casos es que alcanzada la situación límite de un proceso patológico terminal, a continuación, se narra la milagrosa recuperación y para completar el esquema que siguen la mayoría de las cartas, falta referirse a la enfermedad de base que, evidentemente, se soluciona con el purgante. También se hace necesario la inclusión de algún paciente que resulta de gran interés para la colección de casos por la pluripatología que ha venido presentando, ya que una premisa destacable del específico de Le Roy es que sirve para todas las enfermedades.

Pero también sirve para todos, para cualquier tipo de paciente, sea cual sea su condición social. En las cartas remitidas, puede encontrarse personas y profesiones representativas de la sociedad, incluyendo algún paciente ilustre que curó sus dolencias con el purgante. Así se hace notar en la carta marcada con el número 113, en la que se refiere el caso de la señora Ramona Escrig, esposa del que fue alcalde de Segorbe (Castellón) en 1825. Aunque es una carta extensa y detallada, nada explica sobre los procesos patológicos que padeció esta señora, lo cual impide valorar la gravedad de los mismos; sin embargo, el escrito sigue estrictamente el esquema de los relatos: comienza con una patología aparentemente banal que se complica y la lleva al borde de la muerte, la ven los mejores facultativos que no saben cómo actuar, salvo anunciar la muerte inminente. Al final, toma cuatro purgas que le provocan copiosas evacuaciones y con un segundo ciclo se cura totalmente. La transcribimos en detalle, aunque no completa, por tratarse de un ejemplo perfecto de carta modelo:

"La señora Ramona Escrig, mujer del señor Joaquín Martínez y Fornés (labrador hacendado y que fue alcalde de esta ciudad el año 25), este verano cogió una diarrea que al cabo de mucho tiempo la hizo abortar y la puso al borde de la muerte, pues de la consulta que hicieron los mejores facultativos de estos contornos, y aún la visitó (por hallarse en aquel entonces en esta ciudad) el catedrático Chicoy, la dieron por mortal y así es que le suministraron los sacramentos". "...y seguía así con pasos agigantados hacia el sepulcro; los médicos ya no sabían que ordenarla, y casi la abandonaron, y ella llena de una inapetencia sin igual ya no sabía que hacerse, pues el caldo como lo tomaba salía por la cámara en el mismo instante. En este estado, no sé quién le dio noticia de la medicina de Le Roy: llama al médico y le dice que se la dé …el médico le contestó que por ningún estilo se lo daría, porque sin la medicina habría de vivir un mes, tomándola moriría en dos días, y se marchó. Esta pobre señora quedó sumamente afligida, y le aconsejaron que se valiese de cierto sujeto que éste se la hacía en casa y tenía el libro de Mr. Le Roy; con efecto, se valió de este, le dieron un vomitivo que tuvo unas evacuaciones, tanto por arriba como por abajo, sumamente abundantes y aquella tarde ya se cerró la cámara de la diarrea que padecía. Tomó cuatro purgas que igualmente le dieron copiosas evacuaciones, a las dos tomas ya se le asentó el chocolate y el caldo lo retenía ya en el estómago. Paró cinco días …Volvió a tomar otro vomitivo y cinco purgas que también le produjeron abundantísimas evacuaciones, y se halla tan sumamente buena que dice que jamás lo ha estado como en la actualidad: que es cuanto tiene que decir su afecto y seguro servidor".

Un aspecto destacable del análisis de los casos publicados es la ausencia de diagnósticos (aún para el saber de la época) y, parece importar más el número y el nombre de las personas relacionadas que las patologías que padecían, los antecedentes de otros tratamientos, las dosis y duración de la toma del purgante y el detalle de la mejoría o curación obtenida. Un recurso frecuente de las comunicaciones fue el de utilizar las relaciones familiares para listar casos, lo cual, reduce claramente el número de contactos, facilitando al comunicante (corresponsal) la tarea de localizar y/o convencer a vecinos dispuestos a prestar su nombre para la publicación.

Los Casos Prácticos fueron publicados en Europa para rebatir las acusaciones realizadas por las autoridades sanitarias a la Medicina Curativa, como una "única respuesta que debía darse a sus adversarios", de forma que resultara probada y justificada por hechos reales. Di Liscia[86] apunta acertadamente que tanto en la publicación española como en la de Río de la Plata (Argentina), el recurso epistolar fue utilizado para realzar el aspecto de realidad. La mención a personas que cuentan ellas mismas lo que les sucedió daría mayor verosimilitud al método curativo, transformando los casos prácticos en vehículo del bien que lleva a multitud de adeptos y nuevos fieles la "buena nueva".

Muchos de los escritos recogidos, con formato de misiva, pretenden un refuerzo y asentamiento de la formulación teórica del denominado nuevo método a la vez que actúan como verdaderos alegatos contra la medicina oficial y los médicos que rechazaban esta práctica. En una de ellas, la número 1, titulada *Amonestación de un filántropo a la conciencia, al honor y a la humanidad de los señores médicos*[87]... y remitida por Carlos Enrique Curchod, antiguo oficial de artillería, les explica a los médicos "que vuestro método es tan incierto y limitado que a un sinnúmero de enfermos, abandonados por vosotros, después de haberlos abrumado a fuerza de planes absurdos, les ha restituido la salud la Medicina Curativa" y les exhorta a "cesar ya de perseguir al moderno Esculapio, que después de haber arrancado sus secretos a la naturaleza, os indica la senda más breve y segura para curar las enfermedades y extender los límites de la vida". Finaliza la supuesta carta amenazándoles de que "si persistís en vuestra opinión, a pesar de las pruebas que la contrarían, os exponéis a ser comparados a unos supuestos ciegos que no quieren oír; y aún más: seríais infaliblemente acusados y convencidos del horroroso crimen de lesa humanidad, porque lejos de tenderle una mano compasiva, habíais preferido quemar vuestros inciensos en el altar de Mammon[88]".

---

86. Di Liscia, 2003: 93.
87. Le Roy, Casos prácticos 1829: 5-17.
88. Mammon es la deificación de la acumulación de riqueza. Príncipe de la avaricia.

En la misma línea argumental insiste un comunicante que dice haber regalado a todos los médicos que conoce un ejemplar de la obra de Le Roy "obligándoles a leerla, a meditarla y a seguirla; y convidándoles a convertirse de médico que mata a médico que cura". A las autoridades se refiere una carta procedente de la isla de la Martinica cuyo autor apostilla, al contar la curación de fiebre amarilla de los esclavos de su hacienda, que "al fin el gobierno abrirá los ojos sobre este punto y los hospitales no serán ya sepulcros seguros"[89]. Todos estos testimonios, fueran realizados por el propio Le Roy, por sus seguidores más entusiastas, o por el aparato mediático generado, abundan en el mantenimiento de un alto grado de confrontación contra la medicina legalmente establecida y utilizan premeditadamente un lenguaje agresivo y amenazante.

Destacamos también la carta enviada desde Gibraltar por el presbítero Francisco Cordero, que se refiere a un número indeterminado de pacientes curados en esta población con los purgantes de Mr. Le Roy, durante el brote de fiebre amarilla de 1828 y otra enviada desde Valencia que explica la cura dirigida por D. Pedro Serraire (cirujano francés) de un paciente que padecía "por espacio de más de seis años dolores osteócopos y varias úlceras venéreas en el paladar y encías superiores". Lo curioso de la comunicación, además de la sintomatología, claramente relacionada con el diagnóstico de sífilis, es que la descripción incluye el tratamiento, a base de purgante y vomi-purgativo, aplicado durante año y medio (septiembre de 1827 a enero de 1829) con el detalle diario de las tomas/descansos y de la sintomatología presente para evolucionar al estado final de "enteramente restablecido".

En otra línea de acción, resulta de interés la carta número 108, remitida por Joaquín Terán, extracto de la publicada en el Correo

---

89. Le Roy. Casos Prácticos. 1829: 57.

Literario y Mercantil de Madrid de 10 de octubre de 1828, en defensa de la Medicina Curativa y contra el informe de la Academia Real de Medicina de París, presentado al ministro del Interior y al que nos referiremos en otro capítulo.

Aunque la estrategia básica es denunciar la ineficacia de los médicos y sus tratamientos, rechazar los informes y dictámenes de las Academias Oficiales y cuestionar las prácticas tradicionales, otra línea de afirmación presente en la publicación es la alabanza personalizada a Le Roy al que denominan en varias misivas el Esculapio francés. Y como de ensalzar se trataba, para elevar el nivel, el mismo entregado seguidor escribe de manera pomposa y grandilocuente: "hallareis un concierto unánime de enfermos europeos y americanos abandonados de sus médicos que en el trasporte del más justo y enérgico reconocimiento proclaman a Mr. Le Roy por su libertador y por el bienhechor de la humanidad doliente".

Como quiera que sea, explica "un amigo de la verdad y de la humanidad" en *El Charlatanismo sin máscara*[90] que "es un punto de hecho incontestable y consolidado por testimonios numerosos e irrecusables, que se ha puesto al descubierto una grande verdad médica; que ha sido acogida en todos los puntos de Francia y de los reinos extranjeros y que por todas partes cuenta con innumerables partidarios. La Medicina Curativa, esta importante obra, ha sido traducida al español y al italiano, y probablemente lo será muy pronto a otras lenguas. Ha sido reimpresa o falsificada en Suiza y en los Países Bajos y los Estados Unidos de América, la Luisiana, las colonias francesas, inglesas, españolas y dinamarquesas, proclaman en alta voz las curas más maravillosas de toda suerte de enfermedades y en gentes de todos colores".

En otro capítulo de la publicación referida, el autor reflexiona e insiste en la verdad de los testimonios recogidos que aseguran el

---

90. Talanca, J. (traductor). 1836: 305.

gran número de curaciones conseguidas siguiendo el método de Le Roy. "En todos los puntos de Francia, y sin exageración podría decirse en todos los del globo, se han efectuado innumerables curas a vista de los más hábiles (médicos) y más famosos de entre ellos, en enfermos que ellos mismos habían declarado incurables".

Como muestra de las cartas remitidas y recogidas en la publicación referida, se han seleccionado las enviadas desde Segorbe y otras poblaciones de la comarca castellonense del Alto Palancia y otra procedente de la "antiquísima villa de Murviedro", la actual Sagunto. Se revisan en los casos y patologías que describen, tratando de establecer un diagnóstico posible y las opciones terapéuticas (hoy) que, evidentemente, no pasaban por la toma del elixir purgante de Le Roy. Las cartas están fechadas en 1828 y para una mejor apreciación, en los apéndices 1 y 2 se reproducen los escritos en su formato original.

Cartas procedentes de la comarca castellonense del Alto Palancia (reproducción facsímil en Apéndice 1)

Las cartas remitidas desde poblaciones de la comarca castellonense del Alto Palancia (cartas números 96 a 104 y 113) están firmadas por un vecino de Segorbe, otro de Almedíjar, y un monje de la Real Cartuja de Vall de Cristo, en las que se narran las dolencias y la curación de un total de 16 casos/pacientes de las poblaciones referidas y de Castelnovo, Chovar y Altura.

En las diez cartas que recogen las curaciones en la comarca del Alto Palancia, la descripción de las enfermedades es muy genérica y en la mayoría de los casos sólo señala el síntoma, si exceptuamos los diagnósticos de vólvulo y mastitis no específica (pelo en la partera). Además de estos, se describen varios casos de dolor cólico, dos hidrópicos o hidropesía, calenturas (fiebre), vómito de sangre y retención de orina, erupción de pústulas, tos violenta, dolor de estómago, parálisis parcial del lado derecho y parálisis gotosa, dolor de cabeza con vértigos, presencia de parásitos intestinales (lombrices) y diarrea.

A excepción de la carta del monje de la Cartuja de Vall de Cristo, todas las comunicaciones parecen salidas de un único comunicante o "corresponsal" que manifiesta una no disimulada devoción e interés por la aplicación de la medicina curativa de Le Roy, junto con la permanente reprobación de los médicos en activo. Es evidente que este papel lo juega el firmante Francisco Javier Masbou, el cual, en los escritos números 96 y 97 señala que remite, para su inserción en la colección de casos prácticos, "las relaciones que me han hecho los mismos sujetos que han logrado curarse con el método" a la vez que explica su interés por aprender la aplicación de los purgantes en sus distintos grados a las diferentes enfermedades. De hecho, este iniciado curandero, que parece una persona instruida, se delata como promotor incondicional de la Medicina Curativa, al describir evoluciones imposibles de sus casos tras la toma del vomi-purgante o purgante, con la curación incluida de algunas de las enfermedades a las que se puede aproximar y poner nombre por la sintomatología que explica. A continuación, se analizan someramente las patologías/síntomas referidos.

El diagnóstico de vólvulo (en un labrador de Segorbe) provoca con frecuencia una oclusión intestinal, una emergencia médica cuyo tratamiento es eminentemente quirúrgico. Si se resolvió la obstrucción, como indica el comunicante, sería porque la torsión era incompleta y se deshizo por la violencia de los movimientos peristálticos provocados por el purgante y debe dudarse del nivel de gravedad que parece indicar la sintomatología referida.

La otra entidad patológica que se nombra y en la que, según el comunicante, el purgante de Le Roy consiguió la curación, es el padecimiento de pelo en la partera, término en desuso que podemos traducir hoy como mastitis puerperal o de la lactancia. Por lo descrito, parece que la evolución de la paciente poco o nada tiene que ver con el diagnóstico inicial de referencia y por el que supuestamente comunica la curación. A la mastitis asocia síntomas de vómitos, fiebre y dolor que más bien apuntan un problema de gastroenteritis. Desde luego, no existe relación alguna del tratamiento aplicado con la mastitis que seguramente se resolvió con el drenaje del pecho. Es conocido que la extracción frecuente y efectiva de la leche es fundamental para tratar la mastitis y la extracción más eficaz se realiza con la succión del lactante.

El dolor cólico, presente en varios casos, puede definirse como un dolor abdominal agudo y puede ser de carácter leve como el dolor cólico intestinal o el de origen biliar. Se comunica un proceso abdominal, seguramente frecuente, seguramente de carácter leve, y en las que el vomi-purgante pudo ser útil, si se tomó en dosis no excesivas y se hidrató convenientemente. Desde luego, si el dolor era consecuencia de un proceso de cierta gravedad (oclusión intestinal, pancreatitis aguda o crisis de apendicitis aguda), no se hubiera conseguido su remisión tomando la purga. Otra patología relacionada es la que se describe con los tres casos de Altura afectos de parasitosis intestinales. Los casos se refieren concretamente a la presencia de ascaridiasis u oxiuriasis (lombrices) y teniasis (solitaria), una afección muy frecuente en aquel tiempo (aún hoy lo es), especialmente entre los niños por falta de medidas higiénicas. Tal y como se describe, el uso del purgante pudo actuar como vermífugo y las lombrices ser eliminadas aún vivas por los movimientos intestinales, no asegurando el final de la infestación. Resulta de una exageración insólita la descripción de la curación del caso con dolor de estómago desde los diez años de edad, para un posible diagnóstico de gastritis o úlcera duodenal.

Los casos de un hidrópico o casos de hidropesía se refieren a la denominación actualizada de ascitis. En general, en una ascitis sin anasarca, se piensa en una cirrosis hepática, en la que este síntoma se presenta en un 75 % de los casos y, por lo común, muy precozmente. Otras patologías que pueden producir ascitis son las neoplasias hepáticas y otros tumores de localización abdominal. Estos dos casos con un diagnóstico, más que probable, de cirrosis o cáncer hepático, pueden calificarse como de imposible evolución hacia la curación con la aplicación del purgante.

En este mismo ámbito encontramos los casos que refieren síntomas sin relación con enfermedades del aparato digestivo: la tos violenta de muchos años del maestro, la erupción de pústulas que padeció la niña de 3 años, y el caso del maestro alpargatero de Segorbe con retención de orina desde hacía siete años y dolores sumamente agudos al orinar "unas pocas gotas". Estos síntomas apuntan respectivamente a entidades patológicas como la tuberculosis pulmonar o simplemente tos de fumador; la varicela como enfermedad vírica, febril, y exantemática propia de la infancia; y un proceso de hipertrofia de la próstata que puede presentarse en el curso de una prostatitis crónica o de un adenoma de próstata que aparece con frecuencia en los hombres después de los cincuenta años. En todos los casos, sea cual fuere la enfermedad de base, el método purgante no pudo tener efecto alguno, pero resulta peculiar e impresiona las prolijas y exageradas descripciones de los padecimientos relatados, que trasladan estados de gravedad prolongados en el tiempo. En los escritos no se presenta una base que explique mínimamente el curso de la afección y mucho menos la curación.

Otro caso descrito con detalle trata de explicar la extrema gravedad del paciente que encadenó dos copiosos vómitos de sangre (hematemesis) en días consecutivos. Al observar una hematemesis típica, con antecedente de dolor de estómago, hay que pensar en la úlcera péptica, gástrica o duodenal, como causa principal, o alguna de mayor gravedad como el cáncer gástrico o las varices esofágicas en el curso de una cirrosis hepática. Para indicar mayor gravedad, a este caso se añade "que se le suprimió la orina (anuria) y se hinchó extraordinariamente (anasarca)". Si relacionamos los tres síntomas en el mismo paciente, caemos en un escenario casi imposible de revertir, un estado de shock hipovolémico con fallo renal agudo que ni la medicina de la época ni la toma del purgante de Le Roy podían resolver.

También resulta altamente incoherente la descripción que de sus enfermedades realiza el monje de la cartuja de Vall de Cristo. De los cólicos en 1795, a los que califica de habituales, pasa a un ataque de "parálisis parcial al lado derecho del rostro, quedando desfigurado y herida la vista" en 1823, descripción esta última, que casa perfectamente con las secuelas de un ictus por un accidente cerebrovascular. Añade, que tres años después tuvo otra parálisis en brazo y pie contrario que atribuye a un ataque de gota y, es a partir de aquí, que se considera desahuciado y pasa a "un estado crónico de postración habitual". Haya o no relación etiológica entre las afecciones que define como parálisis, es evidente que la mejoría que describe al final de la carta poco tiene que ver la toma durante más de un año del purgante de segundo grado.

Efectos maravillosos que ha obrado la Medicina Curativa de Mr. Le Roy en la antiquísima villa de Murviedro (reproducción facsímil en Apéndice 2)

Con el epígrafe del título se da pie a la carta remitida desde la villa de Murviedro, actual Sagunto (Valencia). Es la número 105 del libro de casos y está firmada por Gregorio del Castillo, oficial de Infantería.

En este relato, se narran las dolencias y la curación de un total de catorce pacientes entre los que destacamos la presencia de D. Joaquín Pallarés, beneficiado de la parroquial de Santa Maria, persona conocida por ser el párroco de la iglesia arciprestal de la ciudad y hoy saguntino ilustre por ser el impulsor de la fundación de la Caja de Ahorros y Socorros de Sagunto en los primeros días de 1841.

Como en el bloque de cartas anterior, debe señalarse que la descripción de las enfermedades es muy genérica y en la mayoría de los casos sólo refiere el síntoma, si exceptuamos los diagnósticos de tiña y enfermedad venérea (no específica) que se da en los casos 11, 12 y 14. Además de estos, se describen seis casos de dolor cólico, dos de flores blancas (leucorrea), uno de ellos con un largo historial de abortos, uno de dolor de estómago y uno con fuertes dolores de hombro y brazo. Del caso 13 no se indica la patología que padecía, aunque si la gravedad por la referencia a la recepción del santo óleo.

El dolor cólico, presente en seis casos, y ya definido en el análisis de los casos del Alto Palancia puede ser de carácter leve como el dolor cólico intestinal relacionado con la indigestión o la ingesta de alimentos o bebidas sospechosos de toxiinfección, y el dolor cólico de origen biliar, normalmente por la presencia de cálculos en los conductos biliares; aunque hay determinados procesos abdominales graves, ya mencionados, que comienzan con una sintomatología exacta a la de un dolor cólico leve.

La otra entidad patológica que se nombra y en la que, según el comunicante, el purgante de Le Roy consiguió la curación, es el padecimiento de flores blancas, término en desuso que podemos traducir hoy como leucorrea o secreción vaginal. Aunque literalmente significa "secreción blanca", el color de la secreción vaginal puede variar desde una exudación lechosa en la niña premenárquica hasta una sanguinolenta causada por un cáncer de vagina o de cérvix. La causa más común es la infección vaginal y en el caso del embarazo no debe, por sí misma, relacionarse con una situación patológica ya que debido a la mayor producción de estrógenos y al incremento del riego sanguíneo la secreción vaginal es mucho más abundante.

Como curiosidad añadimos que una publicación francesa de la época[91] describe las flores blancas como un flujo mucoso, de un blanco amarillento o verdoso, claro o espeso, ácido o agrio, de un olor característico; siendo el síntoma más común a la vez que el primer signo de las enfermedades de la matriz. Explica que se produce por la inflamación, aguda, subaguda o crónica de la membrana mucosa que reviste la vagina, el canal cervical y el cuerpo del útero. Entre las causas generales señala el estado de salud delicado, constitución débil, temperamento linfático, causas morales como una pena grande o la miseria, la fatiga que sigue al parto o al aborto…, y entre las causas locales destaca los actos violentos ejercidos sobre las partes genitales, el coito incompleto, las relaciones sexuales muy frecuentes, la presencia de cuerpos extraños en la vagina, el desplazamiento de la matriz, las inyecciones demasiado estimulantes etc. Como se observa, mucha especulación y escasa concreción en las causas probables.

Parece que el caso 3º sea el básico de la carta y afecta directamente al comunicante. Apostamos por que la paciente doña Dolores Morsigas del Castillo pueda ser la esposa del firmante Gregorio del Castillo, y por ello, la descripción del caso se realiza con más detalle y extensión, aunque tampoco aporte información relevante. Evidentemente el purgante no curó a la paciente de las flores blancas que padecía, por el casi seguro carácter infeccioso de la patología, la cual debía estar, sin duda, en la base de los numerosos abortos que había sufrido. Desde luego, si las 330 evacuaciones provocadas por las 41 tomas del purgante se produjeron en un periodo corto de tiempo, éstas pudieron provocar problemas de salud más serios que los que se relatan, por no valorar el mejor o peor aspecto del feto abortado y su evidente inviabilidad con cinco meses de gestación.

---

91. Dibot, H. (Dr). Paris 1873.

Los niños Jover y Rios (casos 11º y 12º), afectos de tiña, tampoco habrían conseguido la curación por el efecto del purgante, aunque hubieran seguido un tratamiento tan prolongado como deseara el comunicante. La tiña es una micosis de la piel, el cuero cabelludo o la barba que aparece con lesiones planas, anulares o circulares que se van extendiendo. Conforme la lesión avanza, la zona central suele despejarse y dejar la piel aparentemente normal, estadio evolutivo en que se hallarían los pacientes en el momento de la comunicación.

Idéntico comentario puede hacerse de los fuertes dolores en hombro y brazo (caso 4º) o del mal venéreo (caso 14º) en el que la sífilis o la infección gonocócica serían las enfermedades más probables. A esta patología, la de las enfermedades venéreas o de transmisión sexual, Mr. Le Roy le concedió una atención especial dedicándole un apéndice, hecho ya comentado en otro capítulo.

Por último, sobre el padecimiento del capellán Pallarés (caso 8º) poco podemos explicar o analizar. Muy escuetamente, se señala en la carta que "adoleciendo de lo mismo, logró igual beneficio", refiriéndose a su hermana y al cuñado de ésta (casos 6º y 7º). En los tres, se comunica una afección abdominal, seguramente frecuente, seguramente de carácter leve, y en la que el vomi-purgante pudo ser útil, si se tomó en dosis adecuadas (no en exceso) y se hidrató convenientemente

La relación familiar del capellán Pallarés con otros dos casos, y la del firmante de la carta con el caso 3º, no parecen las únicas. Apuntamos la posibilidad que los casos 1º, 10º, 11º y 12º puedan estar también emparentados al compartir el apellido Ríos. Aquí se manifiesta el recurso mencionado de utilizar relaciones familiares para listar casos, cuestión que, en esta carta, se completa con la asignación de una enfermedad leve o banal.

Otro aspecto destacable de los casos de Murviedro es la escueta descripción de los mismos y su escasa entidad patológica, sobre todo si los comparamos con las extensas, minuciosas y prolijas descripciones que de cientos de casos se hace en el resto de las cartas recogidas en la publicación.

Incluir en el contexto del estudio, de forma concreta y personalizada, algunos casos prácticos de la colección, nos pareció de gran interés al representar, sin duda, la base del repetido argumentario de Le Roy de la verdad de los hechos probados e incontestables y de la larga y contrastada experiencia de curación de infinidad de pacientes.

El análisis de estos dos bloques de cartas y casos referenciados viene a confirmar que nada era como se relataba, que las curaciones ciertamente milagrosas no se producían y que la purgación no resolvía ninguna de las graves enfermedades que se describen. Entendemos que la lectura de estos casos prácticos por parte de los médicos que diariamente atendían a pacientes con estos perfiles patológicos, por otro lado, bastante prevalentes, concluirían la imposibilidad de las curaciones y el escaso valor de los específicos de Le Roy en su carácter de remedio universal, tal como era presentado, publicitado y vendido.

APENDICE 1

para que propague una medicina tan útil para el género humano: con lo que se repite de vmd. su afectísimo S. S. S. Q. S. M. B.

Antonio Guijarro.

P. D. No puedo menos de manifestar á vmd. que el día 4 del presente mes, un sobrino mío llamado D. Vicente Rubio, se vió atacado de un pasmo al vientre, cuyo acerbo dolor que principió á las nueve de la mañana, no se le pudo templar á pesar de los infinitos remedios que prescribe el arte para semejantes casos; y siendo como cosa de la una y cuarto, el mismo paciente clamó por la *Medicina curativa*, y con una dósis del segundo grado, á los tres cuartos de hora se halló libre de la ruina que le amenazaba un ataque tan furioso. == Rubricado.

NÚMERO 96.

Segorbe y Marzo 30 de 1828.

Señor Editor de La Medicina curativa.

Muy señor mío y dueño: Soy un apasionado en grado superlativo de Mr. Le Roy, por haber visto tanto en mi persona como en la de mi familia y en varios sugetos de esta ciudad, los prodigios que ha obrado la purgacion del dicho Le Roy; pues á mí de un cólico habitual que lo padecía mas de veinte años, y que me había puesto en el estado de no poder salir de un triste puchero de enfermo; lo como ahora todo y nada me daña, y en el trascurso de todos estos años jamás me he visto tan bueno como en la actualidad. Si yo le tuviese de enumerar las curas que ha hecho el tal purgativo en esta ciudad y pueblos circunvecinos, crea vmd. no cogerían un pliego de papel; pero sí debo decirle la de un hidrópico que habiéndole hecho dos veces la operación y estrido muchas libras de agua, la tercera vez que iban á hacérsela, ni los facultativos tenían valor para volvérsela á hacer porque temían se les quedase en ella, ni el mismo paciente tenía ánimo para sufrirla, y de consiguiente abandonaron esta empresa, y sólo le daban unos paliativos que de nada servían, y él caminaba á pasos agigantados al sepulcro: en este estado ya de desesperación, se le presentó un amigo mío que tenía mucha influencia con el paciente, y le aconsejó que tomase la purgación de Le Roy, y aun le prescribió el método y le proporcionó el líquido; el médico que lo supo, le vaticinó que si había de vivir con la barriga hinchada quince días, tomando la purgación sólo duraría ocho, pero el paciente, firme en lo que le había dicho mi amigo, no alteró en un ápice el método que le había indicado, y habiéndose tomado mas de tres libras de purgante en unos meses, se halla ya bueno trabajando de labrador, que es su oficio, y saludando irónicamente al médico que le dijo no viviria ocho dias. Creo no hay médico que deje de ser opuesto á este método; pero los de esta ciudad sobre todos: eran amigos mios y aun tertulios, pues todas las noches venian; pero desde que me remitieron de esa ciudad *La Medicina curativa*, ó el libro de Le Roy, y se empezó á hablar y aun á disputar, y por último vieron que entre unos amigos hicimos larga porcion de todos los grados, y principiamos á darla á unos y á otros, siempre con feliz éxito, que se han ausentado, y aun las visitas de ceremonia no han venido á cumplir.

De las tres ediciones que vmd. ha publicado, tengo un egemplar de cada una de ellas; ¿pero no será posible que esa segunda parte y *Gaceta de los enfermos*, la podamos lograr? particularmente la Gaceta de los enfermos nos instruiria mucho, y nos seria muy útil, pues nos enseñaria en tal y tal enfermedad Mr. Le Roy de qué grados se ha valido, y cómo se los ha dado, por lo tanto debe vmd. hacer cuanto le sea posible para ver de publicar tanto la segunda parte como la Gaceta, que á mas de complacer á los apasionados hará vmd. un servicio grande á la humanidad.

Deseo á vmd. toda felicidad, y que logre estas próximas pascuas con perfecta salud; y no ofreciéndose otra cosa queda su afecto y seguro servidor Q. S. M. B.

Firmado: Francisco Javier MASBOU.

NÚMERO 97.

Segorbe y Octubre 26 de 1828.

Señor Editor de La Medicina curativa de Mr. Le Roy.

Muy señor mio y dueño: Para que vmd. tenga la bondad de insertar en la coleccion de casos prácticos, remito adjuntas las relaciones que me han hecho los mismos sugetos que han logrado curarse con el método de Mr. Le Roy; esto es, los mas particulares, que de los otros se podria componer un volumen como el de *La Medicina curativa* en esta ciudad y su rio. No se les da nada que aparezcan sus nombres en letras de molde, pues ellos lo publican por todas partes á escepcion de Doña M. U. V. de L. que no quiere que suene mas que sus iniciales. Yo me hallo con una familia de catorce individuos, esto es, siete hijas, dos hijos, marido y muger, dos criadas y un criado, y apenas pasaba semana que no hubiese unos ú otros enfermos, y que los médicos dejasen de venir á visitar; pero aesle que llegó á mis manos la *Medicina curativa* y me la hice en mi casa, y á cualquier indisposición la hemos tomado, nos hemos puesto buenos, y hace ya un año que no ha parecido ningun médico á visitarnos, pues al momento que cualquiera de esta familia se queja de alguna cosa, con tres ó cuatro dias de este tratamiento se ponen buenos, y con un apetito que necesito ahora mucho mas abasto en mi casa que necesitaba antes.

Dos hijas mias de mayor edad en diferentes épocas hacia tres años les atacaba una calenturita, que les duraba siete ó nueve dias, y este año al momento que les empezaba á doler de cabeza, les di un vomi-purgativo, y tres dias de purgante del segundo grado, en dósis de dos cucharadas, y al momento la desaparecido el dolor de cabeza, y se han puesto enteramente buenas.

Tengo en mi poder el segundo, tercero, cuarto y quinto tomo de Mr. Le Roy, y me pasmo de ver las curas tan prodigiosas que ha hecho en diferentes puntos. Ahora pues estoy esperando me remitan de Francia *El charlatanismo*, que seguramente será un librito divertido.

Dias pasados registrando una librería rancia de mi difunto padre hallé un librito comprensivo de ciento sesenta y seis páginas, impreso en Aviñon en el año 1748, muy mal tratado, que su título es el que he traducido y remito adjunto. Este autor dice que todas las enfermedades proceden del estómago, y que no hay otro remedio mas que purgarse, y reprueba mucho las sangrías; de suerte que parece que Mr. Le Roy ó su suegro haya tomado de este método. Si á vmd. le pudiera servir para su nueva impresion de alguna cosa, con el aviso de vmd. se le remitiré (1).

Creí poderle remitir á vmd. dos curas de dos sugetos de esta ciudad unas particulares que ningunas; pero estos labradores son tan pobres hombres que no me las han querido referir, sin duda por reparo á los médicos, que son acérrimos enemigos de la Medicina

4 Tratado del origen de las enfermedades y del uso de los polvos purgantes por Mr. Juan Ailhaud, consejero, secretario del rey, y doctor en medicina de la ciudad de Aix de Provenza. Acompaña una colección de muchas curaciones hechas por este remedio. El autor de este libro lo da *gratis* al público, lo mismo que sus consejos, que ofrece á todas las personas que están en el caso de necesitarlo, con tal que tengan la precaución de franquear el porte de las cartas. El precio de los polvos es de doce libras diez sueldos el fraquete de diez tómas, á razon de veinte y cinco sueldos la tónia. En Aviñon con superior permiso año de 1748 (*).

* Insertamos el título de la tal obra por si algun curioso desea hacerse con ella: su doctrina en lo general se funda en los mismos principios que *La Medicina curativa*; mas como en ésta se explica con mucha mas estension y claridad, ha sido generalmente preferida.

de Mr. Le Roy. El uno tenia vólvulo, y por si acaso no está bien dicho este término, diré ó me esplicaré que se le cerró la cámara, y que el escremento lo vomitaba por arriba, lo mismo que cuanto tomaba, y por infinitísimas lavativas y purgas que le daban no pudieron conseguir que rompiese por bajo; el médico manifestó á su familia que nada tenia ya mas qué darle ni qué hacer, y así que le suministráran los sacramentos que aquella misma noche iba á morir, pues se encendió con una calentura que lo devoraba: con efecto, aquella noche le dieron todos los sacramentos y llamaron á un religioso para que le ausiliase, y el médico se despidió manifestándoles que aunque le diese algun trastorno, no lo incomodasen en llamarle porque no tenia ya mas que darle. Sea que el dicho religioso les insinuó la medicina de Mr. Le Roy, ú otra persona, lo cierto es que aquella misma noche fueron á casa un boticario amigo mio, y le pidieron tres onzas del purgante del cuarto grado de Mr. Le Roy, y al otro dia habia evacuado tanto y tan corrupto, que por la calle no se podia pasar del hedor, y se halla bueno; pero por mas que se ha hecho no me han querido decir la verdad, lo que es cierto que el médico ya no ha parecido mas por la tal casa, y se toma de casa el boticario muchas onzas de la *Medicina curativa*, y el enfermo sale ya de casa.

Espero me avisará vmd. cuando haya dado á luz su nueva impresion para hacerme con un egemplar.

Todos los que van en la nota puede vmd. poner sus nombres y apellidos.

Firmado: Francisco Javier MASBOU.

NÚMERO 98.

Francisco Monsonis, de Almedijar, en el dia 27 de Setiembre de 1827 estando sobremesa á medio dia, fue acometido de un terrible vómito de sangre, del que quedó sin sentido, y en este estado lo condujeron á la cama los que se encontraban allí. De sus resultas le sobrevino una calentura que los físicos dijeron ser pútrida, y aun uno alvanzó á decir que era contagiosa, aunque el resultado hizo ver que no era de esta última especie; porque no se propagó á ninguno otro. Al dia siguiente 28 le repitió otro vómito de sangre, aunque no tan copioso como el anterior; y el paciente se puso de tanto peligro, que se le suministró el viático y estrema-uncion, y se le preparó la mortaja á vista de que en opinion de los facultativos era cierta su muerte en aquella noche. Sin embargo, el enfermo resistió y siguió con el mismo peligro algunos pocos dias, en los que á beneficio de algunas lavativas, espelió muchísimos materiales muy corrompidos y semejantes á la sangre negra. En este estado se le suprimió la orina, y en el espacio de tres á cuatro dias se hinchó estraordinariamente desde los pies hasta el estómago, siéndole por este motivo muy difícil la respiracion, y se encontraba en concepto de los facultativos muy próximo á morir segun los rápidos progresos que hacia la hinchazon. Hallándose en esta disposicion, comenzó el uso del purgante del segundo grado de Mr. Le Roy en dósis de tres cucharadas á cuatro cada veinte y cuatro horas; y por este medio se deshinchó en ocho dias, de los cuales descansó los últimos cuatro, en vista de que eran muy corrientes y abundantes las evacuaciones por las dos vias. Al cabo de otros ocho que seguia sin tomar el remedio, volvió á hincharse de nuevo en el mismo estado en dias, poniéndose casi en el mismo estado en que poco antes se encontraba cuando empezó á purgarse, y habiendo empezado de nuevo la purgacion, se deshinchó perfectamente con cuatro dósis tomadas en otros tantos dias. Desde entonces siguió restableciéndose, habiendo tenido una larga convalescencia con apetito estraordinario, durante la cual tomó algunas dósis cuando creia necesitarlas, y su estado actual de salud es el mejor que ha esperimentado en muchos años, habiendo desaparecido el dolor de estómago que padecia sobre unos cuatro años, y le precisaba á pri-

varse de muchos alimentos, y usando ahora indistintamente de todos sin esperimentar la menor novedad.

Es cierta la anterior relacion, y de su verdad certifica el mismo paciente.

María Francisca, hija del anterior, de tres años, padecia algunos meses una erupcion de pústulas en todo el cuerpo, que con la materia que fluian, que era muy clara, le ocasionaban llagas en la parte que tocaba. Su padre la propinó el purgante de segundo grado en dósis de una hasta dos cucharadas, y á beneficio de tres dósis desapareció esta enfermedad. Pasado como un mes, se reprodujo de nuevo en la cabeza y cuello, y por medio de otras tres dósis quedó libre la niña enteramente y goza de la mejor salud.

Firmado: Francisco MONSONIS.

NÚMERO 99.

Joaquin Escrig, maestro de niños de Castelnovo, que padecia ya muchos años una tos violenta, la cual le acomete especialmente con el uso del tabaco, se puso gravemente enfermo de sus resultas este invierno pasado, y con orden de los facultativos para sacramentarse. En tal estado tomó una dósis de dos cucharadas de vomitivo en intervalos que sólo obró por bajo, y tres ó cuatro dósis de purgante en otros tantos dias, por cuyo medio salió de su enfermedad y recobró la salud en un estado mucho mas perfecto por de pronto que el que habia conocido en muchos años; pero todavia se retiene sin duda por no haberse purgado lo bastante, aunque se encuentra en ánimo y disposicion de hacerlo muy pronto.

NÚMERO 100.

José Ten de Chobar de resultas de una enfermedad gravísima que padeció, vino á parar en hidrópico; y por últimos de Setiembre del año pasado se le habia hecho dos veces la operacion de estraerle el agua, encontrándose muy cerca de habérsela de sacar por tercera vez. En tal estado empezó el uso del purgante del segundo grado, en dósis regulares y segun se lo permitia su estado infeliz, por no tener los alimentos proporcionados para seguir el régimen con todo el rigor; pero no obstante ello, ha seguido una curacion larga, y se ha curado de la hidropesía, habiendo tomado para ello ochenta y ocho onzas de purgante.

NÚMERO 101.

Manuel Marin, por apodo el hijo de Molló, vecino de esta ciudad, desde edad de diez años padecia un dolor de estómago que á proporcion que iba creciendo se iba aumentando, de

suerte que le privaba de poder trabajar de labrador que es su oficio, y de comer la mayor parte de alimentos que dichos labradores usan en este pais. Los facultativos le propinaron diferentes remedios, pero nada le aliviaba, lo mismo que otros muchos que diferentes sugetos le indicaron; y de cada dia iba decayendo su naturaleza y poniéndose en un estado que creyó morir. El invierno pasado le aconsejaron tomase la *Medicina curativa* de Mr. Le Roy, y con efecto empezó por una cucharada del vomi-purgativo; y viendo que á las dos horas ésta no le hizo ningun efecto, le dijeron tomase otra, lo que le movió en tales términos que llenó un barreño grande de materiales, los primeros amarillos, los segundos verdes y los terceros rojos, como unas madejas; siguió tomando por espacio de ocho ó nueve dias dos cucharadas del purgante del segundo grado, y cada dia hacia diez y ocho ó veinte evacuaciones muy abundantes, y se puso bueno por espacio de diez dias; pero al cabo de éstos le volvió el dolor con mucha mas fuerza, y se le hinchó la barriga; volvió á tomar el vomi-purgativo, vomitó mucho, y siguió con el purgativo en las mismas dósis y del mismo grado otros diez dias, evacuó mucho, y se puso enteramente bueno: al cabo de unos dos meses se resintió un poco, tomó tres dias de purgativo, y desaparecieron los residuos que le quedaban. Ha engordado, lo come todo lo que antes no podia comer, trabaja como cualquier otro, y nada de su cuerpo le hace mal. Este se halla ahora á la edad de veinte y cuatro años, y de consiguiente ha padecido el dolor de estómago catorce años.

NÚMERO 102.

Doña M. V. U. á pocos dias de haber parido se le suprimieron los loquios ó evacuaciones ordinarias, de cuyas resultas á los ocho dias le acometió lo que vulgarmente llaman pelo en las parteras, que principió con un frio tan estraordinario que hacia temblar la cama con sus horripilaciones, á lo cual siguió una calentura muy ardiente, dolores y vómito de todo el caldo que se le daba, en términos que se puso en el mayor abatimiento. Llamado el facultativo mandó se la hiciese una pequeña sangría, único remedio que le pareció del caso; pero con esto no consiguió ningun alivio, aunque la primera accesion fue disminuyendo en el discurso de la noche misma que le acometió, aunque no cesó en ella ni en todo el dia siguiente. En la noche de éste volvieron á manifestarse los mismos síntomas que la precedente, en vista de lo cual se trató de persuadir á la enferma que hiciera uso del remedio de Mr. Le Roy. Efectivamente, tomó en la misma noche una dósis regular de purgante del segundo grado, que produjo siete á ocho evacuaciones, y desde luego se notó que podia retener el caldo que antes volvia, y pasó la noche menos incomodada que la antecedente, aunque no del todo aliviada. A la noche siguiente, notando síntomas de estar embarazado el estómago por las ansias que manifestaba de volver el alimento, tomó una dósis de vomitivo, que produjo efectos muy saludables; porque desde entonces se le asentó muy bien el alimento. Al dia siguiente otra dósis de purgante, y en la noche del otro una de vomitivo, con lo que la enferma se restituyó al estado ordinario que tenia antes de acometerle este accidente; pero sin embargo se purgó otros dos dias, con lo que se restableció volviendo á seguir su curso regular las evacuaciones que se habian suprimido. Esta señora no quiere que aparezca su nombre mas que las iniciales.

NÚMERO 103.

Francisco Vicente, maestro alpargatero y vecino de esta ciudad, hacia ya siete años que padecia retencion de orina, de suerte que sólo podia dar de rato en rato unas pocas gotas con unos dolores sumamente agudos. Los facultativos le propinaron varios remedios pero nada lo aliviaba, de suerte que se vió precisado á no beber en el dia mas que dos vasos de agua muy pequeños, y privarse de

348

vino y demas licores, como asimismo de muchas especies de alimentos, y á llevar continuamente una ampollita de vidrio para recibir las gotas de orina á fin de no pudrir con ella los vestidos y ropa de la cama. En este estado tuvo noticia de la *Medicina curativa*, de Mr. Le Roy, y se la proporcionaron en cantidad de un cuartillo de purgante del segundo grado; pero el primer dia tomó una cucharada del vomitivo que no le produjo ningun efecto, y despues siguió con dos cucharadas del purgativo, que le produjeron abundantes evacuaciones: y el dia que concluía de tomar la última toma que le quedaba del cuartillo que le dieron, estuvo orinando desde la una de la tarde hasta las seis de la misma sin parar, y se ha puesto enteramente bueno.

NÚMERO 104.

Fr. Joaquin Solaz, monge sacerdote de la Real cartuja de Vall de Cristo, reino de Valencia, obispado de Segorbe, &c., certifico: Que desde el año 1795, en el que fui atacado de un cólico bilioso, he padecido hasta el presente año dicho cólico habitual, dimanando de su mala curacion varias enfermedades crónicas, que complicadas me han puesto varias veces á las puertas de la muerte, sufriendo un continuo martirio con los remedios del arte, de

349

un sinnúmero de sangrías, cantáridas, fuentes, sedales, sinapismos, &c., y así he sobrevivido hasta el año 1823 que fui acometido de un cólico flatulento, nervioso, al que se siguió un ataque de una parálisis parcial al lado derecho del rostro, quedando desfigurado y herida la vista, &c. A beneficio de sangrias, &c., se corrigió por entonces; pero el 24 de Julio de 1826 fui afectado de una parálisis gotosa en el brazo izquierdo y pie derecho cuya indisposicion amenazó mi vida por entonces, y fui desahuciado de cuantos profesores me visitaron, y á beneficio de algunos remedios pude lograr el pasar á un estado crónico de postracion habitual, padeciendo insufribles dolores, vómitos, hinchazones, &c., hasta que habiendo tenido noticia de la obra curativa de Mr. Le Roy me hice con ella, y enterado por mi mismo me determiné (con aprobacion del médico del monasterio) al uso de ella, y en el punto que empecé á usarla, que empezó el alivio de toda mi dolencia. Veinte y siete meses poco mas son los de mi postracion, que ni aun derecho me podia tener, y un año poco mas ó menos que uso dicha *Medicina curativa* del purgante del segundo grado, dos cucharaditas sólo cada vez, segun las prevenciones del doctor. Llevo tomadas de siete á ocho libras, guardando los intervalos de tiempo. Desde que empecé su uso que no me se ha abierto la vena que

350

antes eran indispensables una ó dos sangrías cada mes; me he reforzado del estómago, que todo lo como y con apetito; me he purificado de aquella hinchazon edemosa que dominaba todas las partes de mi cuerpo, y ando por mi pie en el dia sólo con el apoyo de un baston, y me prometo siguiendo su uso (Dios mediante) el recobro de mi salud para incorporarme á mi comunidad en el coro y demas actos conventuales. Es cuanto puedo decir como por un apunte, porque si por diminuto hubiera de referir el estado de mi padecer y el alivio, seria para llenar muchos pliegos.

Vall de Cristo 25 de Octubre de 1828.

Firmado: Fr. Joaquin SOLAZ.

P. D. Puedo asegurar también que Ines Andres, vecina de Altura, que padecia unos dolores intolerables de cabeza con vértigos, inapetencia, dolores sin poder ir aun á misa con trabajo; en vista de mi alivio tomó la medicina dicha del segundo grado: los efectos fueron echar muchas y muy grandes lombrices muertas y vivas, continuó en tomarle algunas veces con el mismo efecto. En el dia se encuentra sin dolor de cabeza, con apetito y agilidad para servirse en todas las obligaciones de su casa sin criada.

Rubricado.

351

Más: Francisca Serra, vecina también de Altura, enferma mucho tiempo y postrada en cama, graduada por los físicos su indisposicion de un estérico tenaz, &c., sin alivio con cuantos remedios le proporcionaban; se determinó á tomar la dicha medicina, y echó una solitaria en dos pedazos de mas de dos varas y media valencianas, y desde aquel punto que se halla aliviada y recobrada.

Rubricado.

Más: Severino Sanahuja, hijo de Manuel, vecino de Altura, estaba de las lombrices que amenazaba su vida: al ejemplo mio y las sobredichas, le dió el padre unas tres onzas del purgante; fue un echar lombrices muertas y vivas con admiracion, y en el dia está recobrado, de buen color, carnes y apetito, &c.

Rubricado.

NÚMERO 105.

Efectos maravillosos que ha obrado la Medicina curativa de Mr. Le Roy, en la antiquísima villa de Murviedro.

1.º D. Mariano Rios y Diego, escribano Real, padecia unos dolores cólicos, que le pusieron á los umbrales de la muerte; adole-

Mi esposa padece con frecuencia dolores en el vientre y espaldas; pero tiene la dulce satisfacción que siempre que toma el purgante de vmd. queda completamente buena; y en una palabra, algunos otros hay en esta ciudad que le están tomando, y no siendo tan bueno como el que vmd. hace, les prueba muy bien, pues lo hacen en Monte-agudo y Cascante.

Es cuanto ocurre por ahora y disponga de este su verdadero amigo.

Firmado: Felipe ROLDAN.

NÚMERO 112.

María Bosque, hija de Joaquín y de Manuela Ferrer, residente en la presente ciudad, dice: Que habiéndole acontecido la desgracia de hundírsele la ternilla izquierda, estuvo padeciendo por seis años y sufriendo en ellos varios remedios, hasta que al cabo de dicho tiempo D. Ricardo Castro la curó perfectamente; y pasados ocho años después de dicha cura, en 29 de Abril de este presente año un dolor en el estómago, y mas era lo que le escocía; y al mismo tiempo se le hinchaba el estómago esteriormente, hácia la parte en donde había tenido la desgracia antedicha, lo sufrió por tres meses; habiendo llegado á tanto apuro que ni enderezarse podía, y lo mas del tiempo lo pasaba en la cama: por di-

rección de tres físicos, hicieron los remedios que éstos ordenaron, y considerándose por incurable ella misma, se determinó á seguir el método curativo de Mr. Le Roy, y de él ha tomado treinta purgantes del segundo y tercer grado, y veinte y dos vomi-purgativos, con lo que ha logrado una perfecta curación no sólo de lo dicho, sino tambien de un bulto que tenia próximo al ojo izquierdo hácia dos años, del que opinaban pararia en lúpia ó rija. Y para que conste lo firmo en Zaragoza á 19 de Diciembre de 1828.

Firmado: María BOSQUE.

NÚMERO 113.

Segorbe y Diciembre 27 de 1828.

Señor Editor de La Medicina Curativa de Mr. Le Roy.

Muy señor mio y dueño: El silencio de vmd. á mi cartapacio que dirigí por manos del legista D. Bernardo Olano, me hacia recelar que no lo habria vmd. recibido; pero ahora que ha vuelto el tal legista le he hecho cargo, y me ha contestado que en compañía de otro legista de esta ciudad fueron y se lo entregaron á mi señora su esposa, por no estar vmd. en casa; por lo tanto ahora lo atribuyo á las muchas ocupaciones que vmd. tendrá.

Si llega á tiempo, y le parece á vmd. bien, puede añadir al tomito que va vmd. á imprimir este nuevo prodigio de la medicina de Mr. Le Roy, y es el siguiente:

La señora Ramona Escrig, muger del señor Joaquin Martinez y Fornes (labrador hacendado y que fue alcalde de esta ciudad en el año 25), este verano le cogió una diarrea, que al cabo de mucho tiempo la hizo abortar y la puso al borde de la muerte; pues de la consulta que hicieron los mejores facultativos de estos contornos, y aun la visitó (por hallarse en aquel entonces en esta ciudad) el catedrático Chicoy, la dieron por mortal, y así es que la suministraron los sacramentos. No sé si fue pastor ó muger de un pastor la que le aconsejó que se pusiera de ciertas yerbas, que le trajo él mismo del monte, un fajo en el estómago, y sea este fajo ó lo que fuere, le paró la diarrea y recobró unas pocas fuerzas; al cabo de un mes sobre poco mas ó menos le volvió la misma diarrea, y como en el tiempo que se la cortaron las yerbas del pastor padeció dolores de estómago insoportables, no quiso volverse á poner las tales yerbas, y seguia así con pasos agigantados al sepulcro; los médicos ya no sabian qué ordenarla, y cuasi la abandonaron, y ella llena de una inapetencia sin igual ya no sabia qué ha-

cerse, pues el caldo como lo tomaba salia por la cámara en el mismo instante. En este estado no sé quien la dió noticia de la medicina de Le Roy: llama al médico y le dice que se la dé, y viendo que el dicho médico no condescendia á sus súplicas por ningun estilo, lo cogió por el brazo y le dijo que no saldría de su casa sin que dejase la receta para la tal medicina; el médico le contestó que por ningun estilo se la daria, porque sin la medicina habia de vivir un mes, tomándola moriria en dos dias, y se marchó. Esta pobre señora se quedó sumamente afligida, y le aconsejaron que se valiese de cierto sugeto que éste se la hacia en casa y tenia el libro de Mr. Le Roy; con efecto, se valió de éste, le dió un vomitivo que tuvo unas evacuaciones, tanto por arriba como por abajo sumamente abundantes, y aquella tarde ya se cerró la cámara de la diarrea que padecia. Tomó cuatro purgas que igualmente le dieron copiosas evacuaciones, á las dos tomas ya se le asentó el chocolate, y el caldo lo retenia ya en el estómago. Paró y tuvo miedo á su mucha debilidad; pero en cinco dias, porque el sugeto que la dirigia los cinco dias de descanso fue tanto el apetito que tenia, que no se veia saciada de comida, y todo se le sentaba bien, haciendo de vientre cada veinte y cuatro horas. Volvió á tomar otro vomitivo y cinco purgas que tambien le produjeron abundantísimas evacuaciones, y se halla tan sumamente buena que dice que jamas lo ha estado como en la actualidad: que es cuanto tiene que decir su afecto y seguro servidor Q. S. M. B.

Firmado: Francisco Javier MAGBOU.

NÚMERO 114.

Declaracion de Fr. Joaquin Amador, monge sacerdote del monasterio de Valdigna, acerca de su enfermedad; lo que ha padecido en ocho años y la facilidad con que ha curado con la Medicina curativa de Le Roy, y ha curado á diferentes.

En principios del año 1820 tuve un fuerte costipado con una estraordinaria tos, que á los dos meses ya la clasificó el médico por asma insipiente, y otro médico por destilo. En el año 21 se complicó una calentura con sudores estraordinarios, el pecho chillaba como un órgano; algunos me decian que era terciana, y que luego me quitára la terciana se me iria la tos; otros que tenia los pulmones dañados; y en ausencia mia decian no habia remedio; unos me mandaron poner por tres veces cantáridas y sanguijuelas en el pecho; píldoras, jarabes, kérmes mineral y yerbas vulnerarias para surtir una botica, y por otra parte

quina. En el primer año gasté cinco libras, en los dos posteriores sólo tomaba la tintura á escepcion del último que fuí á buscar un médico de nota, y éste empezó por sinapismos al costado fricciones mercuriales en la corona, y de la misma humedad se me aumentaba la calentura, por cuyo motivo le rogué que me quitára la calentura y volveriamos á la curacion de la tos. Empezó á darme quina caniosa, y no quiso obedecer; me ordenó una opiata que (por estar tan habituado á las píldoras opiadas) no me quitó la vida por mala inteligencia mia, ó haberse esplicado sin atender á lo que yo le pregunté del modo que la habia de tomar; lo cierto es que tomé en dos veces lo que habia de ser en ocho. Y no queriendo aun ceder, ni el médico saber qué hacer, me despidieron á las Castillas, en donde estuve seis semanas; y no entendiendo mi fenómeno (que asi llamaban la enfermedad ya) determinaron dos médicos que con consejo de otro médico tomase las fricciones mercuriales en general, lo que no aprobó el tercer médico, y me aconsejó no hiciera ninguna medicina, de lo que recibí muchísimo favor. Sin embargo que la tos jamas la pude desalojar, en términos que perdia muchas veces al dia el sentido; y por último habiendo llegado á mí noticias de la *Medicina curativa* de Mr. Le Roy, tomé seis tomas consecutivas del vomi-purgativo y purgante alternado, y des-

APENDICE 2

350

antes eran indispensables una ó dos sangrías cada mes; me he reforzado del estómago, que todo lo como y con apetito; me he purificado de aquella hinchazon edemosa que dominaba todas las partes de mi cuerpo, y ando por mí pie en el dia sólo con el apoyo de un baston, y me prometo siguiendo su uso (Dios mediante) el recobro de mi salud para incorporarme á mi comunidad en el coro y demas actos conventuales. Es cuanto puedo decir como por un apunte, porque si por diminuto hubiera de referir el estado de mi padecer y el alivio, seria para llenar muchos pliegos.

Vall de Cristo 23 de Octubre de 1828.

Firmado: Fr. Joaquin Solaz.

P. D. Puedo asegurar tambien que Ines Audres, vecina de Altura, que padecia unos dolores intolerables de cabeza con vértigos, inapetencia, dolores sin poder ir aun á misa con trabajo; en vista de mi alivio tomó la medicina dicha del segundo grado: los efectos fueron echar muchas y muy grandes lombrices muertas y vivas, continuó en tomarle algunas veces con el mismo efecto. En el dia se encuentra sin dolor de cabeza, con apetito y agilidad para servirse en todas las obligaciones de su casa sin criada.

Rubricado.

351

Más: Francisca Serra, vecina tambien de Altura, enferma mucho tiempo y postrada en cama, graduada por los físicos su indisposicion de un estérico tenaz, &c., sin alivio con cuantos remedios le proporcionaban; se determinó á tomar la dicha medicina, y echó una solitaria en dos pedazos de mas de dos varas y media valencianas, y desde aquel punto que se halla aliviada y recobrada.

Rubricado.

Más: Severino Sanahuja, hijo de Manuel, vecino de Altura, estaba de las lombrices que amenazaba su vida: al egemplo mio y las sobredichas, le dió el padre unas tres onzas del purgante; fue un echar lombrices muertas y vivas con admiracion, y en el dia está recobrado, de buen color, carnes y apetito, &c.

Rubricado.

NÚMERO 105.

Efectos maravillosos que ha obrado La Medicina curativa de Mr. Le Roy, en la antiquísima villa de Murviedro.

1.º D. Mariano Rios y Diego, escribano Real, padecía unos dolores cólicos, que le pusieron á los umbrales de la muerte; adolecia tambien de unos vómitos continuados, que ningun alimento podia retener, y á beneficio de esta medicina ha logrado su total restablecimiento.

2.º El brigadier D. Manuel Montesinos, atacado del mismo dolor cólico por muchos años; ha logrado igual beneficio con la espresada medicina.

3.º Doña Dolores Morsigas del Castillo en el discurso de los cinco meses de su embarazo, tomó cuarenta y una tóma de la dicha medicina, la que le produjo trescientas treinta evacuaciones abundantes, y ha logrado la curacion de las flores blancas de que adolecia; ademas alcanzó que habiendo abortado á los cinco meses (siendo este el octavo aborto), el que la criatura saliese tan sana, que vivió ocho horas, tomó alimento, é hizo las demas funciones del cuerpo con mucha naturalidad, y lloró tan fuerte como uno que tuviese los nueve meses. Los demas abortos á pesar de que fueron al sesto y séptimo mes, no vivieron las criaturas mas que una hora ú hora y media, y salian todas amoratadas y débiles.

4.º Antonia Mateu adolecia de unos fuertes dolores en hombro y brazo, y con esta medicina logró un total alivio.

5.º Pascual Aviñó, jornalero labrador, padecia hacia veinte años dolores cólicos y reumáticos, que le impedian lo mas del tiempo el poder trabajar para ganar su preciso sus-

tento y el de su familia, y á las cinco tómas de la medicina ya se fue al campo á trabajar todo el dia, á pesar de que siguió tomándola ocho dias mas, sin que por eso dejase su trabajo para ganar el jornal.

6.º D. Pascual Gaspar Monzon, labrador hacendado, adolecia de dolores cólicos estremamente fuertes, seguidos de una inapetencia suma, y alcanzó el alivio á su mal y un buen apetito.

7.º Doña Vicenta Pallarés, hermana política de éste, adoleciendo de lo mismo le surtió igual efecto.

8.º D. Joaquin Pallarés, hermano de ésta, beneficiado de la parroquial de Santa María, adoleciendo de lo mismo logró igual beneficio.

9.º Teresa Mora de Subies, padecia de flores blancas, y sólo el purgante de Mr. Le Roy, ha conseguido su total curacion.

10. Vicenta Rios, de edad de doce años, le dolia el estómago por mucho tiempo, y se hallaba inapetente, y alcanzó su total alivio con dicho método.

11. y 12. Salvio y Agustin Jover y Rios, niños, el primero de siete años y el segundo de cuatro, padecian tiña; y lograron el que se les secasen las llagas; y si hubiera sido posible que hubiesen continuado en tomarla, lograrán su total curacion.

13. Francisco Arroyo, natural de Castellnovo, despues de haber recibido el santo oleo,

y desesperanzado de los facultativos; tomó la medicina, y en muy pocos días logró restablecerse completamente.

15 F. G. padecía los males consiguientes á un venéreo; y decidido por la medicina de Le Roy, ha restablecido su salud perdida. Murviedro 20 de Agosto de 1828.

Firmado: Gregorio del CASTILLO, oficial de infantería.

NÚMERO 106.

Teruel y Setiembre 30 de 1828.

Estimado primo: No te he contestado antes á la tuya por el motivo de haber estado enfermo todo este mes. Ya me hallo bastante recobrado; fue la causa muy poca, pero al último mucho; fueron unos pujos de sangre y un poco de carga de estómago, lo que todo unido me causó una fuerte inflamacion. Acudí á los remedios del arte, pero sin ningun fruto, pues la enfermedad no podía corregirse antes bien se aumentaba de cada día, y yo me debilitaba de tal modo que ya principiaba á entrar en cuidado; pero gracias á Dios tuve noticia del purgante de Mr. Le Roy, y habiéndole tomado he quedado perfectamente bueno. Tengo noticia de que esta medicina hace grandes curaciones en toda clase de enfermedades, y yo por mi parte no lo dudo á vista de lo que ha obrado en mí, y estaré siempre agradecido á su autor que puedo decir que me ha dado la vida.

Disimula...., &c., y manda á este tu primo.

Firmado: José CANO.

NÚMERO 107.

D. Vicente García, cura de Villarquemado en este obispado, padecía dolor de estómago por mas de veinte años: tomó cincuenta y dos tómas de purgante y curó. D. Miguel Lozano, cura de Castielfabit, obispado de Segorbe, desahuciado de los físicos por inflamacion al vientre, á las tres tómas consiguió cinco ó seis deposiciones negrísimas, á las otras tres otras tantas amarillas, y á las tres últimas otras tantas cenicientas, con que quedó bueno. Ternel 10 de Octubre de 1828.

Firmado: Juan UNSAIN, presbítero.

NÚMERO 108.

Estracto del correo literario y mercantil de Madrid de 10 de Octubre de 1828.

Señor Editor: Creyendo un deber en el hombre de bien defender la verdad y la jus-

8

GANAR ADEPTOS Y RECONOCIMIENTO OFICIAL PARA LA MEDICINA CURATIVA

Un sistema médico alternativo

Para los incondicionales ya no hay lugar para la incertidumbre, en cuanto a la restitución de la salud se refiere, después que Pelgas y Le Roy han descubierto, señalado y trazado la marcha de la naturaleza: para hacerse uno su propio médico, y aún el de los demás, ya no se necesita otra cosa que saber leer y estar dotado de discernimiento y energía[92]. "Conformándose exactamente con los consejos y preceptos de la medicina curativa, se vuelve la vista a los ciegos, y el oído a los sordos; se hace andar a los cojos, se curan las parálisis, las hidropesías, las úlceras incurables etc".

Con esta base, la medicina curativa construyó su *corpus teórico* y sus partidarios intentaron que ese sistema fuera refrendado al mismo nivel que la medicina oficial, llevando a cabo una verdadera

---

92. Le Roy, 1929: 14.

campaña proselitista, a la que responden las publicaciones revisadas. Mantuvo, a la vista del éxito, la intención de traspasar la barrera de las prácticas médicas populares, que en general no tienen interlocutores que las avalen o validen, y la de alejarse de la etiqueta del curanderismo y la charlatanería. Su pretensión era constituirse en un sistema médico paralelo, promoviendo un importante debate sobre la existencia, pero especialmente, sobre la utilidad de la medicina oficial.

Cuestionar las teorías médicas vigentes y sus aplicaciones terapéuticas en sus frecuentes fracasos es un elemento clave para comprender su aceptación entre una sociedad tan heterogénea y en el desarrollo de la estrategia seguida cuyo objetivo era obtener el necesario reconocimiento. Le interesaba especialmente perder su condición curanderil y conseguir una aceptación legal y buscó su legitimación en el debate de los "puntos oscuros" de la medicina oficial, intentando construir su espacio a partir de los defectos que a su juicio tenían las prácticas científicas[93].

Aunque suponemos que la inmensa mayoría de los pacientes que tomaban el vomi-purgante no conocían su composición química, les bastaba con saber que se trataba de un medicamento basado en una fórmula extranjera -procedente de Francia- y que curaba o mejoraba la mayoría de las enfermedades. Un producto así, avalado por un cuerpo teórico potente, escrito en libros, con indicaciones y pautas de administración para un largo índice de patologías, que ha sido traducido a varios idiomas y publicado en diversos países, tenía, desde luego, grandes posibilidades de ser aceptado.

Y es que la Medicina Curativa con su obra básica, de la que se imprimieron numerosas ediciones hasta los años ochenta del siglo, se acompañó -como ya hemos señalado- de otras publicaciones que

---

93. Di Liscia, MS. 2002: 87.

perseguían el refuerzo y asentamiento del método. La más importante, sin duda, fueron las sucesivas ediciones de los *Casos prácticos entresacados de la medicina curativa probada y justificada con hechos y de la Gaceta de los enfermos de Le Roy* a la que hemos dedicado un capítulo por su gran aportación en la descripción de las enfermedades que teóricamente realizan los propios pacientes y el relato de su curación con diversas dosis del purgante o vomi-purgante. Pero también debemos referenciar una segunda publicación de capital importancia para Le Roy; se trata de *El Charlatanismo sin máscara o la Medicina apreciada por su justo valor*[94] escrita en francés por un anónimo "amigo de la verdad y de la humanidad" de la que en 1836 publicaba la Imprenta de Cabrerizo de Valencia, una traducción al español de la quinta edición, realizada por D. Julián Talanca.

Otra publicación a la que dieron mucha publicidad insertándola en la mayoría de las ediciones de los Casos prácticos, fueron las *Consideraciones anatómico-fisiológicas sobre la causa eficiente de las enfermedades, y su curación racional, fundadas en la autopsia cadavérica*[95], escrita por el doctor Renard, de la Facultad de París, residente en Estrasburgo y remitida a la Gaceta de los enfermos en 16 de julio de 1823. Esta corta disertación también se publicó en diversas ediciones de la obra básica La Medicina Curativa o la Purgación y se anuncia en la portada la inclusión del "Discurso de Mr. Renard sobre la influencia de la Medicina curativa en las enfermedades".

Se trata de un escrito firmado por un profesor de prestigio de la Facultad de Medicina de Paris seguidor de la metodología anatomo-clínica, que aparece en un momento crítico para la Medicina Curativa, cual es la prohibición de la elaboración, dispensación y venta de los específicos de Le Roy en todo el territorio francés. Esta circunstancia nos lleva a pensar que el escrito no surge por iniciativa

---

94. Talanca J. (traductor). 1836.
95. Le Roy. Casos prácticos, 1829:311-321.

del propio Renard, sino que pudo tratarse de un encargo o propuesta del entorno de Le Roy, con la evidente intención de contrarrestar los graves efectos inmediatos y repercusiones futuras que la medida adoptada por el gobierno del país cuna del método, podían producir a la Medicina Curativa.

Aunque el título parece indicar que el escrito incorpora nuevas aportaciones, con base en la autopsia, a la corriente anatomo-clínica imperante en Francia, en realidad se trata de refrendar la formulación teórica de Le Roy sobre el equilibrio de los humores corporales y su propensión a la corrupción que es el origen de las enfermedades. Señala que "puede admitirse como principio fundamental que la mayor parte de las calenturas, las enfermedades agudas o crónicas son ocasionadas por la putrefacción de los humores, y que de ello resultan los síntomas diferentes según su esencia o complicación", para añadir que "la autopsia cadavérica presenta cada día pruebas irrefragables que justifican estas aserciones: …derrames sanguíneos, acuosos o purulentos bajo la piel o en el tejido de los órganos, … fluidos extravasados en las cavidades del cráneo, del pecho y del vientre, de diferentes colores y de un hedor infecto".

En la última parte habla de la bondad de los purgantes que "no tienen solamente la ventaja de desembarazar las primeras vías de las materias excrementicias que en ella se acumulan, sino que atenúan los humores por el suave estímulo que excitan en todo el organismo y les hacen afluir de todas partes hacia el canal intestinal". Sin más circunloquios ni disimulos acaba la disertación explicando que "los incomparables evacuantes, que en beneficio de todo el mundo ha publicado Mr. Le Roy, procuran más segura y prontamente todas esas ventajas, y no son engañosos como todos esos vanos paliativos cuyos funestos resultados se ven con frecuencia. La experiencia acredita que solo hay un modo de régimen y curación, que es más seguro, más pronto, más cómodo y menos dispendioso que todos de los que se abusa diariamente, y es el que se aplica sencillamente en la Medicina Curativa". La última frase nos recuerda sobremanera a la escrita por Jean Aylhaud al referirse a sus polvos de Aix en 1748.

En su disertación escrita, Mr. Renard pasa de una explicación generalista y muy superficial de la causa de las enfermedades según Le Roy, a la directa recomendación del uso de los evacuantes. Sin duda, cumple sobradamente el encargo y aporta una falsa seguridad y efectos beneficiosos de unos específicos cuya comercialización y uso había prohibido el gobierno francés unos meses antes a petición e informe de la Real Academia de Medicina de París.

En la misma línea de defensa puede situarse el *Examen crítico, hecho por Mr. C.P. Martin del extracto de un informe presentado al Ministro Secretario de Estado del Interior por la Academia, sobre las composiciones llamadas secretas, y en especial los evacuantes conocidos con los nombres de Vomi-purgativo y Purgante de Le Roy*; un texto con pretensiones técnicas y sobre el que volveremos en un capítulo posterior.

El Charlatanismo sin máscara

Como señala en una nota inicial el traductor "el *Charlatanismo* es producción de una pluma herida, y no es de extrañar que aparezca a veces su autor poco comedido con cierta clase de médicos sistemáticos y de prevención suspicaz contra la doctrina de su cliente". Su cliente y amigo era, evidentemente, Mr. Le Roy y el libro de más de cuatrocientas páginas es una vindicación y defensa a ultranza de la Medicina Curativa, arremetiendo contra todo y contra todos, especialmente contra los médicos y la medicina oficial que, representada en la Academia Real de Medicina, habían promovido y conseguido la prohibición de la venta y distribución del vomi-purgativo y purgante de Le Roy en Francia.

El traductor remarca su neutralidad, explicitando en la introducción que "al dar al público esta traducción, no hay otro objeto que utilizar el fruto de mis tareas como traductor de una obra. A nadie me dirijo; quien haga aplicaciones con su pan se las coma. En todos los idiomas se halla traducido este libro, y en español debe estarlo también."

Siguiendo el axioma de que la mejor defensa es un buen ataque, el título de la publicación marca la temática desarrollada por el autor al calificar, de entrada, como charlatanes a los que desde una posición oficial y de defensa de la profesión médica venían acusando a Le Roy de intrusismo y charlatanería.

Se trata de una publicación voluminosa, cuyo índice contempla un total de cuarenta capítulos entre los que destacamos, por dejar constancia, a modo de ejemplo, de la temática y razonamientos que sigue el autor o autores, los siguientes títulos: *de la medicina moderna o del estado actual de la medicina; la verdad en guerra con el error; artimañas de ciertos médicos para aniquilar el nuevo método; discusión sobre las injuriosas calificaciones que ciertos médicos se han permitido para aniquilar la Medicina Curativa; pequeños artificios y ardides de nuestros modernos Hipócrates por sustraerse a la censura de sus contemporáneos; prueba demostrativa de la nulidad de los medios empleados por la mayor parte de los prácticos en la enfermedades agudas o la inutilidad de los sistemas comunes de curación en las enfermedades llamadas crónicas.*

Como puede interpretarse, los títulos de los capítulos referidos son ejemplo y seña de un contenido irónico a la vez que agresivo y, en ocasiones, grosero con el que se refiere a los médicos titulados, defensores de la medicina oficial, que representaban el estatus académico de la profesión, de acuerdo con las enseñanzas reglamentadas por el Estado.

Sin duda, la idea que prevalece en toda la publicación es la defensa del sistema o método, y a los capítulos señalados, añade otros diez en los que se dedica a relatar, lo que el autor denomina "las persecuciones contra la Medicina Curativa", las cuales enumera de la primera a la sexta, subtitulando la última como "una palabrita al oído de la Real Academia de Medicina (de Paris) por motivo del informe presentado por ella a S.E. el ministro del Interior".

Con este mismo objetivo realiza una importante referencia a los testimonios sobre curaciones no sospechosos de hombres recomendables dado el rango que ocupan en la sociedad y añade una lista de las profesiones de mayor interés: "Generales del ejército, coroneles en activo servicio, grandes cruces de la Legión de Honor, caballeros de San Luis, coroneles retirados, capitanes, tenientes, etc., por la parte militar. Presidentes de tribunales, bailes (alcaldes) de diferentes comunas, adjuntos, notarios, procuradores y legistas, por la magistratura. Limosneros del rey, vicarios generales, párrocos respetables, negociantes, cultivadores, dueños de plantíos en nuestras colonias y en las que no nos pertenecen, médicos, cirujanos, artistas, etc., por el clero y demás clases de la sociedad".[96]

Una presentación que culmina con la expresión/pregunta: "En clase de testimonios, ¿podría pedirse o exigir alguna cosa más?", para concluir que "o el testimonio de todos esos hombres es el resultado de una imaginación herida y dañada hasta la demencia, afirmando curas que nada menos son que reales, o bien que su testimonio es la expresión franca y sincera de las enfermedades que han padecido y de la curación que han obtenido, conformándose con los procedimientos tales como están trazados en la Medicina Curativa. Esta es la alternativa que proponemos a la academia de medicina en cuerpo".

En el contexto del objeto de la publicación, uno de los capítulos se refiere a las autoridades señalándoles lo importante que sería para ellos "tener en consideración el descubrimiento de la causa de las

---

96. Talanca J. (traductor). 1836: 312-313.

enfermedades" que evidentemente se atribuyen. Y trae a colación, por el alto coste que representan para el Estado, a los hospitales, tanto civiles como militares, para señalar directamente la cantidad de ingresos de pacientes que se ahorrarían si se les aplicara a todos ellos el método Le Roy, a la vez que los cataloga como la antesala de la muerte; "estos establecimientos tan útiles en sí mismos, pero tan onerosos al Estado, hallarán una considerable economía en sus gastos y la ventaja más preciosa aún de emplear un medio pronto y eficaz para restituir en pocos días la salud y la vida a tantos desgraciados como vemos penar en ellos por espacio de meses enteros, y que la mayor parte no salen de allí sino para ir al sepulcro".

También se refiere a la atención médica que reciben los habitantes del medio rural, para los cuales la Medicina Curativa es la mejor y casi única solución. "Los habitantes de nuestros campos, tan abandonados y desesperados en sus enfermedades y que la mayor parte de las veces perecen sin socorro alguno por falta de medios". En este punto, el autor explica que "bajo la dirección de un pastor caritativo o de cualquier otra persona inteligente, recobrarían una salud tan preciosa y tan deseable para sí como para sus familias". Evidentemente con la toma del purgante que promocionan.

Destacamos y transcribimos el siguiente párrafo que puede servir como resumen de este larguísimo alegato escrito con un único fin, cual es la defensa de la Medicina Curativa frente a la medicina oficial de la época:

"si estas curas verificadas en diferentes puntos del globo, nada tienen de quiméricas, son pues reales, el hombre del arte (médico) que las ha efectuado, es pues el hombre del arte por excelencia, y por consiguiente no es un vil charlatán: su principio es pues verdadero; el método en el cual está este consignado, es pues una obra preciosa para la humanidad; los medicamentos cuyo uso prescribe, no son pues unos venenos como se les ha querido calificar; no son pues unos drásticos violentos que presentan los mayores peligros; el informe dado por la academia a S.E., es pues algo más que exagerado, y aún se podría decir al que lo redactó y a los que lo aprobaron, que sorprendieron la rectitud del ministro".

Culmina la obra con un resumen que abunda en la verdad del nuevo sistema, "cuyos principios trastornan de arriba abajo los sistemas erróneos sobre los que ha descansado hasta ahora el arte de curar a los enfermos, por sustituir a esos sistemas un método simple como la naturaleza y que está en armonía con sus necesidades". Sitúa a Le Roy con los grandes incomprendidos de la historia en su tiempo y concluye que "debe esperar ser perseguido y apaleado con todos los tiros de la ignorancia y la calumnia" aunque "fortificado con el testimonio de su conciencia y el reconocimiento de sus conciudadanos a quienes ha arrancado del brazo de la muerte, su alma lamentará la ceguera de sus antagonistas, que rehúsan abrir los ojos a la luz; y aún más, la de tantos millares de enfermos, víctimas de sus propias faltas o de su ciega credulidad".

Esta edición en castellano de 1836 incorpora una ponencia escrita por D. Mariano Peset de Raga, profesor de medicina y médico primario y principal del Hospital Real y General de la ciudad de Valencia, titulada *"Disertación crítico-médica, o dictamen apologético imparcial de la preferencia que tienen las fórmulas purgativas de Mr. Le Roy para la curación del cólera morbo, no menos que para todas las enfermedades asténicas, bilioso-gástrico-mesentéricas y de corrupción humoral"*, que fue publicado inicialmente por la imprenta de Cabrerizo (Valencia) ese mismo año.

Según se explicita, el documento se anexa a instancias del traductor, que tuvo noticias de la memoria realizada por el profesor Peset sobre las curaciones que había conseguido usando el método purgativo de Mr. Le Roy en la terrible enfermedad del cólera morbo que afligió a la ciudad de Valencia el año anterior. El traductor manifiesta en el preliminar que, a su requerimiento, el benemérito profesor le remitió esta memoria que anexa "por considerarla digna de la luz pública y porque en ella brilla el idioma franco y la honradez, los conocimientos profundos de su ciencia y el lenguaje castizo de nuestros primeros escritores[97]".

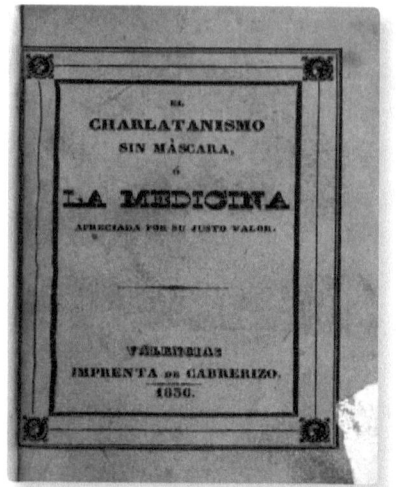 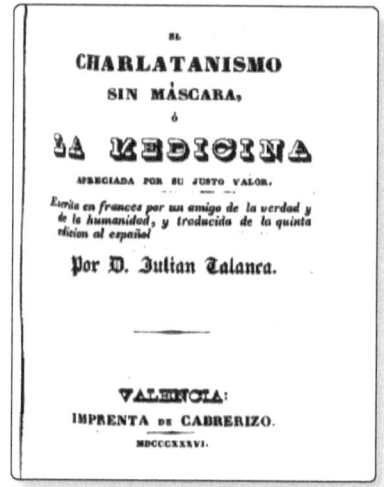

Portada de la publicación "El charlatanismo sin máscara, o la Medicina apreciada por su justo valor", editada en Valencia por la Imprenta de Cabrerizo en 1836. La traducción es de D. Julián Talanca.

La ponencia o lección de Peset de la Raga, expresa claramente en el título el objeto de esta. Señala su preferencia de las fórmulas purgativas de Mr. Le Roy sobre todas las de su clase contenidas en la materia médica, "tanto para la curación del cólera morbo, cuanto para las demás enfermedades asténicas, procedentes de saburra gástrica y verminación o corrupción humoral, ya bien se presenten éstas, gastro-atáxicas, ya bilioso mesentéricas, ora fuesen ellas pútrido-adinámicas, ora epidémico-contagiosas, patentizándose a la par

---

97. Talanca J. (traductor). 1836: 441.

y en su vez los daños y peligros que causa en tales males la práctica del sistema tiránico-sanguinario de Mr. Broussais y todos sus noveleros sectarios, llamados impropiamente fisiólogos, por ser aquella, según la esencia y naturaleza de dichas dolencias la más perjudicial y altamente mortífera".

Como se deduce del título ampliado, que bien podría calificarse de resumen o sinopsis de la disertación, el autor valenciano señala aplicaciones concretas al uso de las fórmulas purgativas cuyas ventajas le demostraron una larga práctica y el meditado estudio de sus indicaciones. Peset Vidal[98] en unos breves apuntes biográficos de su antepasado, refiere que "el objeto del autor ha sido no solo la precaución y curación de las enfermedades infecto-contagiosas y en particular acerca del colera-morbo asiático, sino también la refutación enérgica y combate vigoroso del sistema novelero de Mr. Broussais y otros infundados sectarios anti-contagionistas, en apoyo de la acreditada naturaleza contagiosa de tan cruel azote". Así, además de preconizar el carácter contagioso del cólera asiático, aprovecha la ocasión para refutar al sistema de Broussais que, recordemos preconizaba el uso masivo de las sangrías como tratamiento básico, una metodología médica que "avasalló al profesorado español, salvo pocas excepciones" y que dominó en España durante un largo periodo de tiempo "y a cuyo ominoso yugo" no quiso sujetarse nuestro autor.

Fuera el traductor, el editor o el entorno de Mr. Le Roy quien introdujo el referido texto, parece evidente que todo valía para ganar adeptos y fidelizar clientes y, desde luego, no podían dejar pasar la oportunidad de publicitar una crítica favorable de un reconocido médico y profesor de la Facultad de Medicina de Valencia, aunque en su disertación se refiriera a enfermedades del aparato digestivo y más específicamente al colera-morbo asiático.

---

98. Peset Vidal, JB. 1878, vol 15:429-44.

9

LOS OTROS "SISTEMAS MÉDICOS"

La medicina fisiológica o el broussismo

La hegemonía en España de los planteamientos anatomo-clínicos de la escuela de Paris no impidió que en este periodo tuvieran una importante repercusión los sistemas "nuevos" más influyentes entonces en Europa.

Uno de ellos era la denominada *"Medicina Fisiológica"* de François Joseph-Victor Broussais (1772-1838) con un peso decisivo en el desarrollo de la medicina contemporánea. Para este médico y cirujano francés la mayoría de las enfermedades eran causadas por un exceso de irritación, y para combatirlas empleaba una terapéutica debilitante: la sangría, que ocupó un lugar capital en las prácticas de la época. El éxito de esta práctica está atestiguado en Francia, en base a la actividad importadora de sanguijuelas en el país, que pasó de 300.000 en 1824 a 41 millones diez años después.

Junto a estos aspectos negativos, el broussismo señaló la importancia de la fisiología para la explicación de la patología, frente al punto de vista estático de los anatomo-clínicos ortodoxos y las ideas de Broussais dominaron la práctica de los médicos de las primeras décadas del siglo en los centros urbanos de cierta importancia. La medicina fisiológica francesa concebía a la enfermedad como una alteración de los órganos o de los tejidos, de los que había que estudiar su estructura y su función. Mantenía como idea nuclear que las enfermedades son resultado de una irritación causada por exceso de estimulación; la irritación causaría una inflamación inicial en el tracto digestivo que se esparciría por simpatía hacia el resto del organismo[99]. Eso hizo que Broussais postulara que una pequeña hemorragia podía reducir la fuerza vital y la irritación consiguiente.

Según Barona[100], el momento decisivo del sistema de Broussais había sido la reunión en Alemania e Italia con los partidarios de la doctrina del médico escocés John Brown en 1807-1808. Como veremos, Brown identificaba la vida con un único principio vital: la excitabilidad, que es respuesta a los estímulos. La enfermedad se diferenciaría de la salud solo en grados de intensidad y por eso Brown clasificaba las enfermedades en estenias (exceso de excitación) o astenias (defecto de excitación). Broussais adoptó estos principios, aunque con conclusiones prácticas diferentes, incluso opuestas: casi todas las enfermedades se debían a la irritabilidad de los tejidos, que se tendría que tratar mediante dieta y evacuaciones de sangre. En su *Histoire des phlegmasies ou inflammations chroniques*[101] (1808), estableció los cimientos del broussismo, contra los "empiristas ciegos" y los "teóricos fanáticos".

Siguiendo a C. Miqueo[102], la trayectoria biográfica de François Broussais influyó tanto en la construcción de su teoría como en su difusión y éxito internacional durante unas décadas. Al contrario

---

99. Barona, JLl. 2021, 111: 95.
100. Barona, JLl. 2021, 111: 95.
101. Título traducido: Historia de las flegmasías o inflamaciones crónicas.
102. Miqueo C. 8 ‖ 2011.

que Le Roy, es bien conocida su trayectoria académica. Se formó en París junto a los grandes de la época: Bichat, Pinel, Chaussier. Viajó por casi todos los países de Europa como cirujano militar del ejército napoleónico y en 1814 se instaló definitivamente en Francia, donde expresó sus ideas sobre la sensibilidad vital, la interdependencia fisiológica y las simpatías orgánicas con su obra *L'Examen des doctrines médicales généralement adoptées*[103] (1816). Publicó numerosos libros en los que expresó su nueva "Médecine Physiologique", concebida para todas las áreas de la medicina y dirigió durante trece años (1822-1834) la revista mensual *Annales de la Médecine Physiologique*. Desde 1830, fue profesor de Patología General y Terapéutica de la Facultad de Medicina de París, hasta su muerte en 1838.

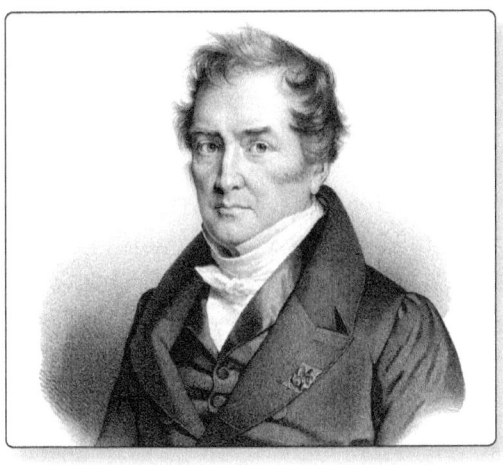

François Broussais (1772-1838), médico y cirujano francés, autor de la Medicina Fisiológica o broussismo

Sus teorías sobre las enfermedades crónicas fueron reconocidas por sus coetáneos como realmente valiosas para el progreso de la ciencia médica, sin embargo, el posterior desarrollo de su teoría general de la enfermedad llegó a ser denostada por muchas de las

---

103. Título traducido: El examen de las doctrinas médicas generalmente adoptadas.

grandes figuras de la medicina francesa. Broussais defendió que la lesión anatómica primaria de las enfermedades hasta entonces consideradas como generales era una «gastroenteritis» consecutiva a un exceso de irritación a nivel del tubo digestivo.

El brousismo participó de la rara condición de ser el último de los "sistemas" médicos en la historia de la humanidad y contribuir (sucesivamente) a la definitiva ruptura con la tradición médica, a la cristalización del movimiento anatomo clínico en Francia y al surgimiento del movimiento fisiopatológico en Alemania, dos pilares que fundamentan todavía hoy la patología y la clínica médica[104].

Según Miqueo, los cuatro enunciados que constituyen el núcleo duro del broussismo, son los siguientes: 1) las enfermedades son irritaciones, es decir, aumentos de la sensibilidad y de la contractilidad de la mucosa gastrointestinal provocados y sostenidos por los diversos estimulantes vitales; 2) estas irritaciones provocan según su intensidad una alteración o modificación de las funciones de parte del cuerpo donde se producen, pero también de las partes afectadas por efecto simpático (similitud histológica); 3) esta disfunción es la causante de la desorganización morfológica (lesiones) observable en las autopsias y de los síntomas observables en la clínica; 4) la actuación terapéutica ha de ser inmediata y estar dirigida a la disfunción primitiva y ha de basarse en los remedios antiflogísticos.

El elemento más criticado es la terapéutica aplicada que era considerada como excesivamente sanguinaria. Era, sin duda, el terreno de la práctica clínica en el que cualquier médico podía tener su experiencia y su opinión; también el lugar concreto en el que validar o refutar esta teoría general patogénica de la enfermedad.

Entre los medios terapéuticos antiflogísticos, los únicos admitidos por la teoría broussista como los verdaderos antiflogísticos

---

104. Miqueo C. 8 ‖ 2011.

directos eran los debilitantes. Broussais buscaba reducir la inflamación y la irritación del tejido digestivo mediante la dieta y la sangría; así, sometía a los pacientes a una dieta líquida severa basada en bebidas como la limonada, el agua de arroz o soluciones de ácido tartárico y defendía apasionadamente el uso de sanguijuelas para la práctica de las sangrías. Este esquema terapéutico fue la marca distintiva del broussismo, y de él decían los refranes populares que había derramado más sangre francesa que todas las guerras napoleónicas juntas[105].

La indicación terapéutica de las sangrías ya estaba presente en los escritos hipocráticos y posteriormente quedó bien integrada en el sistema teórico galénico. Las principales indicaciones eran la plétora sanguínea, las inflamaciones agudas, las fiebres altas y los dolores intensos. En general, las indicaciones estaban en relación con el tipo de enfermedad, la edad, la constitución del paciente, el carácter de las venas, el clima y el ambiente. Con el transcurso de los siglos, la utilización de las sangrías fue adquiriendo mayor predilección como medio terapéutico.

En España, el más destacado seguidor del broussismo fue el afrancesado Manuel Hurtado de Mendoza (1785-1849), formado en el Colegio de Cirugía de San Carlos de Madrid y exiliado a París, donde se formaría en la metodología científica más avanzada del momento, convirtiéndose en un extraordinario publicista médico y, tras su estrecha relación profesional clínica con François Broussais, en el referente de la Medicina Fisiológica en España, con su vuelta a Madrid en 1818. Anticipamos que fue uno de los impulsores de la prohibición de los específicos de Le Roy en España.

El broussismo fue un sistema hegemónico en Francia y otros países, alcanzando su máxima influencia en la década de 1820, pero

---

105. Barona, Josep Lluis 2021- 111: 95.

con la muerte de su creador cayó en franco descrédito. A finales de la década de 1830 se hallaba ya en retroceso, lo que significó el abandono de las opiniones broussistas más ortodoxas de sus seguidores iniciales.

John Brown y su Elementa Medicinae

Otra novedad fue la doctrina del médico escocés John Brown (1735-1788) que explicaba como la debilidad o la estimulación inadecuada del organismo era la causa de la enfermedad. En su planteamiento médico, conocido como *brownismo*, el principio fundamental era la excitabilidad, una propiedad básica de la materia viva que permitía tanto percibir como responder ante el entorno. Para Brown esta propiedad no sólo era lo distintivo entre lo vivo y lo muerto; agregaba que un estado saludable era el resultado de un equilibrio entre los estímulos externos y la excitabilidad que radicaba en el sistema nervioso. Señalaba que una estimulación deficiente era mala, pero si era excesiva, podía ser peor, ya que conduciría, eventualmente, a un estado de debilidad por agotamiento de la excitabilidad. En consecuencia, el médico debía reparar los desequilibrios y ayudar a mantener el equilibrio[106].

En 1759 Brown[107] interrumpió sus estudios teológicos, comenzó los estudios de medicina y fue discípulo del destacado médico de Edimburgo William Cullen[108] y en 1761, se convirtió en miembro de la Royal Society of Medicine en Edimburgo que llegó a presidir.

---

106. Lips-Castro, W. 2015; 151:806-18.
107. Chisholm, Hugh, ed. (1911). Encyclopædia Britannica. 4: 659-660.
108. William Cullen. Autor de la corriente médica conocida como *solidismo*, o patología neural, contra de la teoría humoral. Planteó que lo que enfermaba no eran los humores, sino los órganos sólidos del cuerpo.

Debido a sus propias experiencias y comprensión, Brown comenzó a formular su propia concepción de la naturaleza de la vida y la enfermedad que difería de su mentor, Cullen, quien propició que Brown fuera rechazado por la profesión médica y las clases altas de Edimburgo.

Recibió su título de médico de St. Andrews en 1780, ya que se le había prohibido graduarse en la Universidad de Edimburgo debido a sus puntos de vista "heréticos" y ese mismo año publicó su explicación formal y defensa de su propuesta de reforma de la medicina, *Elementa Medicinae* (Elementos de la Medicina) que durante bastante tiempo fue un texto influyente.

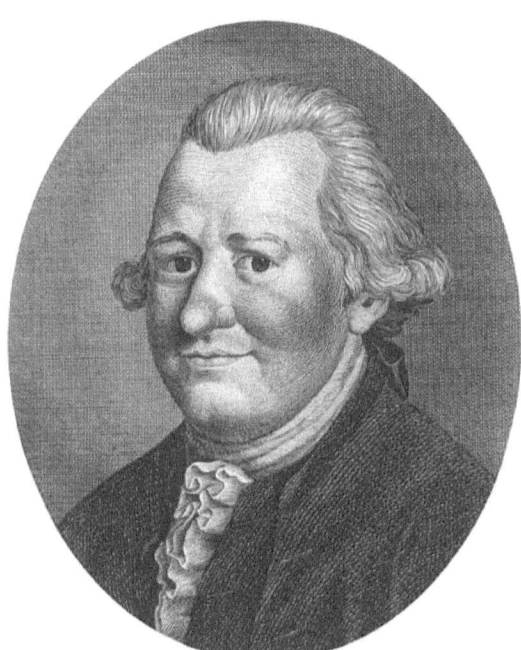

Retrato de John Brown. Falleció en 1788, a la edad de 52 años, después de publicar la tercera edición de su obra en inglés Elements of Medicine.

En esencia la teoría médica de John Brown entendía todas las enfermedades como una cuestión de estimulación excesiva o insuficiente y se centró en los factores externos, que excitarían el cuerpo y conducirían a diferentes enfermedades y la presentación de diversos síntomas. La estimulación se consideró excitabilidad; y argumentó que cualquier síntoma de enfermedad o comportamiento que se apartara del de un individuo sano sugería una sobreexcitación del cuerpo. Brown etiquetó la sobreestimulación como el *estado esténico* y la subestimulación como el *estado asténico*, que se producía bien por la falta de estímulos (astenia directa) o por el agotamiento del organismo ante su exceso (astenia indirecta). Todos los matices de la clínica están incorporados en estos dos grandes epígrafes: enfermedades esténicas y enfermedades asténicas.

A partir de la doctrina browniana, los métodos terapéuticos tenían que seguir forzosamente dos caminos: estimular o debilitar. Para las enfermedades esténicas, los tratamientos de Brown incluían vómitos, aire frío y purgas. Las enfermedades asténicas, (como el tifus y el cólera morbo) debían tratarse con remedios que favorecieran la producción y movilización de la sangre, entre ellos la alimentación (caldos, rosbif) y estimulantes como el opio, alcanfor, éter y las bebidas alcohólicas. Escribió que "toda la vida consiste en estímulos, y tanto la sobreabundancia como la deficiencia producen enfermedades". Esta práctica de la medicina podía verse como una forma de explicar las relaciones entre la naturaleza y el hombre, una noción que relaciona el mundo exterior que causaba la excitación, con el hombre y su enfermedad o dolencia, que era estimulado. En su trabajo, Brown describió y explicó qué excitantes eran buenos y malos para el cuerpo. El sistema de tratamiento estaba destinado a delinear tratamientos específicos para los síntomas y simplificar la medicina. Este sistema también era lo suficientemente simple como para que muchos médicos pudieran practicar de acuerdo con la medicina browniana, ya que no requería un conocimiento anatómico extenso o la asociación de síntomas externos específicos con ciertas enfermedades.

A pesar de su relativa simplicidad en cuanto a la concepción de las propiedades del cuerpo que propician las enfermedades, favoreció el desarrollo y la variedad de la farmacopea, por la búsqueda de sustancias con capacidad para producir excitabilidad o debilitamiento en el organismo.

Sobre su impacto en Europa, las ideas médicas de Brown demostraron ser muy influyentes durante las siguientes décadas, especialmente en Italia y Alemania, donde muchos médicos intentaban cambiar y renovar las teorías médicas. Su obra fue traducida al alemán y publicada en varias ediciones entre 1795 y 1798, sin embargo, con el tiempo se presentaron argumentos contrarios a la validez y precisión de este sistema en Alemania.

El brownismo comenzó a declinar en la segunda década del siglo XIX, al considerar una mayoría de médicos que esta teoría no proporcionaba una explicación científica adecuada a las enfermedades y dolencias. Fue, sin embargo, la base de la corriente médica alemana conocida como *Nathurphilosophie* y de la ya descrita doctrina médica de Broussais, autor de la Medicina Fisiológica.

Por ello o a pesar de ello, ambas teorías o sistemas médicos tuvieron en Centro y Sudamérica un importante número de seguidores entre la clase médica, profesionales estudiosos y e interesados por las novedades provenientes de Europa que seguía siendo la cuna de los saberes médicos.

En un artículo reciente publicado en México[109] se da cuenta y repasa las disputas prácticas y teóricas sobre la medicina fisiológica francesa y la del escocés John Brown que tuvo lugar en la década de 1820 en ese país, donde se producía sistemáticamente la desacreditación de teorías incompatibles con la doctrina médica dominante entre los facultativos más influyentes. Sobre este fenómeno, los autores destacan la dedicación del reconocido médico M. Carpi para imponer la Medicina Fisiológica sobre el brownismo, del que explicaba:

---

109. Rodriguez Cortés, LA, Vazquez Gonzalez, RB. 2020: 8-15.

"La doctrina de Brown estaba reducida a recetas, que inducían a sus usuarios al empleo de una terapéutica que se limitaba a resolver el problema de la enfermedad sin permitir cuestionamientos de los síntomas relacionados con la patología, lo que la convertía en una teoría pura, que carecía de los principios experimentales".

Y es que, en contraste con la concepción médica escolástica, fundamentada en la teoría humoral, la medicina moderna ofrecía una comprensión de la salud y la enfermedad sustentada en relaciones empíricas entre la observación y el diagnóstico (medicina fisiológica), o bien, en una comprensión general de la mecánica funcional del organismo.

Las propuestas estrella de la medicina popular: Los cuatro métodos curativos

La obra de Le Roy en su concepción teórica y finalidad terapéutica prescribiendo medicamentos o fórmulas magistrales para todo, no fue la única, no resultó ser una excepción en su época, aunque fue más conocida que otras en España. El método forma parte, como ya hemos comentado en capítulos anteriores, de un conjunto de teorías que circulaban en Francia y Gran Bretaña, que defendían la *unicausalidad nosológica* y estaban en contra de la variedad de los tratamientos médicos. En general, estas teorías tenían en común la propuesta de un único remedio que, además fuera posible autoadministrar, de ahí, el lema del emético-purgante impreso en el frasco *"Lleva el médico consigo quien me lleva en su bolsillo"*.

Tanto en la obra básica de Le Roy como en muchos de los casos publicados, se incide en la reivindicación de una misma y única causa para todas las enfermedades, por muy dispares que sean o se presenten. En una carta remitida a la *Gaceta de los Enfermos*, un paciente, rizando el rizo, explica que "usando vuestros medicamentos por la vista, me he curado de una hernia tan gruesa como el puño que tenía en el lado derecho desde la edad de tres años; y ved aquí una cosa que probaría si fuese necesario, que todas las enfermedades tienen como demostráis, una misma y única causa".

Con el sistema de Le Roy, competían entre sí varios métodos terapéuticos con bases teóricas similares, que aplicaban también un específico único, válido para todas las enfermedades. Así, con el apellido de su precursor encontramos además del vomi-purgante de Le Roy, el toni-purgativo de Rouviere (La medicina sin médico), el depurativo vegetal o píldora vegetal universal de Morison, con más de 30 ediciones de su manual en Inglaterra, la cura de Raspail que usaba alcanfor para todo por sus virtudes antipútridas y antisépticas, o las píldoras y ungüento de Holloway que propugnaba el uso combinado de ambos productos con los que aseguraba curar todo tipo de dolencias. Estas corrientes médicas, que aportaban soluciones distintas basadas en sus propios específicos, generaban grupos de seguidores y también de detractores, manteniendo entre todas, una importante aceptación popular amparada en los frecuentes fracasos de la medicina académica u oficial.

Las bases de los métodos o sistemas más populares de la época, se recogen en un curioso libro editado en 1857 (y reeditado en 1865) por el impresor Luis Tasso en Barcelona, con el título de *Los cuatro métodos curativos o sea Manual de Higiene y de Medicina Popular*[110] que comprende los sistemas de Raspail, Leroy, Morison y Holloway acompañados de un resumen de la homeopatía arreglados por un Profesor amante del bien público y con puntos de venta en Madrid (Librería Española), en Barcelona (Plus Ultra), en Puerto Rico, La Habana y Buenos Aires. Se trata de una compilación de casi 500

---

110. Un profesor amante del bien público 1857.

páginas, con los textos publicados de los autores extranjeros más representativos de la denominada medicina curativa o popular.

Martí Flo Csefkó[111] sostiene que el más probable candidato a ser el "profesor amante del bien público" y por tanto el autor-compilador de este famoso manual, sería Pedro Reynés y Solá, un traductor con los conocimientos y la práctica necesaria, tanto por haber traducido numerosas obras de la misma materia como por los estudios iniciados en su juventud. Explica en su artículo que "parece evidente que un compilador tan minucioso como el del presente volumen, que escogió los apartados de cada obra de referencia con la clara voluntad de crear un manual práctico de uso comprensivo por cualquier lector, forzosamente tenía que conocerlas todas en profundidad".

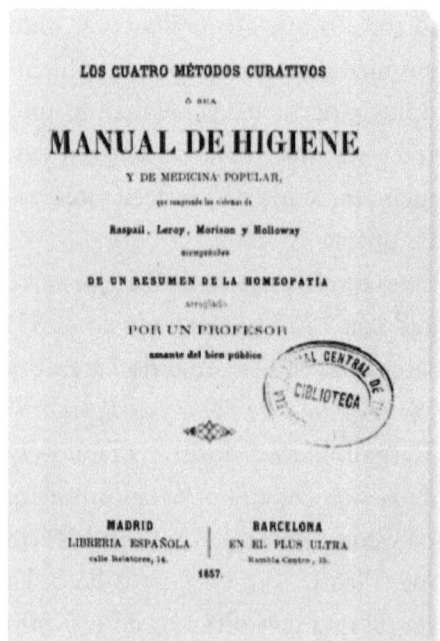

Los cuatro métodos curativos de la medicina popular en un manual unificado, "arreglado por un profesor amante del bien público", editado en 1857. https://patrimoniodigital.ucm.es/

---

111. Flo Csefkó, M. 2022; 76: 177-194.

El objetivo de la publicación era reunir en un solo libro, a modo de manual, a los distintos métodos y opciones de curación sin la consulta o diagnóstico médico, tal y como se explica en la introducción de la sección segunda del libro:

"según el plan que nos hemos propuesto al redactar el presente libro de ofrecer a la consideración del pueblo todo lo que pueda interesar a su salud, y que pueda él por sí propio adoptar sin ausilio (sic) de los médicos; después de la parte que comprende la higiene popular debe seguir la Terapéutica popular, cuyos héroes son Le Roy, Raspail y Morison. En las secciones sucesivas presentaremos en compendio los sistemas de estos celebres autores empezando desde luego con el de Mr. Le Roy."

Sobre el manual en su conjunto, señala Martí Flo que muestra diferentes interlocutores a la vez, alguno de los cuales se atacan en sus escritos, como hace Raspail respecto a Morison y este respecto a Le Roy. En el compendio se transcriben sus textos originales sin los adornos de las historias particulares de éxitos descritos por los testimonios, con el objetivo de acercar las diferentes corrientes o métodos a un nivel de autosuficiencia que va más allá de lo que proponen estos sistemas por sí mismos.

El resultado es un manual de medicina para el pueblo, con unas pautas de higiene fáciles de comprender, pero también con un listado de todas las enfermedades y accidentes domésticos que pueden permitir al lector diagnosticar sus propios males y aplicar tratamientos de una forma independiente sin necesidad de una consulta médica.

El sumario de la sección segunda del libro incluye capítulos específicos dedicados a cada uno de los métodos, a modo de resumen de los textos publicados. Obviamente, dejamos sin comentar la parte dedicada a la Medicina Curativa de Le Roy, y se explica las bases teóricas y los tratamientos prescritos por los otros métodos, que mantienen el objetivo de simplificar la medicación al máximo, abarcando la mayor parte de las enfermedades conocidas o no.

En el capítulo dedicado a **F.V. Raspail**[112] se presenta el *Modo de curar las enfermedades y el Diccionario de las enfermedades y tratamiento de cada una por el método de Mr. Raspail* que abarca un total de 146 páginas. Su obra básica presentada como el *Manual anual de la salud, o Medicina y farmacia domésticas*, fue ampliamente editada en España siguiendo el propio formato de anuario a partir de 1850.

El método se funda en que todas las causas de las enfermedades proceden del exterior y en que la semejanza de los efectos induce a creer en la de las causas, las cuales la mayor parte de las veces consisten "en insectillos o lombricillas a menudo imperceptibles". Y en este concepto o sustento causal, fundamenta la base de su tratamiento: el alcanfor y sus compuestos, sustancias que para los insectos son un verdadero veneno.

Según el mismo Raspail la salud depende de la estricta observancia de las reglas higiénicas, por lo demás el método curativo se contiene en las fórmulas aportadas y que extraemos de su Manual de salud. Destacamos: *el acíbar* y *el caldo de hierbas* con efecto purgante; *los baños sedativos o alcalino-ferruginosos* (se añade al agua amoníaco saturado de alcanfor) con efecto en las calenturas, reumas, resfriados, dolores, enfermedades del hígado, de los riñones, del útero y de las vías urinarias, en la corea o baile de san Víto, en la rabia o manías furiosas, en la borrachera, apoplejía fulminante y delirium tremens; y *el alcanfor*, del que explica: "un aceite esencial, que... reúne la propiedad antipútrida y vermífuga, en un grado a que ninguna otra sustancia alcanza. Siendo mi objeto simplificar la

---

112. François-Vincent Raspail (1794-1878) fue un químico, fisiólogo, médico, naturalista y político francés. Como médico higienista, fue pionero en el uso de la asepsia, y divulgó los distintos usos del alcanfor.

medicación tanto como lo había hecho en la teoría médica, a ninguna otra sustancia podía dar la preferencia mejor que al alcanfor, teniendo el doble objeto de destruir la causa inmediata del mal, y de neutralizar sus efectos".

Sin duda alguna y por todas esas propiedades, el alcanfor era la base de todos sus tratamientos, y según el autor, entre los muchos efectos positivos de este producto se encuentran la de conciliar el sueño, la de clarificar la orina, la de desterrar o envenenar los parásitos internos o externos y, como consecuencia, la de disipar los calambres y males de estómago, los dolores de entrañas, la diarrea, la disentería, y el mal de piedra, evitando su formación y si se curan las heridas y llagas con alcanfor, "no corren peligro de que las complique mucho tiempo la gangrena, la erisipela, ni de que se forme de ellas un pus de mala calidad".

En relación directa con las patologías conocidas, su propuesta se presenta en el Diccionario de las enfermedades, en el que se recoge una larga lista de afecciones ordenadas alfabéticamente y sobre las que explica su particular versión de las causas de cada una de ellas y el detalle de la medicación que se prescribe.

La presentación del alcanfor es variada y se adapta a los más diversos modos de empleo. En su manual, Raspail explica el modo o procedimientos de elaboración de los preparados, aportando la fórmula de los ingredientes, entre los que aparece de forma omnipresente el alcanfor.

Sin mucha exhaustividad, entre los preparados descritos en el manual, con alguna de las indicaciones, se relacionan los siguientes: polvos de alcanfor para tomar como rape; alcanfor para fumar (cigarros de alcanfor); aguardiente y alcohol alcanforado; aceite alcanforado y de trementina; candelillas[113] a base de grasa de carnero,

---

113. Bastoncillos cilíndricos que cuando se introduce en el ano o vagina, "se sujetan con un vendaje o almohadilla, hasta que estén derretidas completamente".

alcanfor en polvo y cera virgen, contra las almorranas y las enfermedades uterinas; pomada alcanforada (manteca de cerdo y alcanfor en polvo); cerato (cera amarilla) alcanforado para su uso como cataplasma; agua sedativa constituida en distintas proporciones, según el grado, con amoniaco líquido, alcohol alcanforado, sal común y agua y utilizado en lociones o compresas para afecciones de la piel o picaduras venenosas; agua salada con vinagre alcanforado para gárgaras de la cavidad bucal; lavativa alcanforada "para desembarazar los intestinos, ya de los excrementos endurecidos, ya de las lombrices que le atacan, o bien de las sustancias tóxicas que corroen sus paredes". Para las lavativas purgantes hay que añadir tres granos de acíbar o media onza de aceite de ricino.

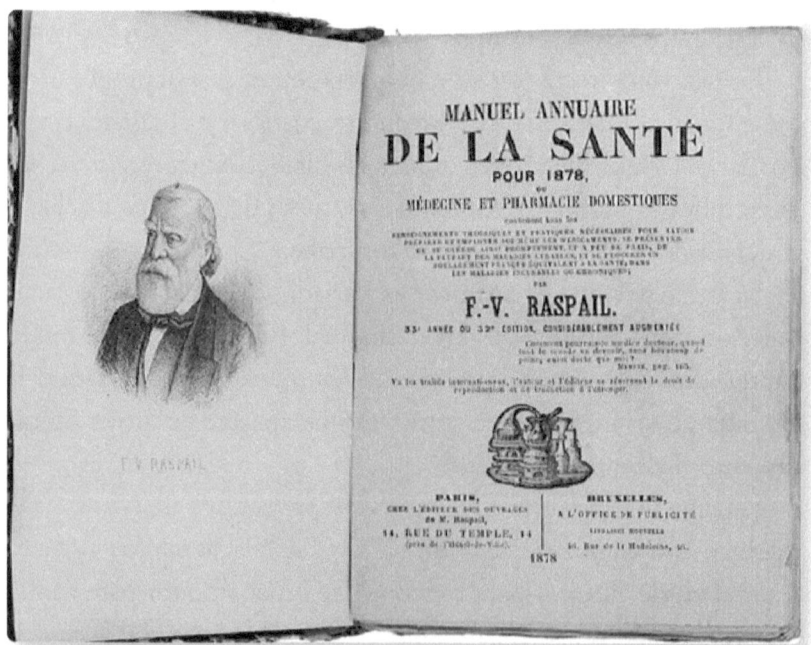

Portada del Manual de la Salud de F.V. Raspail en su edición de 1878.

Con estas bases, el francés F.V. Raspail editaba su Manual Anual de la Salud o Medicina y Farmacia Domesticas, que contiene

-según publicita- "todos los conocimientos teóricos y prácticos necesarios para saber preparar y emplear por sí mismos los medicamentos, preservarse y curarse con prontitud y a poca costa de la mayoría de las enfermedades curables, o procurarse un alivio equivalente a la salud, en la afecciones incurables o crónicas". El éxito, al menos del manual, fue indudable, pues en 1878 se publicaba la 32ª edición.

Sobre **James Morison**[114], en el manual se exponen las dos publicaciones más representativas de su sistema, a saber: *Modo de precaver y curar las enfermedades del cuerpo humano, demostrado y fundado sobre principios conformes a la naturaleza, y adecuado para todos los climas y constituciones* y la *Instrucción sobre el modo de tratar las enfermedades por la medicina vejetal (sic) de J. Morison, presidente del Colegio Británico de la Salud de Londres*.

La formulación teórica sobre el origen de las enfermedades es muy similar a la de Le Roy y pivota sobre la teoría del equilibrio de los humores y aunque el principio vital está contenido en la sangre, "el cuerpo humano no es más que una máquina completa, regulada por el estómago y los intestinos; y como el todo es nutrido por el regular alimento introducido en el estómago, asimismo hay que precaver sus enfermedades y curarlas radicalmente, extrayendo la materia nociva".

Los principios de la teoría higienista de Mr J. Morison están contenidos en las proposiciones siguientes:

1. Todos los cuerpos animales se componen de fluidos y sólidos.
2. Todos los animales, cuando se hallan en el vientre de su madre, en estado de feto, solo se componen de líquidos.

---

114. James Morison (1770-1840) fue un higienista británico autor de la píldora vegetal universal, que curaba todo. Fundó la institución pseudo-académica British College of Health para promover sus tratamientos.

3. Las partes solidas del cuerpo provienen de las partes fluidas, que las han formado.
4. Los fluidos del cuerpo humano pesan cuatro tantos como los sólidos.
5. El fluido principal es la sangre.
6. La salud depende de la fuerza de la sangre; pues la experiencia ha probado que el humor viciado que se mezcla con la sangre es la única causa de las enfermedades. Y no teniendo la enfermedad más que un solo y mismo origen, claro está que todas ellas pueden curarse por un solo mismo remedio.
7. El principio vital está contenido en la sangre.
8. Todo lo del cuerpo se deriva de la sangre.
9. Todas las constituciones son radicalmente las mismas.
10. Todas las enfermedades nacen de la impureza de la sangre, o en otros términos, de los humores acres alojados en el cuerpo.
11. Este humor, que hace degenerar la sangre, tiene tres orígenes: el materno, el contagioso, y el personal,
12. El dolor y las enfermedades tienen el mismo origen, y pueden por consecuencia considerarse como sinónimos.
13. El purgar con vegetales es el único modo eficaz de extirpar la enfermedad.
14. Por la íntima conexión que subsiste entre el ánima y el cuerpo, la salud del uno debe conducir a la serenidad del otro.

Así, las enfermedades provienen, según la opinión de Mr. Morison, "de la acritud de los humores que vician la sangre, embarazando su circulación". Al igual que Le Roy, destierra la sangría de su doctrina; pero no muestra inconveniente en emplear su remedio después del sangrado.

Con unos fundamentos teóricos similares, Morison explica que "el estómago y los intestinos son los recipientes de las sustancias con que nos alimentamos y al mismo tiempo el albañal por el que se expele todo lo malo, corrompido y pernicioso a nuestra constitución: todo el cuerpo está en comunicación con el estómago é intestinos por medio de un mecanismo que comprendemos muy imperfectamente". Así, "purgando eficaz y continuadamente, te harás descender un humor del ojo, o te quitarás un callo del pie, y esto sin ninguna disminución de tus fuerzas. El purgar es el medio que indica la naturaleza para precaver y curar todas nuestras enfermedades, y puede afirmarse que es la única cosa, en que no cabe exceso, y que puede continuarse por cualquier espacio de tiempo. Da fuerza y agilidad al cuerpo; contento y energía al entendimiento, y es el verdadero fortalecedor del estómago. Nunca puedes perder purgándote sino lo malo y enemigo del cuerpo humano, heces y escoria".

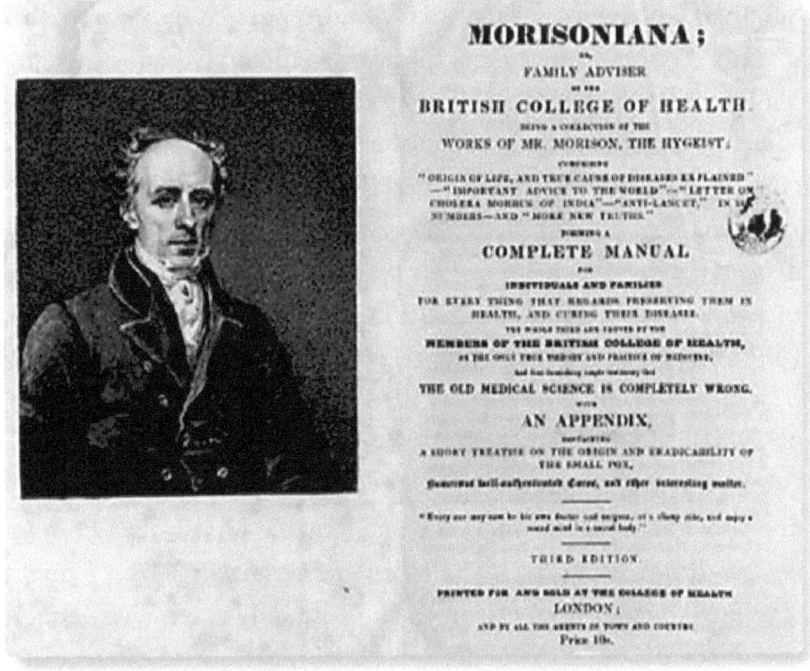

Publicación en inglés de "Morisoniana o consejos a las familias del Colegio Británico de la Salud", editado en 1831.

Y como constatamos, la base argumental de los resultados de su aplicación es también coincidente con el argumentario de Le Roy. "El inventor ha dado a su descubrimiento el título de medicina universal y poco importa que griten que es charlatanismo, como la aplicación del remedio no desmienta este dictado. Los enfermos deben usar este depurativo vegetal con confianza, en el que no entran más que plantas medicinales". "Antes que Mr. Morison hiciese su gran descubrimiento carecíamos de una combinación vegetal digerible, propia para asimilarse a la sangre, y darle la energía necesaria para expeler de la economía todos los humores superfluos. Pero hallado ya este remedio, es deber de todo hombre amigo de la humanidad propagar su uso; y la instrucción que sigue indicará los modos de emplearla sin temor y sin peligro."

Además de la publicación referenciada por "Los cuatro métodos curativos", podemos señalar que Morison publicó hasta tres libros que tuvieron su traducción al castellano y fueron editados en España. Por orden de aparición: *Las píldoras vegetales universales del Dr. Morison, triunfantes de la medicina curativa de Mr. Le Roy*". Traducción de la 34 edición inglesa. Barcelona (Impr. Verdaguer), 1842; "*La causa verdadera de las enfermedades y modo de curarla, al alcance de todos los hombres de buena fe que quieren conservar o recobrar sus fuerzas y su salud*". Traducción del inglés por A. Eusberg. Barcelona (Impr. de J. Oliveres), 1844, y "*Morisoniana o consejos a las familias del Colegio Británico de la salud*". Barcelona, s.i. 1844.

Parece evidente que copia el modelo publicitario de la Medicina Curativa y en la portada del primero de ellos aparece el lema o mensaje publicitario de sus píldoras como remedio universal: "*Quien lea este cuaderno y le medite no ha menester Doctor que lo visite*", mientras que la propia publicación en su título indica, o mejor destaca, la competencia que mantenía con Le Roy, del que se diferenciaba en la composición del remedio salvador: píldoras vegetales versus vomi-purgante, ambas con efecto laxante.

En estas publicaciones explicaba sus ideas y "se difundió por todas partes la doctrina saludable de la nueva medicina". Para agregar legitimidad a su empresa, Morison ideó y constituyó el British College of Health, (Colegio Británico de la Salud) del cual fue nombrado presidente. La institución aparece de forma constante en las publicaciones de Morison, proporcionando un respaldo de oficialidad a sus teorías y prescripciones. Recordamos que este autor no era médico y se definía a sí mismo como higienista.

Las píldoras vegetales universales del Dr. Morison o "Morison pills" tuvieron en esa época una amplia difusión por toda Inglaterra, Europa y América, estableciendo depósitos del medicamento en diversos países, de forma que alrededor de las píldoras se creó un negocio de dimensiones considerables. Se calcula que pudo llegar a ganar más de medio millón de libras de su tiempo, y después de su muerte, las discusiones por las ganancias y la legitimidad de las pastillas continuó durante bastante tiempo[115].

Sobre los concesionarios podemos añadir que, en el propio manual, al final de la presentación del método curativo de Morison, el autor explica que "el único comisionado en España por el Colegio Británico de la Salud, fundado en Londres por Morison, para vender su medicamento es Don Carlos Solá, farmacéutico, en Barcelona, Rambla número 87". Aunque J. Corbella[116] refiere haber encontrado anuncios en la prensa de Barcelona y Madrid, publicados años después de la muerte de Morison, que tienen relación con intereses comerciales y de distribución entre los que fueran sus "concesionarios". Según uno de estos anuncios existía un depósito único y general para toda España:

---

115. Corbella i Corbella, J. 2012: 87-94.
116. Corbella i Corbella, J. 2012: 87-94.

«Píldoras de Morison. De Arthaud Moulin, rue Louis-le-Grand, 30. París. El depósito único y general para toda España se halla establecido en Madrid, en la farmacia de Moreno Miquel, calle del Arenal núm. 2. Precios: al por menor se venden a 10 rs. caja. Por docenas a 8 rs. caja y por cientos a 6 rs. caja. Se sirven los pedidos a todos los puntos de la Península, con solo poner cuatro letras al propietario de esta oficina de farmacia»

Con el éxito económico, también aparecieron casos que denunciaron importantes efectos secundarios y algunas muertes, sobre los que se produjeron juicios e indemnizaciones. Contra el uso de este "medicamento" se publicaron artículos científicos, incluso en la revista Lancet.

Morison trasladó su residencia a París y murió en 1840 a la edad de 70 años, pero sus hijos continuaron con el negocio familiar y los pacientes esperanzados, en base a la tradición heredada, siguieron comprando las píldoras durante décadas, hasta que Gran Bretaña detuvo las ventas en 1920.

El cuarto personaje del manual es **Thomas Holloway** (1800-1883). Originario de Plymouth (Inglaterra) trabajó como tendero, secretario, traductor y agente comercial. Hacia 1837 comenzó a elaborar ungüentos y píldoras, utilizando, al parecer, la fórmula de un tal Felix Albinolo de Turín, vendedor de sanguijuelas y del ungüento de San Cosme y San Damián. Surgió así el Ungüento de Holloway que, en 1837, fabricaba en la cocina de su casa[117] y dos años después lanzaba al mercado las píldoras y, aunque no poseía título alguno, añadía a su nombre el de *Profesor*, como una forma de ganar más prestigio.

---

117. Fresquet, JL. Enero 2017.

El autor de *Los cuatro métodos curativos* hace referencia al denominado Sistema médico de Holloway y "su aplicación a la curación de todas las enfermedades que afligen al género humano", aunque a diferencia de los otros tres, no presenta publicación alguna de éste, de hecho, Holloway no es autor de ningún manual o tratado en el que defina y explique su método. Lo recogido en el compendio es, básicamente, la transcripción literal de los múltiples mensajes publicitarios que de sus productos (píldoras y ungüento) lanzaba con su nombre en periódicos y otras publicaciones.

En estos textos, se explica que todas las enfermedades cualesquiera que sean sus síntomas y modo como se declaren, tienen una causa común, a saber: la falta de pureza en la sangre, la cual es el manantial de la vida y en los fluidos; pero "todas son curadas con esta admirable medicina, la cual limpia el estómago y los intestinos, al paso que sus cualidades balsámicas purifican la sangre, dan tono y energía a los nervios y músculos, vigor a la continuación y fuerza a los huesos y tendones y fortifican la organización entera".

Sobre el ungüento se publicita que "compuesto de bálsamos muy raros y preciosos que poseen una virtud admirable, cura úlceras y llagas, tanto externas como internas por rebeldes y malignas que sea su naturaleza", y continúa explicando que "admitido cual lo ha demostrado la experiencia que este ungüento cura las úlceras de las piernas ¿por qué no ha de ser útil para las de los pulmones?, si disuelve una hinchazón o ablanda cualquier parte endurecida del cuerpo, ¿por qué ha de ser ineficaz empleado en fricciones sobre el hígado, cuando este órgano se halla entorpecido, duro o inflamado?, para acabar recomendando que "hagan uso de este ungüento las personas que padezcan enfermedades del corazón, riñones o útero, y los efectos serán prodigiosos. Del mismo modo en los casos en que el estómago o los órganos digestivos están en estado de desarreglo o sufrimiento, como también en todas las afecciones asmáticas puedo recomendar este específico con la mayor confianza, puesto que tengo pruebas diarias de que la aplicación exterior de mi ungüento cura las afecciones más internas y peligrosas con tanta seguridad cual las heridas o llagas que están a la vista".

La acción curativa del ungüento sobre los órganos internos se explica porque "posee propiedades asimilativas tan extraordinarias que, desde el momento que penetra en la sangre, forma parte de ella; circulando con el fluido vital, expulsa toda partícula morbosa, refrigera y limpia todas las partes enfermas, y sana todas las llagas y úlceras de todo género". Y añade que "es un curativo infalible para la escrófula, los cánceres, los tumores, los males de piernas, la rigidez de las articulaciones, el reumatismo, la gota, la neuralgia, el tic doloroso y la parálisis".

Como resalta Le Roy en sus publicaciones, la referencia a la experiencia y realidad de los resultados es una constante en la defensa de estos específicos que mantienen su fórmula en secreto. Así lo vemos también con Holloway que en sus anuncios habla de "pruebas diarias" de los efectos beneficiosos, o de que "la experiencia ha demostrado", o que "el agradecimiento expresado por millares de personas de todas las naciones es el mejor testimonio de la virtud de este maravilloso ungüento y nos prueba que a él solo deben la cura radical de sus cuerpos, después de haberla buscado vanamente en muchos otros medicamentos".

Sobre la composición de su ungüento simplemente explica que "este inestimable específico, compuesto enteramente de yerbas medicinales, no contiene mercurio ni alguna otra sustancia deletérea. Benigno a la niñez más tierna y a la complexión más delicada, e igualmente pronto y seguro para desarraigar el mal en la complexión más robusta, es enteramente inofensivo en sus operaciones y efectos, mientras busca y remueve las enfermedades de cualquiera especie, y en cualquier grado, por antiguas y arraigadas que sean".

Aunque se trataba de una fórmula secreta, es conocido que los productos Holloway estaban compuestos de jengibre, cardamomo, azafrán, canela, raíz de ruibarbo y "confección de rosas", aunque tras su muerte se comprobó que algunos no contenían ningún principio activo[118].

Otro de los anuncios deja bien claro las enfermedades que puede curar: "No se perderá tiempo en tomar este remedio para cualquiera de las enfermedades siguientes: accidentes epilépticos, almorranas, asma, calenturas biliosas, calenturas intermitentes, calenturas de toda especie, cólicos, debilidad o extenuación, disentería, dolor de garganta, dolor de vientre, erisipela, enfermedades del hígado, enfermedades venéreas, gota, hidropesía, ictericia, indigestiones, inflamaciones, irregularidad del menstruo, jaqueca, lamparones, lombrices de toda especie, lumbago o dolor de riñones, mal de piedra, manchas en el cutis, obstrucción de vientre, retención de orina, reumatismo, síntomas secundarios, tic-doloroso, tisis o consunción pulmonar, tumores, úlceras".

A pesar del extenso listado, en otros textos publicitarios se habla específicamente de otros síntomas o patologías. Refiriéndose a las píldoras explican que "el poder purificativo de éstas, que restablecen la sangre, limpiándola de toda clase de humores, hace que la flojedad, debilidad o languidez, males que tanto afligen a gran número de personas, sean prontamente sustituidas por la más perfecta salud y robustez". También incluye "las peligrosas afecciones invernales como la tos, los constipados, catarros, fluxiones, pulmonías o anginas son igualmente dominadas con facilidad usando dichas píldoras y ungüento, y las personas que padezcan de asma, encontrarán un grande alivio en las píldoras Holloway".

También mantiene en la mayoría de los anuncios, mensajes para los pacientes desahuciados en general y con patologías más graves que han probado con otros medicamentos. Con sutileza publicitan

---

118. Fresquer, JL. enero 2017.

que "los más afligidos no deben entregarse a la desesperación; hagan un competente ensayo de los eficaces efectos de esta asombrosa medicina, y pronto recobrarán el beneficio de la salud" o que "entre los millares de personas curadas con esta medicina, muchas que ya estaban a las puertas de la muerte, perseverando en su uso, han llegado a recobrar su salud y sus fuerzas, después de haber tentado inútilmente todos los otros remedios".

En la publicidad se hace hincapié en que para asegurar la curación rápida y permanente de las enfermedades conviene siempre que se tomen las píldoras al mismo tiempo que se emplea el ungüento, eso sí, ateniéndose a las instrucciones que acompañan a cada caja de píldoras y botes de ungüento. En las instrucciones generales se explica, "deseo aquí inculcar a los enfermos este principio general, que las píldoras y el ungüento Holloway están preparados para obrar en correspondencia mutua; y así cuando se emplee el ungüento como remedio exterior, las píldoras son el solo remedio interno que deberá tomar; y cuando se toman las píldoras, no se deberá usar otro ungüento más que el mío".

Y con la perspectiva de la venta conjunta de ambos preparados, todavía llega a más, asegurando que "en todos los casos que se recomienda el uso del ungüento juntamente con las píldoras, la curación se obtendrá en la mitad de tiempo; y a la verdad, la mayor parte de dichos casos no podrían ser curados sin la operación de ambas medicinas". También se hace mención a las dosis, y al igual que Le Roy y otros, no para prevenir sobre los excesos sino para todo lo contrario, "la experiencia enseñará a los más tímidos que las dosis prescritas, lejos de ser excesivas, son en muchos casos insuficientes".

Las instrucciones generales se completan con la prescripción de las dosis necesarias de píldoras, en uso conjunto con el ungüento, del amplio listado de enfermedades que hemos referenciado en convenientes agrupaciones de las mismas por aproximación de la sintomatología, y no se olvida de los órganos de la vista y el oído que "tan necesarios a la felicidad humana, son fortalecidos con la depuración de sus órganos respectivos: así es que con razón llamamos a esta medicina *remedio universal*".

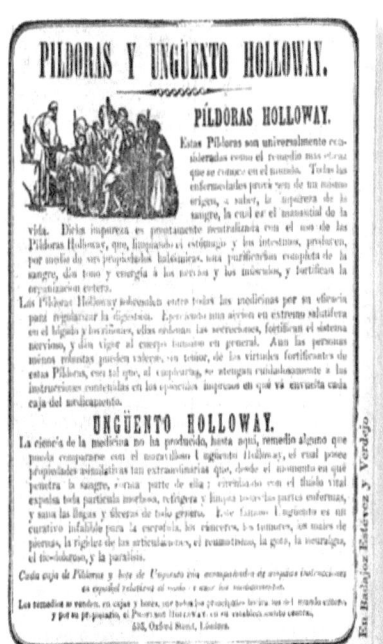 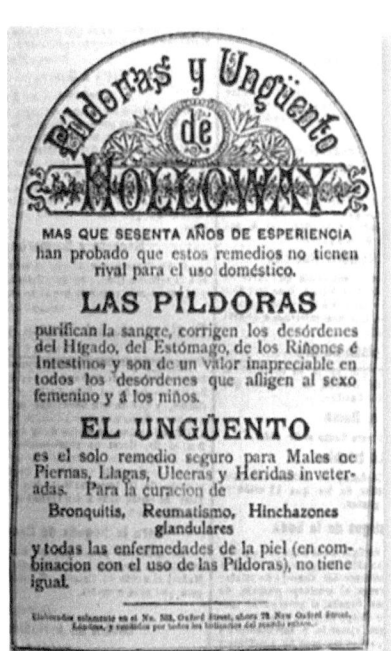

Anuncios modelo de los productos Holloway en la prensa española.

Su relación con España queda patente en un *"parte no oficial"* publicado en el Boletín Oficial de la provincia de Guadalajara de 7 de febrero de 1855. En la carta que Thomas Holloway dirige a *los habitantes de España*, hace mención a que particularmente en nuestro país sus píldoras y su ungüento han alcanzado una alta reputación y son aplicados en los primeros hospitales, recetados por los más eminentes facultativos y refiere que "por su eficacia curativa han merecido de S.M.C. la Reina, una Real Orden fechada en Madrid el 4 de diciembre de 1852, favoreciendo por la disminución de derechos su entrada y su uso en todos los dominios españoles".

Al parecer las relaciones comerciales de la empresa de Holloway se establecían con las más altas instancias del país que, no sabemos a cambio de que, facilitaban o favorecían la introducción de los específicos en todo el territorio español, incluidas sus colonias.

Por este medio, también tenemos información de los puntos de venta y del precio de las cajas de píldoras. Se venden en el establecimiento del profesor en Londres, y en New York, "así como también en las principales boticas y droguerías de las más importantes poblaciones de España, la América y de otras partes del mundo". Y el precio de las cajas es de 7 reales, 18 reales, 28 reales, (suponemos que para los distintos tamaños en número de píldoras), "aunque comprando en gran cantidad se encontrará una considerable rebaja en el precio". Con este mismo formato se replica el anuncio en el Boletín Oficial de la provincia de Albacete de 12 de enero de 1855.

Resulta una innovación en materia publicitaria que el propio Thomas Holloway se dirija directamente a los clientes mediante escrito o carta firmada. Esta práctica parece habitual en este iniciado emprendedor y lo comprobamos en algunos anuncios insertados en la prensa hispano-americana con motivo de "las viles falsificaciones en Nueva York de las píldoras y el ungüento Holloway". En la misiva-anuncio ofrece detalles de las medicinas legítimas "a fin de que no se les engañe a comprar estos compuestos despreciables" y apela a que se denuncie el fraude.

Sin duda, la base del éxito de los productos Holloway está relacionado con la potente maquinaria publicitaria que puso en marcha, pero también fue notable la aportación de un sistema de distribución difícilmente imaginable para la época, vendiendo sus productos no solo en Gran Bretaña sino en multitud de países, entre ellos España. En los anuncios puede leerse: "Se venden en las principales farmacias del mundo entero y en el establecimiento central del Profesor Holloway, 533, Oxford Street, Londres".

¿Inserción publicitaria? de las píldoras Holloway como "parte no oficial" en el Boletín Oficial de la provincia de Guadalajara de 7 de febrero de 1855.

Sobre el efecto de la publicidad y la entidad y volumen del negocio Fresquet[119] señala que, desde el inicio, Holloway acompañaba a sus píldoras y ungüento de panfletos que aseguraban la curación de una gran variedad de enfermedades y ya en 1837 aparecieron en los periódicos los primeros anuncios. Apenas cinco años después el gasto en publicidad se situaba en 5.000 libras anuales y al final de su vida la cifra se había disparado a las 50.000 libras, utilizando no solo anuncios en la prensa, también repartía postales, tarjetas, juegos, folletos y carteles. Con esta base publicitaria, el negocio

---

119. Fresquer JL, enero 2017.

se extendió por toda Europa y América alcanzando dimensiones extraordinarias y proporcionando cuantiosos beneficios a sus creadores. Se calcula que en 1864 el volumen de ventas superaba las 250.000 libras anuales.

Thomas Holloway se convirtió en uno de los hombres más ricos de Gran Bretaña y ejerció como un gran filántropo, creando el Sanatorio Holloway en Virginia Water y el Royal Holloway College para mujeres, integrado en la Universidad de Londres. No tuvo hijos, y a su muerte, el negocio continuó dirigido por su sobrino George Martin Holloway, aunque su popularidad descendió progresivamente hasta que la competencia "Píldoras Beecham" compró el negocio en 1930.

En el apéndice final, el autor de *Los cuatro métodos curativos* resume y explica que "todos los sistemas y medicamentos que van comprendidos en este libro tienen una aplicación más o menos general, lo que ha sido causa de haberlos reunido a fin de que el doliente, que nada desea tanto como el acierto en el tratamiento de sus males pueda escoger con conocimiento de causa el que más le convenga. Con ellos y las instrucciones que van en este libro, el enfermo podrá por sí mismo dirigir la curación".

En suma, se trata de un manual con buena acogida popular, en el que se recoge una buena parte de las recetas supuestamente necesarias –según los métodos más conocidos– para "automedicarse" eludiendo la prescripción y el control médico.

La Medicina sin Médico

Además de la unicausalidad nosológica, otro axioma que se desprende de todos los sistemas médicos presentados en el apartado anterior es la propuesta evidente de una medicina sin médico. En todas ellas, siguiendo los prolijos manuales de salud que cada uno de los protagonistas había publicado, los pacientes amparados en su propio criterio diagnóstico decidían cuál era su afección y estado o grado evolutivo de su enfermedad, o simplemente cual era la sintomatología presente. A partir de esta apreciación, propia o de su entorno, podían buscar en el manual que más confianza les ofreciera las soluciones terapéuticas propuestas, y así decidir la medicación más conveniente en presentación, dosis y pauta que era, evidentemente, autoadministrada y, por último, realizaban su propio seguimiento o control evolutivo de su enfermedad.

Así, referenciamos una publicación que, sin subterfugio alguno planteaba esta opción, incorporando una "simplificada e ingeniosa terapéutica", fundado en aquel principio de Hipócrates de que los enfermos pueden curarse sin médico, pero no sin medicinas. Se trata de la obra *La Medicina sin Médico o Manual de Salud, para precaver y curar las enfermedades sin asistencia ajena*[120], por Joseph Marie Audín-Rouviere, Médico de consultas, profesor de Higiene en el Licéo de Paris, y uno de los fundadores del Ateneo Real, cuya traducción "expurgada y refundida" fue publicada en 1829 en Valencia por la imprenta y librería de López (propiedad de Manuel López, calle de Bordadores nº 11).

En el prólogo se explica que "con el loable objeto de propagar entre las varias clases de la sociedad los conocimientos necesarios para precaver y curar las enfermedades más frecuentes, han salido a la luz algunas obras, que justamente han sido recomendadas por los médicos sensatos" y que han merecido una general aceptación, como la medicina doméstica de Buchan o el aviso al pueblo de Tissot, facilitando a todos el conocimiento de sus dolencias, pero "no han simplificado con el mismo celo los remedios, para que sean más asequibles, gratos, eficaces y menos dispendiosos", cuestión que viene a completar el manual de Mr. Rouviere.

---

120. Audin-Rouviere 1829.

El manual recoge unas reflexiones preliminares sobre los progresos de las ciencias físicas, comparados con los de la medicina -que según él no avanza al mismo ritmo-, sobre los sistemas y sobre el conocimiento de los medios de conservar la salud, para presentar a continuación, según el editor, "un cuadro de fisiología-patológica para designar el sitio de las enfermedades, y el principio morboso de los humores; a la vez que describe con exactitud los temperamentos, explica las enfermedades por el orden más acomodado a la inteligencia de todos, pone de manifiesto sus síntomas, variedades y causas, confirmando sus curaciones con los casos prácticos, que justifica insertando originales de las cartas, en que se le han comunicado, y termina con los preceptos de higiene para conservar la salud y prolongar la vida".

En otro punto de los preliminares aclara lo del título de la Medicina sin médico y explica que considera necesario presentar de forma concisa la teoría de las diversas enfermedades crónicas con el régimen que les conviene, y "no por eso pretendemos excluir absolutamente la asistencia del médico, pero solo señalar las circunstancias en que se podría pasar sin él, respecto a varias enfermedades crónicas".

Su base teórica se concreta en el siguiente párrafo:

"¿Qué pretendemos que no sea conforme con la doctrina de los sabios médicos antiguos y modernos? Decimos que generalmente los humores más que la sangre son el origen de las enfermedades; que la medicina debe dedicarse a echar del cuerpo los principios morbosos que perturban todo el sistema; que las sanguijuelas debilitan el principio vital; en fin, que los vomitivos, conmoviendo los aparatos torácicos y digestivos, les quitan su virtud tónica y los disponen a las enfermedades. Así no hay nada más sencillo que nuestra doctrina, y nada prueba mejor la eficacia de nuestro método, que el estar establecido, además de la experiencia, sobre unos principios tan ciertos".

Aunque se define como humorista y destaca el principio morboso de los humores, no se limita a la causa única. En la enumeración y explicación de las enfermedades, cuya descripción es bastante más exhaustiva y rigurosa que la vista en el manual de Le Roy, distingue la presencia de circunstancias o factores que predisponen y favorecen el desarrollo de las enfermedades y las que lo determinan.

Contrario a las sangrías señala que "a despecho de los partidarios de las sanguijuelas y de las brillantes teorías del doctor Broussais, hemos escuchado la voz de la naturaleza, y el sistema de una purga prudente nos ha parecido el más conforme con el cuerpo humano", afirmación que traslada de forma concreta a las enfermedades crónicas: "nuestra experiencia no nos ha permitido el titubear un instante en preferir los purgantes, y entre ellos el anunciado en esta obra". Y remarca esta cuestión porque la composición de "su purgante" es, como veremos, distinta al de Le Roy.

La obra se completa con los medicamentos que prescribe Audin-Rouviere, de su composición farmacéutica y modo de usarlos. Una ingeniosa terapéutica, reducida a cuatro únicos productos, a saber: el toni-purgativo, la quintaesencia-etérea, las píldoras del doctor Franck, y los polvos cefálicos de Saint-Ange. Sobre los remedios propuestos se explica y concreta que "el que examine estos cuatro remedios con imparcialidad reconocerá luego que ciertamente son universales, aplaudiendo el acierto en la elección de los ingredientes, combinación, y formas, de que ha resultado una medicina pronta, segura, agradable, eficaz y poco costosa. Justo es que le tributemos la expresión de nuestra gratitud, porque pudiendo con su talento rebatir, o si más le placía, ridiculizar el flamante método de la purgación, o la Medicina Curativa de Mr. Le-Roy, por no ser paralelo con el suyo, prefirió con mejor consejo mostrándose superior a sistemas y opiniones, comunicarnos el fruto de sus meditaciones y práctica".

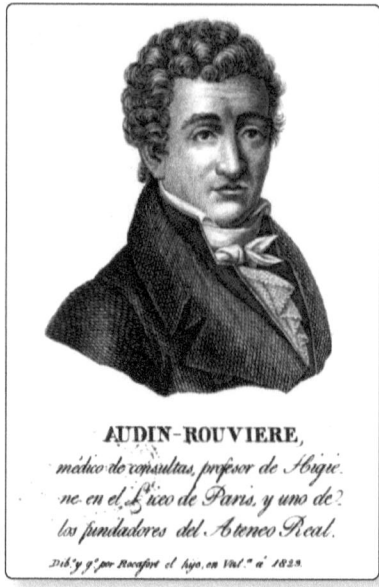 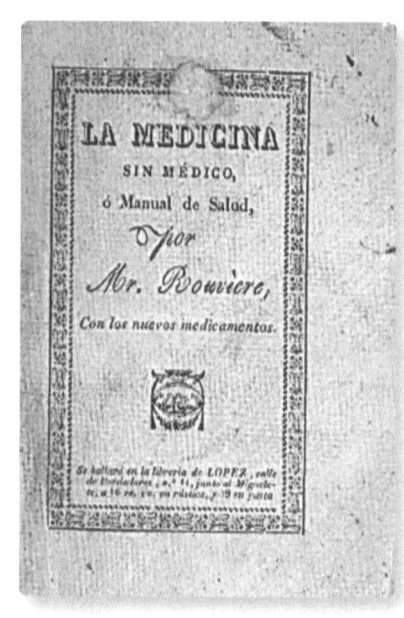

Portada del libro *La Medicina sin Médico,* editado en Valencia en 1829, y retrato del autor Audin-Rouviere (https://books.google.com.gt/books?id=3qVtGsIlF4oC)

Sin duda, el toni-purgativo era su propuesta terapéutica estrella, la más utilizada en la mayoría de las enfermedades y en su composición, sin entrar a valorarla, incorpora corteza de quina de loja en polvo, raíz de ruibarbo en polvo, maná de Calabria y crémor de tártaro. Y lo explica: "la *quina* que tiene la virtud tónica, antipútrida, aromática y astringente; el *ruibarbo* contiene un principio tónico unido a otro purgante; el *maná*, sustancia vegetal azucarada, refrigerante y laxante, tiene la facultad de soltar el vientre sin causar ninguna irritación; y el *crémor*, sal neutra subácida, neutraliza la bilis, laxa el vientre, deshace el espesor de la sangre y está muy usada en las calenturas e inflamaciones".

También presenta en el manual la composición de los otros tres "medicamentos" con sus características, indicaciones y efectos y concluye con la una tabla en la que ajusta las dosis del toni-purgativo a las distintas edades y constituciones físicas (débil, fuerte y achacoso). Una medicina sin médico que expresa su competencia con Le Roy, situándose por encima del método purgativo que prefiere no denostar y trasladando -como los demás- el mensaje de la condición altruista de sus propuestas para la utilidad general, ya "que este es el carácter del hombre de probidad y del verdadero sabio". No obstante, se aprovecha la contraportada del libro para indicar que "los medicamentos que prescribe Mr. Rouviere ya preparados, se hallan en la botica de la calle de la Nave" de Valencia donde fue editado.

Sobre su aceptación por la medicina oficial en España, podemos aportar que el médico D. Manuel Hurtado de Mendoza[121], en su carta al editor del Correo Literario y Mercantil de Madrid, publicada el 5 de septiembre de 1828, en la que critica la impresión de una nueva edición de la obra básica de Le Roy, se refiere de paso, a este autor y su manual, señalando que la junta superior y gubernativa de la profesión se había opuesto a la publicación del libro "intitulado *La medicina sin médico*, en el cual, su autor Audin Rouviere, famoso rival de Le Roy, pero más impostor, desvergonzado y estafador que éste, según se le ha probado y como a tal castigado, supone que su remedio llamado toni-purgante es una panacea más segura y universal que el vomi-purgante de Le Roy".

En esta aventura de los remedios y panaceas universales se embarcaron otros muchos médicos, farmacéuticos y otras profesiones relacionadas, o emprendedores que vieron en la venta de estos específicos que hacían servir para todas las enfermedades, el importante negocio que podría suponer, al contar con un mercado de potenciales usuarios casi infinito. Ya se han presentado una interesante colección de estos remedios universales de variada composición,

---

121. Manuel Hurtado de Mendoza (1783-1849) Médico liberal. Discípulo de Broussais en París y férreo defensor de sus doctrinas. Traductor al castellano de sus escritos científicos.

aunque destacamos que no es exhaustiva y en el mercado de la época aparecieron otros muchos. La mayoría de ellos procedían de las fórmulas usadas en la terapéutica más tradicional, emparentando así con la polifarmacia galénica o con panaceas de alquimistas.

Durante la mayor parte del siglo XIX, la medicina fue un campo abonado para la experimentación, la especulación y la franca charlatanería y los nombres sugerentes o peculiares, los ingredientes secretos o exóticos y las promesas de curación fueron la norma en muchos de los productos farmacológicos a los que podía acceder la población.

10

LA MEDICINA OFICIAL CONTRA LA MEDICINA CURATIVA

Francia prohíbe los específicos de Le Roy

Como quiera que sucedieron una serie de fracasos importantes, de daños y aún de muertes relacionadas con la toma del purgante, la Academia de Medicina de París decidió investigar el famoso remedio secreto de Le Roy; amparada en un decreto de 1810 relativo a los medicamentos secretos y en la línea de sus competencias. Así, en mayo de 1823, la Academia elevó un informe desfavorable al Ministerio del Interior, del que nos ha llegado una transcripción traducida íntegramente, gracias a la publicación de A. Gaspar y Roca, editada en Barcelona en 1831[122] y que es la base de esta parte del capítulo.

---

[122]. Gaspar i Roca, A. 1831. Informe de la Academia Real de Medicina de París, al ministro secretario de Estado del Interior a consecuencia del análisis y experimentos practicados de la receta de Mr. Le Roy. París 16 de mayo de 1823.

El preámbulo del informe se concreta en una nota dirigida "Al público" en la que se explica que "el bien de la humanidad exigía que los gobiernos ilustrados tomasen una providencia sobre el frenesí con que circuló y se adoptó el método curativo de Mr. Le Roy. El vulgo que siempre aspira a lo nuevo y que fácilmente se alucina con las promesas de un curandero, era regular recibiese con gusto y aplauso un remedio universal, y cuya virtud infalible proclamaban su autor y sus protagonistas. De ahí siguieron las catástrofes, de ahí las quejas, de ahí las acusaciones que llegaron a París de todos los puntos de la Francia". Sigue el aviso, redactado post-informe que en él "podrá ver cualquiera los peligros a que se expone el que use la receta de Mr. Le Roy según su capricho y sin consejo alguno de los facultativos".

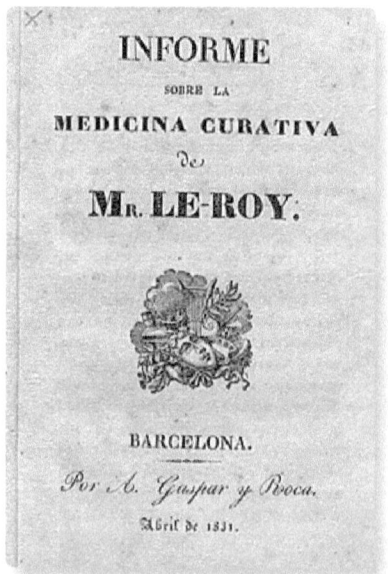
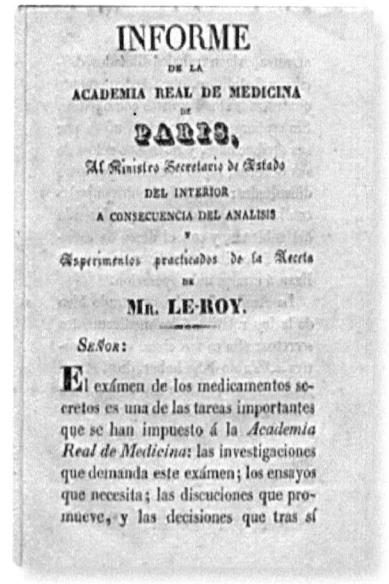

Portada de la edición en castellano del Informe de la Academia Real de Medicina de París, dirigido al ministro secretario de Estado del Interior. https://bipadiub.contentdm.oclc.org/digital/collection/

El informe, elaborado por mandato del rey, comienza señalando las competencias de la Academia en materia de "medicamentos secretos" y sigue con la descripción de los específicos que se proponen analizar. Se explica en el informe "que el remedio de Mr. Le Roy comprende dos fórmulas diferentes: la primera llamado purgante de cuatro grados, y se compone de varios drásticos muy violentos, macerados en alcohol o espíritu de vino y encubiertas con jarabe de melaza. El medicamento ofrece algunas analogías con la conocida fórmula del Aguardiente Alemán, cuyo uso han abandonado los médicos por los peligros en él reconocidos. La segunda fórmula se designa con el nombre de vomi-purga, compuesto de un cocimiento fuertemente cargado de extracto de sen y una disolución de tártaro antimoniado de potasa en agua y vino blanco".

Comprobada la fórmula registrada, los académicos no lograban explicarse cómo con dosis tan pequeñas pueden producirse efectos tan desastrosos, por lo que sospechan la existencia de fórmulas dobles[123]. Según señalan "algunos ensayos preliminares del remedio, la meditación de sus efectos violentos y aún funestos sobre la economía humana, y las experiencias comparativas en animales vivos habían hecho sospechar a la Academia que el arcano puesto en venta era distinto, y sobre todo más activo, que la preparación resultante de la ejecución de la fórmula remitida a S.E.". Y así lo explican en el informe:

"Esta conjetura, deducida de hechos cuidadosamente observados, obligó a la Academia a aventurar nuevas experiencias; y habiendo procedido a un examen comparativo de los dos licores, llamado el uno purgante en segundo grado, que se compró en casa de Mr. Cottin, farmacéutico de la calle del Sena, nº 40, donde se vende por cuenta de Le Roy; y preparando el otro con sujeción rigurosa a la fórmula presentada, bajo firma, al Ministerio: resulta de estos dos análisis comparativos, que el vendido por Mr. Cottin no ha sido

---

123. Gómez Caamaño, JL. 1959, 10 (37): 1-8.

preparado según la fórmula remitida; que en él se emplea el alcohol en grado muy superior al que indica la receta; que si para esta preparación no se ha hecho uso de la resina de jalapa, al menos se hace obrar el vehículo alcohólico en una temperatura más elevada y sobre cantidades mucho más considerables de las sustancias drásticas. Doce onzas del líquido comprado en casa de Mr. Cottin han producido dos dragmas y treinta granos de resina, en tanto que la misma cantidad del preparado según la fórmula, no contiene sino treinta granos de materia resinosa".

El resultado era que en la práctica los boticarios despachaban el medicamento compuesto con los ingredientes en dosis mucho más altas de lo que reconocía la composición oficial registrada. En estas investigaciones intervino Mateo Buenaventura Orfila[124], entonces catedrático de la Facultad de Medicina de París y que es mencionado de forma repetida a lo largo del informe, por su jerarquía y experiencia investigadora.

Tras una larga y documentada información de los efectos de los purgantes sobre los diferentes órganos y la aportación de numerosos ejemplos de eventos adversos relacionados con el uso de drásticos o purgantes violentos proporcionados por empíricos o desconocidos y la referencia bibliográfica de un importante número de autores sobre el uso de estos preparados "con resultas ya agudas, ya crónicas más o menos graves y funestas" señalan que "en las memorables sesiones de la facultad de Medicina, se oyó muchas veces citar observaciones, que probaban los perniciosos efectos de los drásticos, manejados imprudentemente por la ignorancia y el charlatanismo".

---

124. Mateo B. Orfila (Mahón, 1787 - París, 1853) Químico y médico español, figura fundamental en el campo de la toxicología. En 1819 ganó la cátedra de Medicina Legal de la Facultad de Medicina de París y entre 1831 y 1848 ejerció el cargo de decano.

También se menciona, en aras de un informe bien documentado, los experimentos realizados por diversos investigadores, en animales vivos (especialmente en perros), con resultado de muerte, constatando tras la autopsia, los importantes daños ocasionados, de forma específica en los órganos del aparato digestivo. Todo lo cual, "ha puesto fuera de toda duda que los drásticos, o purgantes violentos pueden ocasionar inflamaciones mortales del estómago y de los intestinos, y que, elevadas estas sustancias a dosis muy altas, determinan daños del todo análogos a los que producen los venenos cáusticos".

Los autores del informe afirman que, hasta ahora, no se administraban los drásticos sino en dosis muy pequeñas, y si se reiteraba su uso era siempre a distancias convenientes. Le Roy, por el contrario, "ha llevado estas sustancias a dosis tan excesivas, que él mismo las disimula; y no solamente no ha tratado de minorar su irritante efecto, sino que lo ha aumentado aún, tomando por excipiente de estas materias resinosas el alcohol de 22 a 23 grados" y añaden que "en su empirismo, los prescribe tanto en enfermedad como en salud a título de preservativos y también de curativos sigue administrándolos, y prolonga su uso por muchas semanas y aún meses consecutivos. Es difícil imaginar un estado enfermo para el que no se aconsejen estos medios violentos, según teoría de la que se avergonzarían aún los médicos de Moliere, y en un tratado en que la audacia y la mala fe se las disputan con lo absurdo y lo ignorante".

El informe sigue explicando como muchos de los prácticos que componen la Academia han observado y referido sobre los efectos de este remedio, y con más frecuencia los médicos destinados a los hospitales civiles y militares, testigos de sus estragos, destacando el hecho de que en uno de los regimientos de la Guardia Real, el número de enfermos era mayor que de ordinario y mayor que en los demás cuerpos militares, y que ingresaban en el hospital con los mismos síntomas, de modo que los médicos no podían equivocarse.

Al investigar, pronto se supo que "un curandero, infatuado con el remedio de Le Roy, se había introducido en el cuartel, y que abusando del carácter fácil y de la simplicidad confiada de los soldados, hizo tantos enfermos, cuantos eran los engañados".

El carácter drástico de los mismos, se aprecia claramente por la sintomatología que producía, tal como se recoge y describe en el informe de la Academia: "Poco después de tomado, provoca vómitos considerables, ansiedad profunda, pasmos en la región superior del vientre, sofocación con muy dolorosa depresión del pecho, desfallecimientos continuos, palidez de rostro y su descomposición, hasta el punto de reducirlo al estado que se conoce de cara hipocrática; muy pronto se declaran deposiciones de vientre, tan frecuentemente reiteradas, que hay trabajo en creerlo; arcadas continuas; dolores con frialdad de las extremidades inferiores; sensaciones repetidas de frío en la región del vientre y escalofrío general; el pulso se pone débil, concentrado, frecuente y muchas veces intermitente; cuyo estado se prolonga días consecutivos, y es felicidad conseguir que cese por los bien entendidos medios de una curación ilustrada".

El informe de la Academia también se hace eco de las quejas transmitidas por muchos prefectos que por su importancia y gravedad han solicitado acciones de la administración superior. Entre otros corregidores, los de Rennes y Metz se han visto obligados a prevenir a sus pueblos con carteles "para que estén vigilantes contra los peligrosos resultados de este arcano".

Como anticipamos, la Academia de Medicina de París elevó el referido y resumido informe al Ministerio del Interior, aportando un dictamen totalmente desfavorable. El cuerpo final del informe señala que "De las observaciones y hechos que preceden ha deducido la Academia las conclusiones siguientes:

"Considerando que el Sr. Le Roy ha presentado al gobierno una receta distinta de la que él emplea para la preparación de su medicamento;

Considerando que este remedio, en el estado que se vende es compuesto de drásticos violentos, elevados a dosis extremadas, cuyos funestos efectos se aumentan todavía dándole por excipiente el alcohol de 22 a 23 grados; como también repitiendo y prolongando su uso con exceso;

Considerando que los drásticos, administrados de este modo, sin reserva y sin medida, ejercen sobre la economía una acción análoga a los venenos cáusticos; considerando, en fin, las victimas sin número que tiene hechas el remedio de Le Roy, las quejas y acusaciones que, contra él, han llegado de todos los puntos de Francia:

Juzga la Academia que es urgente prohibir, en cuanto lo permita la legislación actual, la venta y distribución de este supuesto específico;

Ella juzga, asimismo, que el mejor medio de ilustrar, como es conveniente, la opinión pública sobre los peligros de este medicamento sería la publicación y copiosa distribución del presente informe, a fin de que los administradores de aquel, las gentes del arte y el pueblo tengan un perfecto conocimiento de los riesgos de este supuesto remedio".

Leído y aprobado en la sesión general de la Academia Real de Medicina el 6 de mayo 1823. París hoy 16 de mayo de 1823".

El Secretario perpetuo. E. PARISET

De resultas, el informe de la Academia fue validado por las autoridades y el Ministro Secretario de Estado del Interior decretó la prohibición de la distribución y venta del vomi-purgativo y purgante en todo el territorio francés. Así, los específicos de Le Roy fueron prohibidos en Francia en 1824, coincidiendo casi temporalmente con su introducción en España y en otros países de Europa y América.

La prohibición del uso del vomi-purgante y del purgante en Francia, cuna de los específicos y sus promotores, no sentó nada bien a Le Roy y su entorno que iniciaron una importante batalla legal y sobre todo mediática contra la Academia de Medicina y contra los delegados-autores del informe, a los que califica de "enemigos desenfrenados de la Medicina Curativa, que denuncian a un ministro del rey accidentes imaginarios, juzgados reales por la ignorancia y el deseo de hacer mal".

La propia decisión de elaboración de un informe específico por parte de la Academia sugiere comentarios sarcásticos por parte del entorno de Le Roy que se refieren a la cuestión en los siguientes términos: "las quejas verbales serían insuficientes: las palabras vuelan y los escritos subsisten; *verba volant, cripta manent.* Fue decidido pues, por unanimidad de votos que se haría un informe bien científico, bien detallado y circunstanciado, conteniendo las graves alegaciones e inculpaciones, confirmado todo por experimentos capaces de aplastar con todo el peso del cuerpo de la academia, al audaz que se había atrevido a apartarse del surco trazado y abrirse una nueva senda, por la cual ningún práctico antes que él se había atrevido a pasar"[125]

Como respuesta inmediata se publica en las ediciones posteriores a la prohibición, un denominado *"Examen crítico del extracto de un informe presentado a S.E. el Ministro Secretario de Estado del Interior por la Academia Real de Medicina, sobre las composiciones medicinales llamadas Secretas, y en especial los evacuantes conocidos con los nombres de vomi-purgativo y purgante de Le Roy, por el Dr. Martín de la Facultad de Paris, donde se prueba hasta la evidencia que el doctor*

---

125. Talanca J. (traductor). 1836: 291.

encargado de esta operación ha engañado a la Academia, después de haberse engañado a sí mismo". El documento se publicó como la 4ª parte de la obra básica de la Medicina Curativa y en los números 5 y 8 del libro de Casos prácticos y de la Gaceta de los enfermos. Mr. C.P. Martín se presenta como ex-farmacéutico ayudante mayor y médico del ejército, ex–médico adjunto de la Junta de Caridad del segundo Distrito y doctor en medicina de la Facultad de París.

En dicho examen crítico, a modo de análisis pericial, el autor cuestiona y refuta el análisis de los evacuantes realizado por los químicos nombrados al efecto por la Academia de Medicina. También examina y rechaza el supuesto peligro del uso de estos evacuantes que infieren: 1º el modo de obrar de los purgantes drásticos sobre los órganos del hombre y de los accidentes morbosos que de ello resultan, según la opinión de dichos químicos, y 2º de los experimentos que para apoyar esta aserción han hecho en algunos animales vivos. Concluye que en los ensayos realizados han sido inútiles e ilusorios al utilizar una metodología inadecuada, especialmente en lo referido a las dosis y grados del purgante y que el método curativo o la administración repetida de evacuantes, según los procedimientos de Le Roy, lejos de ser mortífero como lo supone la Academia, es por el contrario, superior a los tratamientos que recomienda la medicina ordinaria.

Para finalizar, explica que personalmente se halla en posición de poder estimar en su valor el método purgante y a su autor, siendo su deber en este momento de crisis levantar la voz en su defensa, mirando el interés de la justicia; y se muestra convencido de que "más o menos pronto, los médicos acabarán por adoptar este método, cuya aplicación bien dirigida produce diariamente tantos y tan admirables resultados".

Esta cuestión es también relatada y tratada en el libro de Casos Prácticos por un incondicional adepto. En una larga carta, ataca a la Academia y explica, de paso, que con el vomi-purgante había curado de *rabia blanca* a una perra de su propiedad, enfermedad hasta ahora incurable[126]. Ante un experimento negativo realizado en perros, se reacciona con "la verdad de los hechos", con una curación milagrosa que se ha producido en un perro concreto, con nombre y apellidos. También hace mención -refutándola evidentemente- a la actitud del Consejo de Sanidad del cantón de Vauz (Suiza) que declaró en la Gaceta de Lausana, que este remedio era un compuesto de purgantes y vomitivos violentos y peligrosos por su naturaleza.

La prohibición fue también, sin duda, el motivo principal de la elaboración y publicación de *El Charlatanismo sin máscara*, al que ya nos hemos referido en otro capítulo. En la que el autor denomina *sexta persecución* y que subtitula como "una palabrita al oído de la Real Academia de Medicina por motivo del informe presentado por ella a S.E. el Ministro del Interior"[127], cuestiona el informe de la Academia en toda su extensión, discute sobre la metodología utilizada en los experimentos realizados, e incluso introduce la duda de si el específico usado en los mismos es el purgante de Le Roy original o se le han añadido ciertas sustancias o venenos conocidos para conseguir el efecto deseado. Textualmente:

> "En lugar de destruir un principio verdadero e incontestable, probado por innumerables sucesos, ¿Qué ha hecho nuestro doctor refrendario? Se ha arrojado a cuerpo perdido en divagaciones y pretendidos experimentos, que prueban a un mismo tiempo su poco discernimiento y el deseo oculto de perjudicar a una verdad, cuya utilidad está tan demostrada como una verdad puede serlo."[128]

---

126. Le Roy, Casos Prácticos 1829: 270-272.
127. Talanca J. (traductor). 1836: 284.
128. Talanca J. (traductor). 1836: 294.

"¡Se hicieron experimentos! Pero ¿quién se atrevería a asegurar que una mano envidiosa no hubiese tenido la maña de introducir ciertas sustancias tales como el nitrato de plata, el sublimado, o el acetato de morfina, venenos todos tan conocidos de las gentes del arte? Más, ¿quién sería bastante atrevido para responder con su cabeza de la rectitud, probidad, franqueza y lealtad de los ayudantes subalternos que concurrieron a esta operación? El doctor refrendario ha hecho sus experimentos; pero el público también ha hecho sus experiencias, y el testimonio de cincuenta, de cien personas honradas y desinteresadas, vale mucho más que el de un hombre que, por encontrar materias para una odiosa inculpación, somete a la acción del escalpe lo inexperto de alguno de sus discípulos, a unos pobres animales en el momento en que el remedio principiaba a obrar, o cuando por algunos obstáculos las deposiciones no podían efectuarse..."[129]

El autor se atreve con esta afirmación porque, según cuenta en la misma publicación, el delegado del cuerpo académico utilizó botellas del vomi-purgativo y purgante elaborados por el farmacéutico Cottin, a la postre yerno de Le Roy y principal distribuidor de los específicos. Envases, teóricamente atados y sellados con su sello sobre el tapón, pero que nadie de la parte investigada estuvo presente para reconocer el sello y la identidad de los medicamentos tal y como salían de la botica de Cottin. Para el autor, la equidad, la imparcialidad y la justicia imponían al investigador la rigurosa obligación de operar en presencia de las personas contra las cuales proyectaba dirigir el informe.

Insiste el autor anónimo en que la base de todo el informe es la acción desesperada de los enemigos de la Medicina Curativa, porque

---

129. Talanca J. (traductor). 1836: 296.

Le Roy con sus principios "trastornan de arriba abajo los sistemas erróneos sobre los cuales ha descansado hasta ahora el arte de curar a los enfermos, por sustituir a esos sistemas un método simple como la naturaleza..." y por ello, hacen todos los esfuerzos para quitar al pueblo el medio de curarse que un hombre generoso le ha dado. Sigue argumentando sobre la verdad de los hechos, y frente a los experimentos, sitúa la experiencia y los testimonios de las personas honradas y desinteresadas y, sobre todo les reprocha tener dos medidas: "cuando vosotros dejáis bajar al sepulcro a vuestros enfermos a docenas, ¿se os hace algún reproche? ¿tenéis derechos y privilegios exclusivos? ..."

Para este amigo de la verdad, tras el informe que derivó en prohibición, Le Roy sale más fortificado con el testimonio de su conciencia y el reconocimiento de sus conciudadanos, a quienes ha arrancado de los brazos de la muerte, y como consecuencia inicia su "batalla" contra la Academia de Medicina y contra las propias autoridades francesas, desafiándolas con "continuar usando de un medio que nos ha restituido la salud y la vida, y si la autoridad, extendiendo demasiado su poder, llegase a proscribirlo, la Francia vendría a ser una vasta é inmensa farmacia, donde cada uno se los confeccionaría"[130].

Como hemos comprobado, la "batalla" se extendió durante más de medio siglo y a un campo mucho más extenso que la propia Francia, pues con la prohibición vigente y manteniendo esa característica línea desafiante para con las autoridades sanitarias y gubernamentales, se inició la política expansiva del sistema promovido y patentado por Mr. Le Roy a otras muchas naciones de Europa como España e Italia y a gran parte de los países, entonces colonias muchos de ellos, de Centro y Sudamérica.

---

130. Talanca J. (traductor). 1836: 296.

La prohibición de la Medicina Curativa en España

En España, el método de Le Roy también recibió críticas de la Academia Real de Medicina en un informe realizado expresamente a petición y consulta del Sr. Hurtado de Mendoza, informe que, expuesto por la Junta superior gubernativa de Medicina y Cirugía, propició la promulgación de una Real Orden declarando prohibida la preparación de los específicos de Mr. Le Roy.

El médico D. Manuel Hurtado de Mendoza, significado discípulo de Broussais, en sendos artículos publicados por el Correo Literario y Mercantil de Madrid en septiembre y diciembre de 1828[131], se muestra absolutamente crítico con la entrada en España del remedio de Le Roy, haciendo referencia a la prohibición de su venta en Francia "por tantos y tan multiplicados ejemplos de funestos accidentes, producidos por el uso de dicho remedio". Sobre el libro señala que el objeto y título del mismo son inmorales e indignos de un hombre condecorado con el título de cirujano, y "cuya doctrina es tan perjudicial como mal urdida, por cuya razón nos limitaremos a decir algo sobre el origen y efectos de un remedio, cuyos primeros ensayos tuvieron por resultado, como es bien público, el contar entre las víctimas de su uso a la misma mujer de Mr. Le Roy". Califica al purgante y vomi-purgante de Le Roy como una de esas panaceas universales que por desgracia abundan en el arte de curar y "que la codicia inventa con el objeto de engañar al público y a los enfermos, naturalmente crédulos".

Valora la fama adquirida por el purgante que, según señala, se debe al gran amor y afición que todo enfermo tiene a los remedios heroicos, y el deseo de ver un efecto sensible e inmediato de los remedios que se le administran, considerando a los eméticos y purgantes que

---

131. Hurtado de Mendoza M, 1828, 24: 3-4; 70: 4; 71: 3.

le procuran una evacuación abundante el *non plus ultra* del arte de curar. Explica que los enfermos se dejan llevar por el alivio inicial, sin atender ni conocer los efectos secundarios que son "consiguientes a la sobre-irritación violenta que produce como son debilidades, dolores fijos y atroces en el abdomen y otros síntomas más o menos prontos de inflamación del estómago y tripas, y aún de envenenamiento". Rechaza el constante y reiterado argumento de los hechos probados y la experiencia, afirmando que "cuando un charlatán invoca en su favor el testimonio de un enfermo que se ha aliviado, es necesario oponerle 10 muertos que han sido víctimas suyas y entonces habrá pocos hombres, por muy crédulos que sean, que resistan a este argumento".

Sin negar que el remedio de Le Roy pueda ser útil en algunas ocasiones, se reafirma en que se trata de un veneno terrible en muchísimos casos, con consecuencias funestas como los que han ocurrido y ocurren diariamente y con la referencia del decreto del gobierno francés, concreta la petición de que "deben los médicos celosos del bien de la humanidad solicitar del nuestro que prohíba bajo las penas más severas su libre expedición".

Al igual que contra-argumentan los experimentos del informe de la Academia Real de Medicina de París con la curación de una perra con rabia blanca, aquí, un tal Joaquín Terán hace referencia a otros informes que, según el comunicante, evidencian la mala fe con que se procedió por los informantes de la Academia, y mencionando el discurso de Mr. Renard (doctor en medicina de la facultad de París), explica que "es intolerable ver confundir a este genio de la beneficencia, a quien muchos debemos la salud, con los charlatanes, insultarle y hacer un empeño en quitarnos un beneficio tan repetidamente probado. No: Mr. Le Roy no es un charlatán, la experiencia lo ha acreditado bastante"[132].

---

132. Le Roy, Casos Prácticos. 1829: 361. Se transcribe un extracto de la carta al editor de Joaquin Terán, publicada en el Correo Literario y Mercantil de Madrid núm 39.

Más beligerante se muestra el comunicante de Santiago de Compostela Br. José María Quiroga y Navarro que califica de *badajadas* los escritos de Hurtado de Mendoza en "el parcial periódico Correo Literario y Mercantil" y señala que "en los artículos comunicados, se desconoce el lenguaje; se descubre la falta de lógica, se abusa de la medicina, se subsiguen los insultos, los dicterios, el pedantismo, las falsedades, las contradicciones, los resentimientos, y por decirlo de una vez, con el mismo tono ufanado del Sr. Hurtado de Mendoza, se convence a todo el mundo de que no ha visto pluma harto menos científica que la suya."[133]

Con la publicación previa, en el mismo Correo Literario y Mercantil, de la carta del Sr. Terán, Hurtado de Mendoza en su segundo artículo, además de solicitar públicamente al gobierno la prohibición de la libre dispensación del vomi-purgante, se refiere a las aportaciones de Mr. Renard, al que califica de apologista de Le Roy y "por ello no debo detenerme a refutarlo" y al examen crítico de Mr. CP Martín sobre el que señala que profesores sensatos e independientes deben decidir si éste "se acredita o no en dicho examen de tan charlatán como Mr. Le Roy". Contestando directamente al Sr. Terán, aprovecha el espacio para remarcar su opinión y apreciación profesional sobre la figura y doctrina de Le Roy:

> El Sr. Terán ha llevado muy a mal que hayamos calificado de charlatán al que él llama genio de la beneficencia; pero sepa que si en nuestra legislación médica y en la de todo país culto se considera como un charlatán, impostor o estafador de la sociedad a todo el que sin la aprobación y permiso competente vende un remedio secreto, suponiéndole por miras de interés particular una panacea universal, con mucha más razón merece que se le considere a

---

133. Le Roy, Casos Prácticos. 1829: 412.

Le Roy como tal, supuesto que ha estado por algunos años haciendo el monopolio de secretista, tan ajeno de la dignidad y decoro que la ciencia y la humanidad tienen derecho de exigir a todo profesor honrado y filantrópico.

A pesar de la controversia, en 1829 las autoridades sanitarias españolas iban a actuar en la misma línea de las francesas, promulgando una Real Orden, publicada en la Gaceta de Madrid el jueves 22 de octubre de 1829, que textualmente explicaba y dictaminaba:

"El Rey nuestro señor se ha enterado por exposición de la Junta superior gubernativa de Medicina y Cirugía, de que se ha generalizado tanto lo que llaman medicina curativa de Mr. Le-Roy, que se administra indiscretamente por intrusos o personas que no han saludado siquiera la ciencia de curar, a toda clase de personas, sean de la edad, sexo, temperamento o país que quieran, padezcan la enfermedad que padecieren y encuéntrense en el estado y circunstancias en que se hallaren; que consistiendo estos remedios y método de uso en eméticos y purgantes violentos juntos o separados, bajo la sola dirección, o de uno que no sea facultativo, o de lo que expresa Le-Roy en su libro, han de resultar indispensablemente sucesos de la mayor trascendencia, como está sucediendo a cada paso, habiéndose sacrificado muchas víctimas por semejante indiscreción, y espíritu de ejercer lo que tantas dificultades ofrece el desempeñarlo dignamente, aun a los que se han dedicado a la medicina con todos los preliminares convenientes, y no perdonan objeto ni medio alguno para adquirir y rectificar sus conocimientos propios, ya en beneficio de la humanidad doliente, ya en obsequio de sus mismos intereses; y que con el mayor descaro, a vista de los facultativos particulares y despreciando los consejos y dictámenes de estos se administran las fórmulas de Le Roy. Para contener, pues, estos males, ha tenido a bien S.M., conforme a lo solicitado por la referida Junta Superior

Gubernativa de Medicina y Cirugía, ***declarar absolutamente prohibida la preparación de los purgantes y vomitivo-purgante de Mr. Le Roy*** para todo el que no sea médico o licenciado en cirugía, y en los respectivos casos de las atribuciones de cada uno, marcadas en sus títulos: que ningún farmacéutico pueda despacharlos, como está mandado para toda clase de medicamentos, sin expresa receta de profesor competente autorizado para usarlos; que se castigue sin excepción de clase ni fuero, con arreglo a las leyes, al que se intruse en el ejercicio de la facultad, ni a dar consejos sobre los remedios de Mr. Le Roy; y que el juez de imprentas recoja todos los ejemplares que estén para venderse de este sobre su medicina curativa de purgantes y eméticos, no pudiendo verificar esto sin previo examen de la Real Junta y su aprobación"[134].

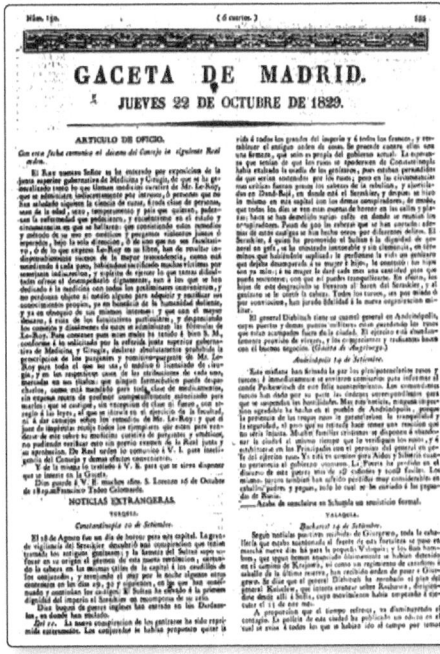

Publicación oficial de la Real Orden con la prohibición de la Medicina Curativa en España. 22 de octubre de 1829

---

134. Gaceta de Madrid. Jueves 22 de octubre de 1829.

Una Real Orden clara y contundente, en la que se recoge, con la prohibición absoluta de la preparación de los específicos sin la autorización expresa de un facultativo, un relato descriptivo de la realidad de la práctica médica del momento y su difícil convivencia con la Medicina Curativa de Le Roy.

Ese mismo año (1829) se publicaba en Madrid el opúsculo titulado *"Impugnación a la panacea moderna de Mr. Le Roy"*[135], escrito por D. Mariano del Gras, profesor de Medicina en la ciudad de Alcalá de Henares y en cuya portada añade una aguda modificación del eslogan introductor de los específicos, que reza: "Quien te lleva en el bolsillo, lleva la muerte consigo".

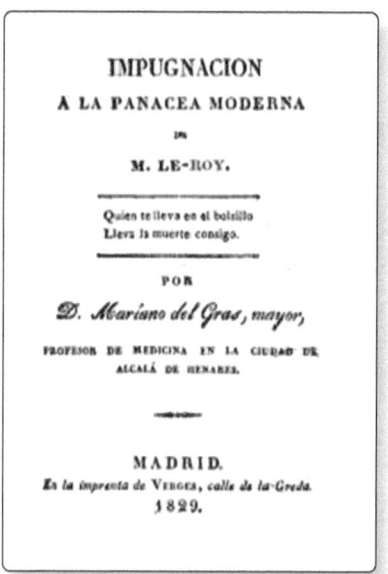
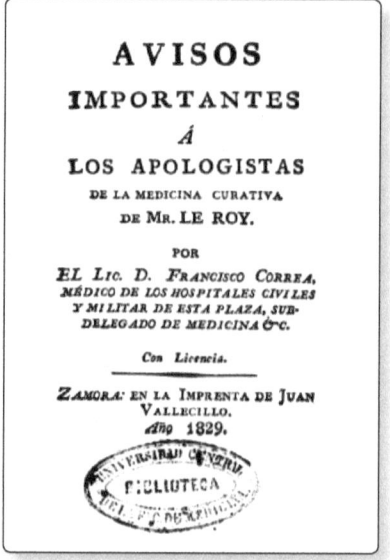

Sendas publicaciones de D. Mariano del Gras (Alcalá de Henares) y D. Francisco Correa (Zamora), editadas en 1829 contra Mr. Le Roy y su Medicina Curativa. https://patrimoniodigital.ucm.es/s/patrimonio/item/594023

---

135. Del Gras, M. 1829.

El profesor explica, en un librito de 40 páginas, "que nunca ha habido, hay actualmente, ni habrá en lo sucesivo ningún remedio universal y que el de Mr. Le Roy, lejos de merecer este título, es el más perjudicial de todos cuantos se han publicado".

El autor, se refiere a la necesidad de escribir "esta obrita" por el uso de esta nueva panacea o "cúralo todo", prescrita para toda dolencia, que se despacha sin receta de profesor debido, que es violenta en su manera de obrar y los tristes resultados que se experimentan. Concluye que Le Roy en su obra no manifiesta más que es un charlatán y para ratificarlo recurre al "diccionario de Ballano, que en la palabra charlatanería dice que no solo lo es el que vende específicos, sino también el que con mucha arrogancia y amor propio habla y decide de materias que ni prueba ni entiende. Si a esto se agrega el ser su remedio universal, lo que es imposible, ¿qué más prueba de ser un charlatán?"

Por otro lado, D. Francisco Correa, médico de los hospitales civiles y militar de Zamora, subdelegado de Medicina en 1829 publica *"Avisos importantes a los apologistas de la medicina curativa de Mr. Le Roy"*[136]. Correa argumenta también contra la teoría de la unicausalidad nosológica, señalando que ningún método curativo, "por extravagante que haya sido, no hay cosa que se le parezca a la singular y ridícula idea de que la serosidad corrompida sea la única causa de todas las enfermedades y que estados morbosos tan diametralmente opuestos como manifiestan grupos diferentes de síntomas, ni pueden ser producidos por una sola causa, ni pueden curarse con un mismo remedio". Explica como los apologistas o sectarios dicen las enfermedades curadas con el método purgativo, "pero ocultan su ineficacia en unos, su empeoramiento en otros y los muchos asesinatos que ha ocasionado".

---

136. Correa, F. 1829: VI-X.

Concluye "sus avisos" sobre el sistema purgativo de Le Roy, haciendo ver que "sus aserciones no son probadas, sus juicios son parciales y formados sin examen y sin una explicación, que no esté fuera de lo natural; que se halla reducido sin atreverse a salir del pequeño círculo de una hipótesis falsa; que los asertos que en ella se encuentran dan a entender que ha estudiado muy poco y profundizado menos, que carece de razón y de la garantía de la verdadera experiencia", para reiterar que el objetivo de su publicación "no es otro que reprobar los bárbaros procedimientos de la ignorancia y fanatismo popular".

Aunque se muestra claro y contundente contra la Medicina Curativa, a la que señala como antirracional y diametralmente opuesta a los sólidos fundamentos de la verdadera medicina, explica que el estímulo para publicar estas reflexiones proviene de "el entusiasmo con que ha recibido el pueblo la medicina vomi-purgativa y purgante de Mr. Le Roy, el crédito vulgar que ha obtenido y los elogios que resuenan por todas partes". Un párrafo que muestra de forma inequívoca la popularidad del método y su expansión por todo el territorio español.

Como se ha comentado al principio del capítulo, Gaspar i Roca publica en abril de 1831 en Barcelona el "*Informe sobre la Medicina Curativa de Mr. Le Roy*", la transcripción traducida del Informe de la Academia Real de Medicina de París, a consecuencia del análisis y experimentos practicados de la receta de Mr. Le Roy, y del que hemos dado cuenta extensamente. El editor señala que publica el informe con el solo fin de ilustrar la opinión pública, concluyendo que "sin duda, no habría tantas víctimas de este remedio, si antes se hubiera tenido un perfecto conocimiento de los daños que podía causar"[137].

---

137. Gaspar i Roca, A. 1831: 3-4.

Muy clarificador del rechazo de la medicina oficial a la Medicina Curativa es el artículo escrito por D. Florencio Gómez, vicepresidente de la Junta Superior de Sanidad de Badajoz, y publicado en el Boletín Oficial de la Provincia en 1833. Critica duramente algunos de los métodos curativos empleados por los médicos de la provincia y manifiesta su opinión contraria al uso del vomi-purgativo de Le Roy "que tanto se ha prodigado en esta desgraciada época y se sigue administrando a los que padecen el cólera u otras enfermedades, por la impericia o codicia de los dispensadores de este brebaje mortífero"[138]. Florencio Gómez, con la desaparición del cólera en Badajoz en octubre de 1833, recuerda que "no debemos ser excesivamente confiados y entregarnos a un abandono de los preceptos de la higiene".

Entre las numerosas declaraciones, disertaciones, escritos y publicaciones producidas en la época contra la Medicina Curativa, merece un lugar destacado la denominada por el autor, *"Carta del Le Roy español al Le Roy francés"*[139] que con el lema *Sigan las purgas*, escribió el licenciado D. Gerónimo Sánchez de Tola, boticario en Zamora y que fue editada en Madrid en 1829. Se trata de una publicación de 35 páginas en las que con la ironía que anuncia su título, desmonta con gran sensatez todos y cada uno de los principios fundamentales en que se basa la medicina de Le Roy, situándose en la posición de un colega apasionadísimo de la Medicina Curativa "cuya nunca bien ponderada doctrina y mi adhesión a ella es la causa de esta mi primera carta".

Ironiza extensamente sobre la unicausalidad de las enfermedades que proclama Le Roy, a la que se suma sin dudarlo, y comenta que "me ha agradado sobremanera su medicina por muchas razones pero la más poderosa de todas es, eso de generalizar, sistematizar y

---

138. Pérez Torralba, T, Peral D. 2005: 35.
139. Sánchez de Tola, G., 1829: 3-35.

reducir al manejo de una sola brida todas las cosas como mulas de coche, ha sido siempre mi empeño favorito, pues este modo se aviene bien con mi genial pereza y con mi vanidad que lo quiere saber todo, pero estudiando poco, o nada si posible fuese".

También incide en la simpleza del método y la facilidad de su aprendizaje que sitúa en una tarde de lectura, en contraste con los médicos más instruidos "que han pasado noche y día en contemplar, meditar y estudiar toda la vida". Sobre esta cuestión escribe: "en una tarde sé todo lo que hay que saber en la ciencia más difícil de cuantas ejercita el entendimiento humano. Lo que Hipócrates decía que no podía aprenderse en toda una vida, *ars longa, vita brevis*, se aprende ya perfecta y completísimamente, gracias a vos, en treinta minutos". Y sobre el método, incluye frases demoledoras como "soy ya tan Le Roy como vos mismo, no solo desprecio todos esos antes tan venerados médicos, sino que empapado de vuestra balsámica enseñanza prometo cuando me llegue la ocasión, hacer que todo enfermo desaloje todos y cada uno de sus humores; y además profeso una fe tan implícita, que aunque le vea echar los livianos haré que siga, siga y siga hasta del lado allá del sepulcro... persuadido de que se acabarán todos su males de cualquier naturaleza que sean, si es que hay males de naturaleza distinta, lo cual no es cierto, pues que no es conforme con vuestro librito inspirado".

Define, con el sarcasmo que caracteriza la publicación, la grandiosidad del proyecto que va de un medicamento que sirve indistintamente y con igual efecto en una hemorragia que en un cólico, para una tabes que para una apoplejía, pero además tiene el efecto de disponernos a no volver a enfermar, a hacernos eternos, aunque dice no saber "si rejuveneciéndonos o quedándonos estacionados en la edad en que nos cogiese el chubasco, o siguiendo adelante, pero sin morir nunca".

Califica de golpe maestro el dado por la Medicina Curativa "que con mano poderosa ha aniquilado las añejas perjudiciales máximas médicas y charlatanas supercherías que, como él mismo dice, tenían embrollada la ciencia: ya le veamos reduciendo más de 15 o 16 mil volúmenes que acaso se han escrito con relación a esta ciencia; ya reduciendo los innumerables sistemas médicos a un solo principio sin consecuencias; ya echando al suelo la interminable clasificación de las enfermedades; ya las inapelables e intrincadas teorías sobre sus procedencias; ya evitando la polifarmacia", y concluye con sorna "¿no es de alabar a Dios que con solo llegarse uno a la cama de un paciente, y aún sin llegar a ella, sin sobarle las manos, la barriga… sino solo con oír *estoy malo* ya quedamos suficientemente instruidos y sin titubear poder recetar con toda seguridad vomi-purgativo o purgante, según se nos venga a las mientes?, ¿no es esto solo un portento?, ¿no merece por todos estos humanísimos servicios una estatua mular en cada pueblo?".

En la última parte del escrito, el autor cambia el tono irónico para centrarse en aspectos concretos de la teoría y el texto de la Medicina Curativa rechazándola en su totalidad, explicando con argumentos claros y entendibles la incoherencia y el nulo sustento científico del método. "¡Bárbaro sistema –escribe- que reduce al remedio, al humor, al enfermo y al médico a una misma clase de seres brutos!". Critica sobremanera la generalidad de colocar a cada sujeto, cualesquiera que sean sus conocimientos, en la disposición de despedir a todo médico y serlo de sí mismo en todas las circunstancias de su vida, "bastándose con solo llevar en el bolsillo el pequeño librejo, y que haga universal desprecio de todos los otros conocimientos médicos". Añade que como sistema exclusivo está suficientemente rebatido, y finaliza manifestando que en la exclusión de todos los purgantes y la elección de los que él llama suyos, "se echa de ver, no menos que en todo lo demás, un espíritu de charlatanismo, que siempre ofenderá la memoria de Le Roy, por ser tan propia de curanderos".

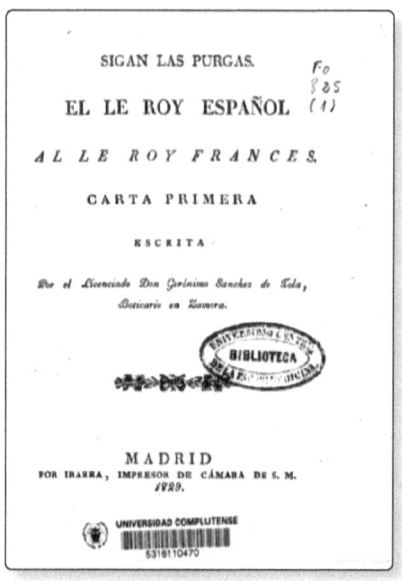

Portada de la publicación *Carta del Le Roy español al Le Roy francés*, editada en Madrid en 1829. Una crítica irónica y demoledora del método curativo de Le Roy.
https://books.google.es/books?id=Q3fn8eZIOe0C

En Valencia encontramos referencias a Mr. Le Roy en el Boletín del Instituto Médico Valenciano (IMV) del mes de abril de 1866. En el capítulo *Bosquejo de la historia de la Medicina de Valencia, Cuarta época – siglo XIX*[140] se hace referencia a la gran cantidad de escritos, aparecidos en 1827, sobre la introducción de las fórmulas vomi-purgativas de Mr. Le Roy de un modo exclusivo, "las cuales fueron admitidas en Valencia, por algunos, con bastante entusiasmo". En el mismo artículo, también se da cuenta de la aparición de un *"Breve discurso contra la Medicina curativa de Mr. Le-Roy, y contra los abusos en la administración de su receta, para desengaño del público y honor de los buenos profesores y del arte de curar"* que escribió el catedrático de la Facultad de Medicina de Valencia D. José Chicoy Gosálvez[141] en 1827, que intervino directamente en la polémica dando su autorizado nombre contra el método de Le Roy.

---

140. Boletín del IMV 1866: 102.
141. Boletín del IMV 1866: 102. José Chicoy Gonsalves (Valencia 1773-1829). Catedrático de la Facultad de Medicina de Valencia, enseñó Fisiología y Clínica.

Sobre el tema y personaje, se explica en esta página que la polémica se extendió a los años sucesivos, ya que, en 1930, D. Vicente Segura publicó *"La Medicina vindicada de los abusos sistemáticos, en contestación a las reflexiones sobre el examen crítico de la medicina curativa de Mr. Le Roy"*, y se hace referencia a la obra de Mariano Peset de la Raga, que escribió una monografía sobre el cólera en 1834 y más tarde una excelente crítica de los excesos de la terapéutica sangradora de Boussais a la que señala como "altamente mortífera" y de la curativa de Le Roy, limitando el uso de las fórmulas purgativas a aplicaciones concretas[142] como hemos señalado en un capítulo anterior. En esta página también se da cuenta de los *Dialogos o coloquios sobre la Medicina Curativa de Mr. Le Roy* que a favor y en contra se publicaron ese mismo año, escritos en valenciano y dirigidos al pueblo llano.

Valencia sufrió durante todo el siglo XIX repetidas epidemias de cólera asiático y los vomitivos y purgantes fueron usados con profusión en la "curación" de la enfermedad. La *Memoria sobre la invasión del cólera morbo asiático en la ciudad de Valencia del año 1854* señala, 30 años después de su introducción, el éxito de su uso. Los redactores de la memoria razonan más lógico y acertado decir que estos medicamentos curan las indigestiones, porque su mecanismo da la razón clara del efecto saludable que producen, "pero asegurar que curan el cólera es una suposición gratuita, que no se halla fundada en motivo suficiente, ni mucho menos legítimo. No se ha demostrado que la materia que provoca esta peste pueda ser expelida con las evacuaciones que provocan aquellos remedios. Nadie se atreverá a afirmar que estas sustancias medicinales sean un verdadero antídoto contra el miasma del cólera epidémico"[143]. Firman el informe de la Junta el 4 de febrero de 1855.

---

142. Boletín del IMV 1866: 102, y Chinchilla A. 1846: 566.
143. Memoria Junta Municipal de Sanidad de Valencia. 1854: 74-75.

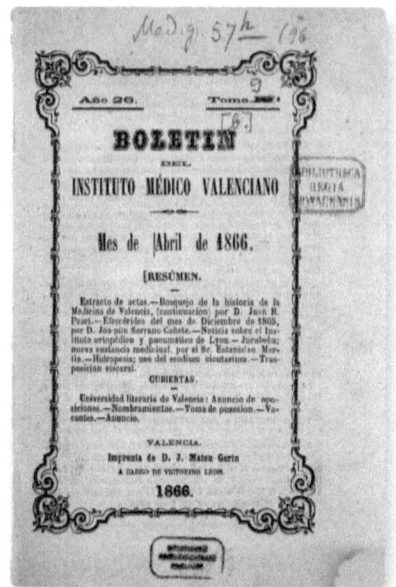

Boletín del Instituto Médico Valenciano (IMV) del mes de abril de 1866.

Pero al mismo tiempo que le restan interés terapéutico a los purgantes y vomitivos, en la memoria se revela la presencia de la anarquía terapéutica más espantosa. La población, los pacientes en general usaban el remedio que creían más eficaz, o más generalizado o más asequible a los medios con que cada uno contaba, y "no es de extrañar que un pueblo se alucine con las promesas de curación, cuando tiene a su alrededor y a su vista un peligro que le amenaza con las posibilidades de una muerte casi segura"[144].

Para dar una idea del extenso catálogo terapéutico del que la Junta Municipal de Valencia tenía conocimiento y noticia se relacionan los más utilizados, entre los cuales aparecen, además del vomi-purgante de Le Roy, el carbonato de sosa, el sulfato de estricnina, la menta con vinagre y sal catártica, la tintura asiática, el

---

144. Memoria Junta Municipal de Sanidad de Valencia. 1854: 53.

espíritu de alcanfor, la magnesia con el aceite esencial de anís, los polvos de la viborera, las aguas sulfurosas, el cacao, los vahos de cal y el agua del pozo de San Vicente.

Sin fármacos eficaces para tratar el cólera epidémico, lo común era que un producto terapéutico, poco antes preconizado con entusiasmo, fuera fácilmente olvidado, rechazado y sustituido por otro u otros que experimentaban posteriormente la misma suerte. Y aquí, ya en 1854, seguían teniendo su sitio los específicos de Le Roy.

Desde el momento de su prohibición y aun antes, la Medicina Curativa de Le Roy y su vomi-purgante fue una práctica absolutamente cuestionada por la mayoría de los médicos en ejercicio y las instituciones sanitarias oficiales, los cuales consideraban los remedios que proponía como muy peligrosos y situaban a este método -como ya hemos señalado- en el ámbito de la impostura médica y el charlatanismo. Aunque, a la vez, se daba una evidente situación de laxitud jurídica en materia curanderil y eran raros los procesos que se iniciaban contra las prácticas ilegales, que siempre requerían la denuncia de algún médico. En todo este periodo, se evidencia el mantenimiento de un alto grado de convivencia entre una medicina facultativa que se postulaba como la única legítima y ciertas prácticas consideradas como irregulares e ilegales por los médicos titulados.

Señala Núñez-García[145] que el discurso contra la charlatanería ocupaba un lugar preeminente en la prensa médica española de la época, acentuándose a mediados del siglo XIX, cuando se inicia desde la publicación El Siglo Médico una campaña de denuncias concretas frente al intrusismo bajo el epígrafe "títulos falsos o falseados", sección habitual del periódico en los años 50. Las denuncias se concretaban en el incumplimiento de la legislación vigente que

---

145. Núñez-García, VM. 2021; 41 (2): 411-412.

tipificaba estas prácticas como delitos. Así se recogía en el Código Penal de 1822 en el título dedicado a los delitos contra la salud pública, donde se establecían sanciones económicas y hasta de prisión para "los que, sin estar aprobados, ejerzan la medicina, la cirugía, farmacia, arte obstetricia o flebotomía".

La prensa médica pedía al Estado mecanismos eficaces para el cumplimiento de la normativa vigente, por cuanto el código penal referenciado recogía que "por ningún motivo ni bajo ningún pretexto o denominación alguna, se permitirán a curanderos o charlatanes, ya sea en la ocupación de asistir a enfermos, o ya en la de dar o vender remedios simples o compuestos de ninguna clase". El Código Penal de 1848 fue continuista, aunque considerando estas prácticas fraudulentas como faltas y no como delitos. Recordemos que la primera regulación de las profesiones sanitarias en España se produce con el Reglamento para las Subdelegaciones de Sanidad Interior del Reino de 24 de julio de 1848.

A la hora de reclamar la acción del Estado, explica Núñez-García, la principal justificación de esta reivindicación profesional fue la lucha contra la corrupción y el fraude profesional dentro de la práctica de los tres ramos del arte de curar: la medicina, la cirugía y la farmacia. La denuncia contra el intrusismo profesional, la mala praxis, o la venta irregular de remedios farmacéuticos fraudulentos -todo esto englobado bajo el término derogatorio de charlatanería- se observa en las publicaciones médicas desde su proliferación a partir de los años 1820, trazando una línea continuista con el discurso bien arraigado en la medicina ilustrada europea, incluida la española.

A pesar de la legislación vigente, en 1854, una comisión de médicos, cirujanos y farmacéuticos envió a S.M. la reina Isabel II, un escrito en la que le solicitaban la reinstauración del disuelto Colegio Médico de Madrid como una "forma de controlar la profesión y evitar el fraude, los falsos títulos y la charlatanería". En una breve cita del escrito puede leerse[146]:

"Las profesiones que tienen por objeto cuidar de la salud pública y de los intereses sociales, son harto delicadas en su ejercicio para que los gobiernos no hayan procurado, en todo tiempo y países, establecer en ellos la enseñanza de un modo correspondiente a los importantes fines de su inmediata aplicación y regularizar su práctica de modo conveniente para evitar los trascendentales efectos de la intrusión y falta de moralidad. (…) esta facultad, a pesar de la trascendencia de su delicado ejercicio y de la facilidad que por su modo de ejercerla ofrece a la intrusión y al charlatanismo, no tiene otra garantía, en las grandes poblaciones, para el público que necesita de sus indispensables auxilios, que la estéril vigilancia de los subdelegados de Sanidad; los cuales, ignorando casi siempre, las intrusiones y traslimitaciones mientras no son muy conocidas por sus funestas consecuencias o por su impune repetición, (…) tienen que dejar correr, a pesar suyo, las graves demasías que diariamente se observan. De aquí el descuido y la tolerancia que favorecen más y más la transgresión de las leyes reguladoras del ejercicio de las profesiones médicas, y el sensible abandono en que se deja al público para encomendar la salud y la vida de las familias a personas incompetentes que pasan por autorizadas, y para aceptar como buenos, remedios secretos y falaces propiedades que se pregonan como infalibles sin que se estorbe su anuncio"

Para los firmantes, la creación del Colegio Médico de Madrid debía servir de modelo para establecer corporaciones de esta clase en todas las poblaciones donde se reúnan más de diez médicos, y

---

146. Exposición a S.M. la Reina. El Siglo Medico. 26 Mar 1854; 1 (13): 97-98.

"entonces faltaría muy poco para conseguir una organización médica acabada y completa".

Los médicos hicieron un uso masivo de la prensa médica como plataforma y en su argumentario entraron en acción concepciones como el honor profesional de los médicos, sustentado en la noción de la medicina como una ciencia útil y en las referencias al sacrificio de los médicos y a su "amor a la Humanidad".

Italia declara ilegal la venta de un antídoto específico con el nombre de Le Roy

No solo en Francia tuvo la Medicina Curativa problemas de legitimidad y credibilidad. Los médicos y la medicina oficial y académica de la mayoría de los países donde tuvo mayor presencia el método de Le Roy, también plantearon públicamente sus dudas, prevenciones y hasta escribieron descalificaciones sobre la utilidad de los específicos cuya expansión y venta seguía una línea ascendente. Veamos algunas de las críticas referenciadas o publicadas en esa época, todas ellas posteriores a su prohibición en Francia.

Entre los países europeos, Italia fue el que más pronto y más ampliamente se extendió la doctrina. En 1824 se publicó en Bolonia la primera traducción al italiano de la undécima edición de Paris y en los años siguientes fueron sucediéndose nuevas ediciones publicadas en la propia Bolonia y en Florencia, Génova, Milán o Nápoles. A. Corvi[147] definió el libro de Le Roy como "un increíble éxito editorial de principios del siglo XIX", y de hecho esta fuente constata la existencia en la farmacia Picciola de Trieste de etiquetas del *Elixir purgante de Mr. Le Roy, grado...* en un número tal que supone una

---

147. Corvi, A. 1997, 137.

preparación frecuente, y cuya impresión puede fecharse entre 1857 y 1919.

Con este despliegue editorial y la consiguiente aplicación práctica del método, no es de extrañar que se produjera la reacción de la medicina oficial italiana. Así, en 1825, se publica en Viterbo (Italia) *Del abuso de la purgación y de la Medicina Curativa o sea de las purgaciones de Le Roy*, una reflexión crítica expuesta en audiencia pública de la Academia de Ciencia y Arte de Viterbo, por el doctor Giuseppe Matthey, un médico general de origen suizo y profesor de Medicina Teórica y Clínica Médica en el hospital de la misma ciudad.

También en 1825 se publica en Bolonia una segunda edición (la primera es de 1824) del documento *Aviso al pueblo sobre el justo valor que debe concederse a la Medicina Curativa o sea a la purgación del Sr. Le Roy, cirujano de consultas de París*. En un folleto de apenas veinte páginas, el autor anónimo sitúa a la doctrina de Le Roy como hermana del famoso polvo de Aylhaud que vivió la transición del fanatismo excesivo al olvido total, y critica que quieran confirmar "a este tinte" como específicamente indicado para curar todas las enfermedades que aquejan a la especie humana. También argumenta con los efectos secundarios, y señala que muchas guías prácticas han demostrado, por experiencia, los inconvenientes irreparables causados por el abuso de purgantes y se pregunta "si habrá que creer a un hombre que, por capricho, despreciando sus observaciones, pretende que cuanto mayor sean las evacuaciones, mayores serán los efectos curativos".

En el Anuario Universal de Medicina publicado en Italia (Milán 1825)[148], aparece una amplia reseña de la publicación de la primera traducción italiana de la obra básica de Le Roy, editada en Bolonia

---

148. Omedei, A. 1825: 412-413.

en 1824. En esta reseña explica el articulista que aunque esta obra es, de principio a fin, una locura total, habían decidido comentarla en este anuario por dos poderosos motivos; primero porque no hay pésimo libro del que no se pueda obtener algún provecho, y en segundo lugar por proporcionar una advertencia útil a sus lectores, a los que indica que no deben perder el tiempo o desperdiciar las pocas liras por las que se vende, en un libro que es la quintaesencia de la más descarada y estúpida charlatanería. Les da a conocer brevemente su contenido para que puedan ser útiles a las víctimas o a las personas próximas a serlo, del método mortal, y no curativo que aquel francés ensalza a las estrellas y finalmente pide meditar sobre con que facilidad el error puede extenderse por el mundo e incendiar cada rincón, mientras las más bellas y claras verdades encuentran obstáculos para su propagación en todas partes.

Para más información, la reseña aporta un resumen de la formulación teórica de Le Roy sobre las enfermedades y de las instrucciones de uso de los específicos, e incorpora la composición del vomi-purgativo y del purgante en sus distintos grados. Termina el articulo afirmando que "inducir al vulgo a creer que es lo único que siempre debe emplearse, es una doctrina mortal que debe ser reprimida e incluso severamente castigada". Anexa como referencia, las conclusiones de la Academia Real de Medicina de París remitidas al Ministro Secretario de Estado del Interior ya conocidas.

Las autoridades de Trieste (Italia) intentaron en ese mismo año, sin éxito, limitar el uso irresponsable de este remedio. Por parte del gobierno, se informó a través de un edicto[149], con el siguiente texto:

"Habiendo conocido la Autoridad superior del Altísimo Gobierno que algunos individuos e incluso boticarios se dedican a la venta

---

149. Ban, G. du, 2001.

ilegal de un antídoto específico para todas las enfermedades, con el nombre de Le Roy, el cual no es más que un purgante fuerte y drástico, ya fuera de uso en su patria a causa de las consecuencias nocivas, y dado que un remedio tan equívoco y violento puede resultar no sólo sumamente nocivo para la salud humana sin la expresa prescripción médica, sino incluso mortal, se considera deber y útil avisar a la población de ello, advirtiendo al mismo tiempo a los vendedores de este específico que cualquiera que fuere sorprendido vendiendo esta tintura, será tratado y castigado como cualquier vendedor ilícito de venenos y con la confiscación y destrucción de todas sus provisiones". Ignazio de Capuano Consigliere di Governo Trieste, a 20 de mayo de 1825. Antonio Pascotini Nobile d´Ehrenfels. Secretario

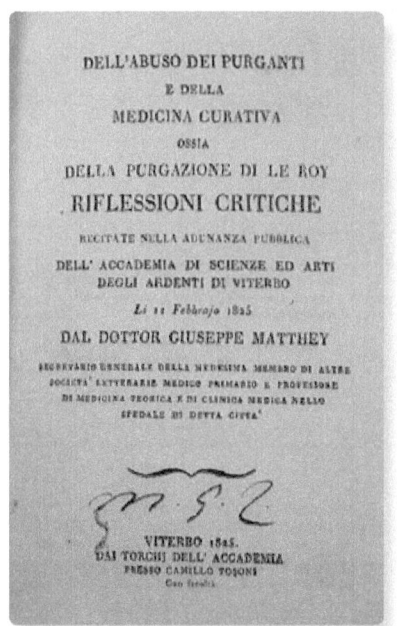 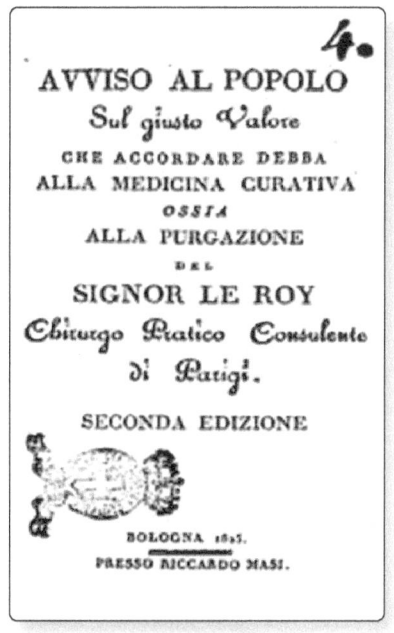

Dos documentos publicados en Italia contra la Medicina Curativa en 1825, al tiempo que veían la luz nuevas ediciones de la obra básica. https://archive.org/details/ bub_gb_tVSr0NjevxsC/mode/2up

Decimos sin éxito, porque en 1825 se publicó una nueva edición traducida del libro en Milán y en 1826 y 1831 otras dos en Génova. También puede confirmarse que durante las epidemias de cólera morbo padecidas por Italia en los años 1848 y 1854, todavía seguía discutiéndose sobre la bondad o perjuicio del tratamiento purgativo.

El proselitismo militante y combativo frente a la prohibición en Argentina o Perú

Ya en Sudamérica, el principal propagador de este sistema médico en Argentina, según Di Liscia[150], fue Pedro Martínez, médico de la sanidad del puerto, que tradujo y publicó el texto de Le Roy en 1829 en el Semanario Científico[151]. En sus comentarios, la apología de la Medicina Curativa es lo habitual, porque se trataba de un periódico fundado con esa finalidad: criticar prácticas erróneas de la medicina, como la "efusión de sangre", pero aceptar otras ventajas, como la "inoculación y la vacuna contra la viruela" y en sus editoriales repite de forma concluyente la superioridad de la terapéutica curativa, ya que ha logrado descubrir las "causas eficientes de las enfermedades". El Semanario Científico traduce en cada número partes del libro-fetiche, lleva editoriales del anónimo editor/director, y, publica "cartas del lector", algunas de las cuales, al modo de los casos prácticos publicados en Europa, "si no son totalmente falsas, fueron adulteradas con tanta candidez que llaman poderosamente la atención".

En su artículo, Di Liscia refiere con detalle, el proceso judicial iniciado por un médico de la policía contra otro adalid de la Medicina

---

150. Di Liscia, MS. 2002, nº 52: 85-104.
151. El Semanario Científico fue un periódico semanal que apareció solamente los domingos durante el año 1829.

Curativa, llamado Norberto Quirno, en una causa criminal abierta por la muerte de una persona, a quien había dado durante veintiocho días la vomi-purga de Le Roy. Y es en cuestiones como la que referimos en las que se manifiesta el rechazo de la medicina oficial, en este caso en Argentina, contra el método expansivo de Le Roy, llegando a la presentación de una denuncia judicial que, como era norma, debía ser puesta por un facultativo.

Sigue explicando que en el manifiesto presentado por Quirno, este vecino porteño encausado, para defender públicamente su reputación, ante la acusación médica de haber ocasionado la muerte de un paciente a través de la Medicina Curativa, se cita parte de la obra de Le Roy, se señala la existencia del Semanario Científico y se publican todas las instancias judiciales que le permitieron a Quirno ser absuelto por ese delito. Y aunque el informe de la autopsia demostraba, según los médicos forenses, que el paciente no tenía ninguna enfermedad grave, sino que había sido verdaderamente asesinado al administrársele la vomi-purga, éste no fue determinante para el fiscal y no se tomó en consideración como prueba en contra del acusado, el cual fue absuelto finalmente, porque, aunque administró ilegalmente la medicina, lo hizo no como médico sino como vecino.

En realidad, parece que el manifiesto del acusado en su defensa tenía unos claros objetivos propagandísticos, buscando la confrontación y el debate con los facultativos sobre las bases epistemológicas de ambos sistemas médicos, con la pretensión de discutir al mismo nivel con la medicina oficial, a la que impulsan a salir a la palestra a legitimarse. Sobre el personaje, parece evidente que a la vez que se defiende, trata de salvaguardar lo que debía ser una fuente importante de sus ingresos, cuál era la administración de la vomi-purga. "Según Quirno, el gobierno, a pesar de los médicos, ha autorizado la venta del medicamento y ha consentido de un modo positivo la infracción de las leyes permitiendo que los que no son médicos puedan curar con Medicina Curativa, sin aplicar las penas de la ley", apunta finalmente Di Liscia.

Señala Di Pasquale[152] que el interés del autor de esta publicación, y claro referente de la Medicina Curativa en Argentina, por establecer su disciplina dentro de un estatuto científico era evidente. Con la buscada confrontación pretendía conseguir para la doctrina de Le Roy la categoría de "ciencia" a partir de la formulación de hipótesis de alcance general y de la experiencia. El semanario tuvo gran impacto en su época, y en una carta anónima publicada en El Lucero se solicitaba al Tribunal de Medicina y a los facultativos que se pronunciaran sobre la validez o no del método curativo porque "había un periódico que lo estaba publicitando desde agosto sin fundamento o instructivo de aquel tribunal".

En la línea del cumplimiento de la legalidad, este autor también refiere que estas prácticas continuaban utilizándose en amplios sectores a la luz pública, aunque su uso comenzara a declinar con el paso de los años, como señalaba el facultativo Manuel Montes de Oca en 1854, al afirmar que sólo algunos fanáticos creían en el "drástico de Le Roy", que hizo época entre 1829 y 1832. En su Ensayo sobre las enfermedades de Buenos Aires es notable su visión de la Medicina Curativa como irracional y de sus seguidores como miembros sectarios de lo que parecía más una religión bárbara que una práctica médica equivocada.

Quizá por ser los primeros años de la introducción del método y específicos de Le Roy en Sudamérica, o por haber ensayado su defensa en Europa con desafiantes escritos propagandísticos, la contestación y beligerancia de los agraviados por las prohibiciones de su uso en estas nuevas naciones fueron, sin duda, de un volumen y repercusión mediática mucho mayor que la propia prohibición.

---

152. Di Pasquale, M. 2020, vol 9, 20: 283-298.

Así lo vemos en varios documentos publicados en Perú en 1825, escritos por Fray Juan Joseph Matraya y Ricci, predicador apostólico y morador del Convento grande de San Francisco en Lima, que hace pública las cartas que ha dirigido al Protomedicato General[153], desafiando la prohibición del uso del panquimagogo de Le Roy y que titula *"Triunfo de la Medicina Curativa de Mr. Leroy sobre la paliativa, dirigida al Sr. Dr. D. Miguel Tafur, protomédico de Lima"*.

En este documento se transcribe el escrito que el fraile había dirigido a su superior, solicitándole confirmación o revocación del precepto de santa obediencia, ante la prohibición hecha de administrar el panquimagogo a los militares enfermos en los hospitales de Santa Ana y San Juan de Dios. También trascribe la carta del Dr. Tafur al Provincial de San Francisco en el que protomédico le recrimina que:

"el día 26 de octubre me contestó haber ordenado al R.P. Matraya se abstuviese en lo sucesivo de administrar el panquimagogo a ninguna clase de enfermos. No solo está curando desde entonces con más descaro, sacrificando la vida de los enfermos, sino que también hace de boticario y vende los remedios... si V.P.M.R. no tiene autoridad para que el R.P. Matraya se limite a solo lo que es de su instituto, será preciso tomar las providencias que mandan las leyes contra los curanderos. Dr. Miguel Tafur".

La carta previa también la publica el propio fraile en otro documento que, a modo de panfleto, titula *"Defensa de la Medicina Curativa de Mr. Le Roy, y lícita administración de su único remedio nombrado panquimagogo por cualquier instruido en su dirección*

---

153. Protomedicato, tribunal médico que tenía funciones de control público sanitario, así como de regulación profesional. Sus atribuciones incluían de forma especial la eliminación de curanderos, parteras, yerberos y boticarios sin autorización.

práctica aún que sea clérigo o religioso". Con el título ya muestra el carácter desafiante del texto publicado, que escribe como contestación a la prohibición expresa del protomedicato que había manifestado al superior del fraile en cuestión.

Sobre el asunto, todavía publicó Matraya un tercer documento como contestación al elaborado por el colectivo de médicos, con la firma de Philiatros[154], sobre las bases de la Medicina Curativa y las muertes que se estaban produciendo con su aplicación en los hospitales referenciados. Al anónimo autor contesta en enero de 1826 con un panfleto que titula *"El Anti-Philiatros, a los señores Protomédico de Lima Dr. D. Miguel Tafur y compañeros"*, defendiéndose de las acusaciones de las muertes, y estimando un porcentaje de curados por encima del 90%, y aportando testimonios de muchos pacientes beneficiados.

Uno de los documentos publicados por el seguidor y proselitista de la Medicina Curativa el fraile franciscano RP Matraya contra la prohibición del uso del panquimagogo dictada por el Protomedicato de Lima en 1825.

---

154. Nombre griego que significa amigo de los médicos.

10. LA MEDICINA OFICIAL CONTRA LA MEDICINA CURATIVA

La medicina oficial en Lima, por voz del Protomedicato General, sitúa claramente a la Medicina Curativa en una posición de alegalidad y en el entorno del curanderismo, a la vez que le advierte con la ejecución de medidas punitivas; aunque "por un exceso de política", gestiona la cuestión con avisos previos al tratarse de actuaciones realizadas por miembros del clero.

En contraste con la prudencia mostrada por el Protomedicato General, a estos escritos introductorios de prohibición, siguen varias páginas a doble columna del mencionado fraile Matraya en las que arremete con agresividad contra cada una de las frases trasladadas por Tafur y en una muestra de desafío y clara desobediencia escribe: "sobre las providencias que mandan las leyes contra los curanderos… ya llegó el caso de verificarla, puesto que yo no quiero enmendarme; veamos, pues que es lo que Vd. podrá hacer contra mí en fuerza de lo que mandan las leyes".

En el segundo escrito también le reprocha que "en cada barrio de esta capital existe un curandero, conocido por todos los que tienen ojos, quienes parece, que tienen pasaporte franco para curar, puesto que nadie se ha metido jamás con ellos. Por el contrario, se trata de proscribir y desterrar al padre Matraya, que es un religioso sacerdote, anciano, y no mal reputado, tan solo porque procura extender piadosamente en esta benemérita ciudad, el uso del panquimagogo, proclamado ya por todo el orbe del viejo y nuevo continente. Este no es un misterio impenetrable para mí, ni lo será para ningún hombre sensato… los curanderos que hay, y siempre ha habido, no perjudican al gremio facultativo, antes bien lo favorecen con los desaciertos que cometen en la administración de la medicina paliativa, aplicándola a ciegas, y por capricho. No sucede así con la curativa, preparada por la Divina Providencia, cuyos efectos son seguros y probados ya en toda la tierra. He aquí pues, el cuerpo de la facultad médica puesto en un fuerte conflicto, y por esto ha hecho causa común, y levantado esta tempestad tan escandalosa".

Como puede leerse, el fraile, amparado en su condición y ministerio, no solo incumple y desafía una orden administrativa del máximo responsable sanitario de la ciudad, sino que le recuerda sus funciones e incumplimientos con el curanderismo, para acabar haciendo proselitismo de la Medicina Curativa al mismísimo Protomedicato General. Así eran y así se mostraban estos adeptos e iluminados de la purgación, que estaban convencidos de haber descubierto y estar aplicando el mejor y único método para la curación de todas las enfermedades, y ser, con la lectura y seguimiento del librito de Le Roy, los precursores de la quintaesencia del arte de curar.

11

LA POLÉMICA EN EL ÁMBITO POPULAR

Los coloquios sobre la Medicina Curativa de Mr. Le Roy

La polémica sobre las bondades versus daños que pudiera ocasionar la Medicina Curativa de Mr. Le Roy no se limitó al ámbito académico, oficial y profesional, también alcanzó el nivel de la calle, en correspondencia con su pretensión de ser la verdadera medicina popular. Y seguramente con una mayor intensidad, puesto que se trataba de un "medicamento" totalmente accesible para la población, que no requería prescripción médica y su contrastado frecuente uso producía, sin duda, mejorías y empeoramientos de las dolencias que, lógicamente, se contaban entre familiares, vecinos y conocidos, recomendando o desaconsejando su uso y, en consecuencia, generando la previsible controversia. Y de todo ello, presentamos algunas muestras.

En 1927 se escribieron y publicaron en Valencia unos diálogos o coloquios en torno a la Medicina Curativa dirigidos al público en general que o bien la defendían o bien trataban de persuadir a la gente para que no la utilizara. Giner i Bayarri, P. et al[155], publican en 2003 *"Els dialecs sobre la Medicina curativa de Mr. Leroy en la Valencia del segle XIX"*, donde se recogen con detalle y transcriben textualmente dos importantes textos que se escribieron en valenciano, un acontecimiento no demasiado común en la época y determinado, sin duda, por la voluntad de los autores que pretendían una máxima difusión entre las clases más populares de la sociedad valenciana.

En general, el dialogo se establece entre dos personajes, uno defensor apasionado de la Medicina Curativa que, siguiendo la línea propagandística del autor, no suele utilizar argumentos científicos, sino que acude a las curaciones, a las personas ilustres, a "la verdad" de los hechos, sin aportar criterios objetivos y despreciando a la medicina tradicional y a los médicos y otro, conocedor del tema, que critica y desestima esta práctica y método con argumentos basados en los conocimientos científicos de la época.

El título del primer dialogo recogido en el libro de referencia define el fondo de la conversación: "*Rahonament ó colòqui nòu que sobre la medicina curativa de Monsiur Laroà han tingut el Mestre Gòri, fiel de fechos, y el Tio Tofol, llaurador dels dòctes, de un poble distant una llegua de esta ciutat de Valensia*"[156]. El fondo trata de la discusión sobre el método curativo de Mr. Le Roy en el ámbito popular y se escenifica con el coloquio entre dos personajes: el Mestre Gori, persona culta, que a su vuelta de la ciudad de Valencia trae al pueblo la novedad de la nueva medicina como el gran descubrimiento, y que representa al defensor apasionado de la Medicina Curativa, y el Tío

---

155. Giner P. et al. 2003. Los diálogos sobre la Medicina curativa de Mr. Le Roy en la Valencia del siglo XIX.
156. Razonamiento o coloquio nuevo que sobre la Medicina curativa de Mr. Le Roy han tenido el Maestro Gori, fiel de los hechos y el Tío Tofol, labrador de doctos, de un pueblo distante una legua de la ciudad de Valencia.

Tofol, un labrador con formación y conocimientos, conocedor del tema, que rebate los puntos que expone su contertulio, al tiempo que presenta argumentos y razones frente a Le Roy. Finalmente, el Tío Tofol convence a su amigo de la inutilidad de sus argumentos, que la Medicina Curativa es un engaño y que el purgante de Le Roy es un verdadero peligro.

El dialogo repasa el carácter general del sistema curativo señalando, con un razonamiento lógico, que "si la medicina de Le Roy sirve para todo, que todos los médicos abandonen su trabajo y que los estudios de medicina se extingan". También entran a discutir sobre aspectos básicos del método como son la singular formulación teórica, el germen innato de la corrupción de los humores, la composición del purgante, su forzada confrontación con la medicina convencional, la experiencia como razón y la visión comercial del autor y su entorno que mantienen la estrategia de compartir su método con gente no versada en medicina.

El autor del *Coloqui Nou* es anónimo. No obstante, Giner i Bayarri[157] opina que por sus conocimientos sobre los tratamientos de la época y su acérrima defensa de la figura del médico como la persona que sabe, que ha estudiado y entiende de enfermedades, podría tratarse de un médico, o también alguna persona agradecida a la medicina oficial.

El segundo dialogo se escribe en contestación al primero en el que se criticaba duramente el método Le Roy, como una respuesta necesaria e inmediata para recuperar el crédito posiblemente perdido. Se titula *Dialogo reflexiu entre dos amics de la veritat en contestació al Coloqui Nou sobre la Medicina Curativa de Monsiur Laroà*[158]. Aquí, se muestra el dialogo entre Pepe, un joven que

---

157. Giner i Bayarri, P. 2003:76.
158. Dialogo reflexivo entre dos amigos de la verdad en contestación al Coloquio nuevo sobre la Medicina Curativa de Mr. Le Roy.

va a comprar las obras de Le Roy para poder argumentar contra el Coloqui Nou y Toni, el librero que está muy enterado de la polémica que se ha destapado y que se manifiesta como un gran defensor de la Medicina Curativa. Los personajes hablarán a lo largo del texto sobre puntos concretos contrarrestando y criticando los argumentos aportados por el Tío Tofol en el primer dialogo.

Los dos participantes defienden el nombre de "curativa" contraponiéndola a la medicina oficial y su escasa eficacia (que en otros panfletos definen como paliativa), mantienen la unicausalidad de la enfermedad y conocida la única causa de los males, la existencia de un solo remedio, insisten en la proscripción de las sangrías y contestan a los casos de fracasos terapéuticos aportados por el Tío Tofol, justificándolo en el mal uso del purgante o en el no haber actuado a tiempo. En resumen, acuden, en la línea de defensa establecida, a los argumentos de la razón, de la experiencia y la verdad, a las personas ilustres que la siguen etc.; todo ello, sin aportar criterios objetivos, ni argumentos científicos.

Como apunta Giner i Bayarri, la edición del *Coloqui Nou* hizo que mucha gente que confiaba en las purgas como solución a sus dolencias, dejaran de lado todo lo que el método de Le Roy conllevaba, incluidos el libro básico de la purgación, el de casos prácticos o la venta directa de los específicos. La publicación del *Dialogo reflexiu*, también de autor anónimo es un intento de tranquilizar a los fieles seguidores de Le Roy, criticando en toda su extensión los argumentos plasmados en el primer coloquio.

En aquel momento, se escribieron en Valencia, muchos diálogos y coloquios sobre el tema, y como se apunta en el boletín del IMV referenciado anteriormente, anotamos también la *"Conversación de D. Agapito y D. Justo, con motivo del Rahonament o coloqui nou, publicado en esta ciudad contra la Medicina Curativa"*.

Anécdotas y hasta poesía

De Argentina recuperamos la anécdota o mejor, la descripción de la experiencia, en primera persona, de un usuario a la fuerza. En un capítulo de su libro *Criaturas del Señor*, López Mato[159]. menciona a la Medicina Curativa de Le Roy con el título *La medicina es magia o casi*.... El autor explica que, a principios del siglo XIX, en Buenos Aires hubo curanderos y curalotodos al igual que en las demás partes del mundo y que entonces se popularizó una panacea con el poco eufónico nombre de "panquimagogo", un producto que invadió los hogares porteños hacia 1820 y se mantuvo hasta bien entrada la década de los cuarenta. Y como todo producto que se precie en la mitología popular, fue fruto del genio de un sabio ignoto, "el inmortal Le Roy", galeno francés, que ya había logrado un sitio entre los benefactores de la humanidad.

Relata que entre las víctimas que recuerdan al panquimagogo con estremecimiento, figura Lucio V. Mansilla (1831-1913), militar, periodista, escritor, político y diplomático argentino, el cual al referirse a su infancia cuenta sus experiencias con este medicamento: "...Esto de Le Roy requiere un párrafo especial. Los flebótomos abundaban, sangrías, vomitivos y purgantes hasta que sane o reviente, parecía ser el aforismo... Mi hermana Eduardita, antes de los doce y yo, con un record aproximado al de ella, antes de los quince habíamos tomado cerca de ochocientos vomitivos y purgantes. Mi repulsión particularmente por la nauseabunda droga era tan grande, que fue menester que se hiciera una cuchara de plata de forma especial, para hacerme ingurgitar, tapándome las narices, integra, que me agitaba como un energúmeno, entre dos o tres sirvientes nervudos, la dosis reglamentaria de la prestigiosa poción".

---

159. Lopez Mato, O, 2003: 220-225.

Añade el autor, con cierta sorna, que lo notable de estas barbaridades es que ambos (Lucio y Eduarda) sobrevivieron hasta ser elegantes escritores, lo que Le Roy omitió incluir entre los beneficios del medicamento. Y concluye que no hay límites para la credibilidad de las gentes que periódicamente depositan su confianza en charlatanes, sea en política, economía o medicina y que tarde o temprano los defraudarán, sin que el afectado se entere y hasta en algunos casos, les quede agradecido. "Por suerte nuestro cuerpo es mucho más resistente de lo que suponemos y se sobrepone a los médicos y a sus remedios".

A. Corbi[160], incorpora a su artículo un cuadro manuscrito del siglo XIX de la composición y preparación de los purgantes y también, como muestra de la popularidad del método, un poema titulado *"El elixir de Le Roy para las damas"*, incluido en la colección completa de poemas de Antonio Guadagnoli[161] de 1877. El poema fue publicado inicialmente en Pisa el año 1827.

Guadagnoli fue un poeta y literato italiano de la época, cuya producción tuvo siempre un tono divertido y coloquial, a la que no le faltan el ingenio y la sátira. El poema referido es una larga composición que consta de 57 estrofas (sextetos de sexta rima) y en las que habla sobre las muy frecuentes dolencias de las mujeres, y especialmente "si apenas os casáis, os llenáis de pena y dolor" pero "si la salud se ríe en tu rostro, nos abres un paraíso en la tierra". Y ese cambio deseado, se produce gracias al elixir simple de Le Roy, que a todos ha sanado y que sirve para cada dolencia sea grande o pequeña y "si esto es cierto, como parece cierto, el descubrimiento es mayor que cualquier descubrimiento".

También dedica unos versos al propio Le Roy, al que se refiere como el amigo de la humanidad, y le escribe "Salve, oh genio

---

160. Corbi, A. 1998: 132-135.
161. Antonio Guadagnoli (1798-1858), poeta y literato italiano.

inmortal, que tu nombre ha oscurecido el de Hipócrates y Galeno y por tu gran mérito pasarás glorioso al futuro". Todo el poema destila ironía y escribe de "los portentos increíbles que ha hecho el elixir: hasta los burros ha sanado, hasta los gatos". La ilustración que acompaña a la publicación del poema en esa edición es todo un símbolo del carácter satírico del mismo al representar a un charlatán encima de un tonel ofreciendo el elixir al numeroso público concentrado en su entorno, en la calle y con el cartel de reclamo "Le Roy cura todos los males".

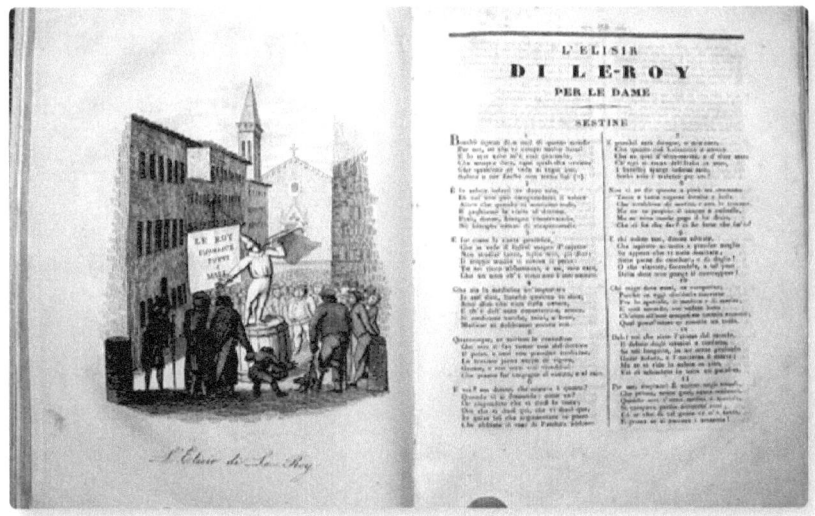

El poema sobre Le Roy en la edición de 1839 de la obra completa de Guadagnoli.

Los amichs de la humanitat y *Los amigos de la humanidad*, publicados en Barcelona por la imprenta de Luis Tassó en 1859, comparten, en clave poética, título e ironía sobre los métodos curativos de la medicina popular. Según Martí Flo[162] la coincidencia de los cuatro personajes nombrados hace sospechar en una referencia explícita al

---

162. Flo Csefkó, M. 2022; 76: 177-194.

compendio de *Los cuatro métodos curativos,* que comprende, como vimos, los sistemas de Raspail, Le Roy, Morison y Holloway.

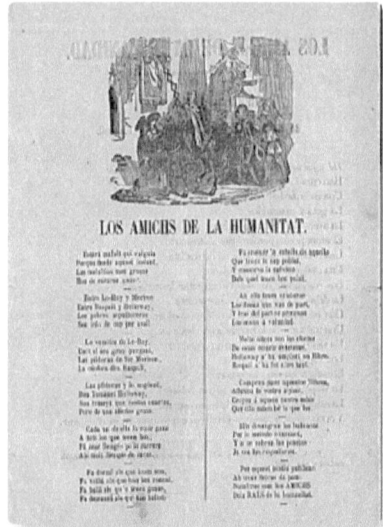 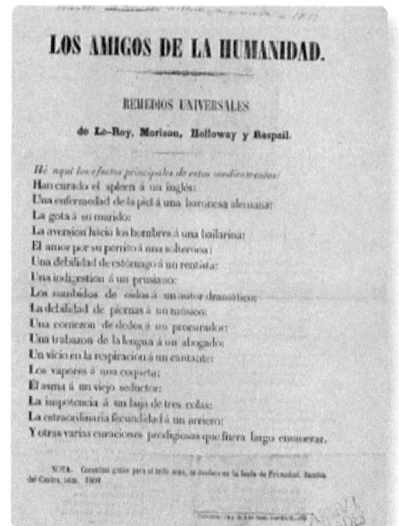

Los dos poemas según la publicación de la imprenta de Luis Tassó de Barcelona. 1859. (https://calaix.gencat.cat/handle/10687/297470)

Los amichs, es un poema de doce cuartetas en las que se resume, con sarcasmo, la nula utilidad de los remedios propuestos y que su único interés es obtener pingues beneficios vaciando los bolsillos de los pacientes. Incorporamos el poema traducido:

Estará enfermo quien quiera
Porque desde este instante,
Las enfermedades más graves
Han de curarse yendo.
Entre Le Roy y Morison,
Entre Raspail y Holloway,
Los pobres sepultureros
Se irán para abajo
El vomitivo de Le Roy

Unido a su gran purgante
Las píldoras de Sir Morison
El alcanfor de Raspail
Las píldoras y el ungüento,
De Tomasito Holloway,
Son remedios que cuestan cuartos
Pero de unos grandes efectos
Cada uno de ellos hace tener ganas
A todos los que tienen hambre;

Hace ir ligeros por las calles	De estos remedios evacuantes,
A los muy ligeros de carnes	Holloway ha completado un libro.
Hace dormir a los que tienen sueño	Raspail ha hecho otro tanto.
Hace velar a los que han roncado bien	Comprad pues estos libros,
Hace bailar a los que tienen ganas,	Aflojad vuestra plata
Hace descansar a los que han bailado	Creed a estos cuatro sabios
Hace crecer los cabellos de aquellos	Que ellos saben bien lo que hacen
Que tienen la cabeza poblada	Ellos desangran los bolsillos
Y conserva la calvicie	Por el método evacuante,
De los que la tienen bien pelada	Y si os sobran las pesetas
Con ellos tienen criaturas	Ya os las repelarán.
Las mujeres que van de parto	Por este motivo publican
Y después del parto se procrean	Con unas letras de a palmo:
Los sexos a voluntad	Nosotros somos los AMIGOS
Muchos otros son los efectos	De los REALES de la humanidad.

El segundo poema habla de los remedios universales, y con el enunciado de "He aquí los efectos principales de estos medicamentos:", describe un listado de curaciones de diversas enfermedades/comportamientos a otros tantos personajes o profesiones en una estudiada y contradictoria relación, que pretende la banalización y descrédito de los métodos y tratamientos de los cuatro. Refiere la curación de la aversión hacia los hombres a una bailarina, del amor por su perrito a una solterona, de una debilidad de estómago a un rentista, del asma a un viejo seductor o de la extraordinaria fecundidad a un arriero, para rematar con "y otras varias curaciones prodigiosas que fuera largo enumerar".

Sobre el negocio que suponía la práctica médica y la venta de productos curativos, D. Manuel Bretón de los Herreros[163] dejó un

---

163. Manuel Bretón de los Herreros (Quel, La Rioja, 1796 - Madrid, 1873), dramaturgo, poeta y periodista.

Romance con terminación esdrújula, en el que lamenta haberse aficionado a la poética y no tomar otras profesiones más reconocidas y rentables. Satiriza el método curativo de Le Roy, el de Broussais y el de Brown, a los que acusa de ocasionar más muertes que curaciones, sin obviar los beneficios económicos que su profesión y prescripciones les estaban reportando.

El romance, en tono satírico, explica que:

"Hoy asesinando al prógimo
mi suerte sería más próspera,
ducho en la ciencia de Hipócrates
a los profanos incógnita.

Broussais, con tu goma arábiga
y sanguijuelas hidrópicas
todo lo curara; cólicos,
úlceras, fiebres, parótidas.

O con Le Roy sin escrúpulo
dejando antiguas teorías
del vomi-purgante bárbaro
sería mi mano pródiga.

Brown, Le Roy, Broussais, idénticos
son todos, si no en su lógica,
(si) en llevar miles de féretros
del camposanto a las bóvedas"

También añadimos el hallazgo de un pequeño tesoro poético sobre el famoso purgante, al que identifica simplemente como Le Roy. Se trata de una cuarteta de autor anónimo de la época, que destaca con tono irónico las consecuencias de la toma del vomi-purgante, en un texto tan breve como contundente que no admite dudas sobre la opinión que le merecía al autor.

Tomó "Le Roy" don Liborio,
y lo tomó con tal celo,
que se marchó limpio al cielo,
pasado aquí el purgatorio.

12

LAS ÚLTIMAS EDICIONES DE LA MEDICINA CURATIVA EN ESPAÑA

A pesar de los decretos reales de prohibición que pesaban sobre el sistema de la Medicina Curativa, tanto en Francia como en España e Italia, el método Le Roy siguió activo y suplementado con el mercado americano no dejo de producir. Una muestra evidente son las numerosas ediciones que del manual se siguieron publicando en España, habiendo identificado las postreras en la década de los años 1870.

En la edición de 1850, el propio autor vuelve a referirse al "rápido despacho de doce ediciones de esta obra, compuesta cada una de diez y doce mil ejemplares, su traducción en los idiomas español, italiano, inglés y otros es una prueba poderosísima de cuanto van cundiendo entre las gentes los verdaderos principios del arte de curar y de los inmensos beneficios que van prestando a la humanidad doliente los medios que en este método propongo".

Sin embargo, con la actualización de la publicación, en algunos capítulos clave de la obra se aprecia un cambio en los contenidos y en el tono, que indican, sin duda, el agotamiento del método y la necesidad de una adaptación, en la medida de lo posible, a los nuevos tiempos médicos.

Esta situación comienza a patentizarse con las ediciones del manual publicadas en Barcelona en la década de los años 1850 y que entendemos necesario destacar. Se trata de tres ediciones a cargo, respectivamente, de la Librería de D. Francisco Oliva (1850), la Librería de D. José Lluch (1855), y por la Imprenta de Narciso Ramírez en 1859, edición, ésta última, que vio la luz treinta años después de la prohibición expresa de la aplicación del método de Le Roy en España. Todas se presentan con el epígrafe de nueva edición y en la portada consta el nombre del traductor D. Pedro Reynés y Solá, un especialista en la traducción de textos médicos, que en 1857 compone el manual de *Los Cuatro Métodos Curativos*, al que nos hemos referido en otro capítulo. También se destaca que se trata de la traducción de la nueva edición francesa, "y seguida únicamente en esta edición de un Apéndice Original".

En estas ediciones, todas similares en prólogo y contenido, resulta de interés comentar la presentación que realiza el editor que después de alabar el método de Le Roy, explica que "imprimimos esta nueva traducción, verificada con todo esmero, a fin de que el estilo, al paso que correcto fuese claro y al alcance del pueblo al que está destinada; … Hemos tratado de dar a esta obra cierto aspecto de novedad con la comparación del sistema de Mr. Le Roy y el de sus antagonistas, haciendo ver que por las propias teorías de estos últimos se puede demostrar la importancia y utilidad de la purgación. Este es el objeto del Apéndice adicionado, el cual da mucho mayor interés y realce a la obra de Le Roy, por ser una materia del todo nueva y que no se ha tratado en ninguna de las ediciones publicadas hasta el día". Continúa señalando que la mejor prueba de su acierto en esta traducción es "el rápido despacho de ella que ha tenido el Editor, tal que le ha obligado varias veces a reimprimirla".

Del prólogo, destacamos la referencia que hace el editor a "la utilidad de la purgación en la mayor parte de las enfermedades". Aunque aquí ya no se habla de todas las enfermedades, y tampoco de su verdadero origen según Le Roy, en el desarrollo de todo el manual se mantiene intacta la formulación teórica de la causa de las enfermedades de forma que al hablar de las enfermedades internas (sin excepción) señala que "teniendo el mismo manantial y la misma causa material, de hecho, se reducen a una sola: enfermedades del cuerpo humano, pues todos los estados morbosos no son más que una situación opuesta al estado de salud". Y reitera que "será siempre la causa morbífica la que convendrá evacuar para destruir sus efectos, sus emanaciones y para curar con seguridad en todos los casos".

No obstante, en el apéndice original añadido, en el que se revisan un ingente número de enfermedades, se traslada la idea de mostrar una posición menos beligerante con otros métodos o sistemas médicos, con los que propone -o cree posible- compartir acciones terapéuticas. En concreto se refiere al sistema de los solidistas que consideran a los fluidos como secundarios y sometidos a la acción de la parte sólida, concluyendo que puede conciliarse el uso de la purgación con ambas opiniones.

Tras aclarar que ambas teorías cuentan prosélitos de profundo saber y celebridad que alegan razones fuertes y poderosas, se pregunta ¿a qué lado se halla la verdad? Para salir del paso y mantener el método vigente, señala en el anexo un extenso listado de enfermedades, ya explicadas por la causa humoral, sobre las que expone el modo de obrar de los evacuantes según el sistema solidista, "de forma que no quedará ninguna duda de que a cualquier lado que se halle la razón, puede echarse mano en tales casos de los evacuantes de Le Roy y su método curativo". Con una explícita negación del autor, finalmente argumentan que "aun cuando los evacuantes no obren en la serosidad, como asegura Le Roy, obrará según los solidistas en el tejido del tubo intestinal produciendo un estímulo, lo que promoverá entonces una derivación o revulsión, quitando la enfermedad del punto en que pueda encontrarse".

También se hace mención concreta a las enfermedades esténicas, las cuales, según el brownismo, provienen de un exceso de robustez o de vigor, explicando que, para ellas, el uso de la purgación -que ocasiona debilidad pues promueve abundantes evacuaciones- es mucho más conveniente que otros medios que se utilizan, como las sangrías, los baños tibios o la dieta. Concluyen que el método evacuante se halla indicado para las enfermedades esténicas, aun siguiendo el sistema de los médicos cuya opinión es contraria a la teoría de la causa universal de las enfermedades, "lo cual debe animar al enfermo que desea acertar en el tratamiento, para que al verse acometido de afecciones esténicas, use la purgación, pues está indicada tanto siguiendo los principios de Le Roy como los de sus contrarios".

Con la publicación de este apéndice, para el autor o autores de esta nueva edición, lo trascendente ya no es el descubrimiento de Pelgas, ni siquiera, en lo más mínimo, la formulación teórica de Le Roy, que da por amortizada, aunque sigue dando valor, y en ello se apoya, al argumento de los resultados, de los éxitos conseguidos con la experiencia de tantos años.

Un aspecto que se reitera, en tono conciliador y abandonando totalmente el lenguaje agresivo y excluyente utilizado en otras ediciones y en los libros de los Casos Prácticos de la década de los años veinte, en el apartado Conclusión que en apenas dos páginas da un vuelco total a las bases y fundamentos que habían sustentado durante más de medio siglo al sistema de la Medicina Curativa de Mr. Le Roy. La comparación de este apartado con la edición de 1829, que hemos manejado en todo el estudio, así lo atestigua.

En la anterior edición (1829) se incide en los principios en que se funda el sistema de Mr. Le Roy, en la inconsecuencia de los enemigos que le ha suscitado la envidia y la debilidad de las objeciones que se acumulan contra la solidez de su doctrina, para concluir, con la firma de El Amigo de los Enfermos, con la siguiente pregunta a los lectores: "¿podrán negar su voto a un sistema que demuestra la razón y acredita la experiencia?", ¿a un remedio que la razón y el reconocimiento proclaman con entusiasmo?, ¿a un autor cuya aplicación y talento han conducido hasta el verdadero origen de las enfermedades, y al conocimiento de un específico propio para curarlas todas?", Finalmente, se felicita por haber conseguido la atención de los que se interesan en la suerte de los enfermos, a los que persuade del uso del remedio, "de que me hago una gloria de ser el apologista".

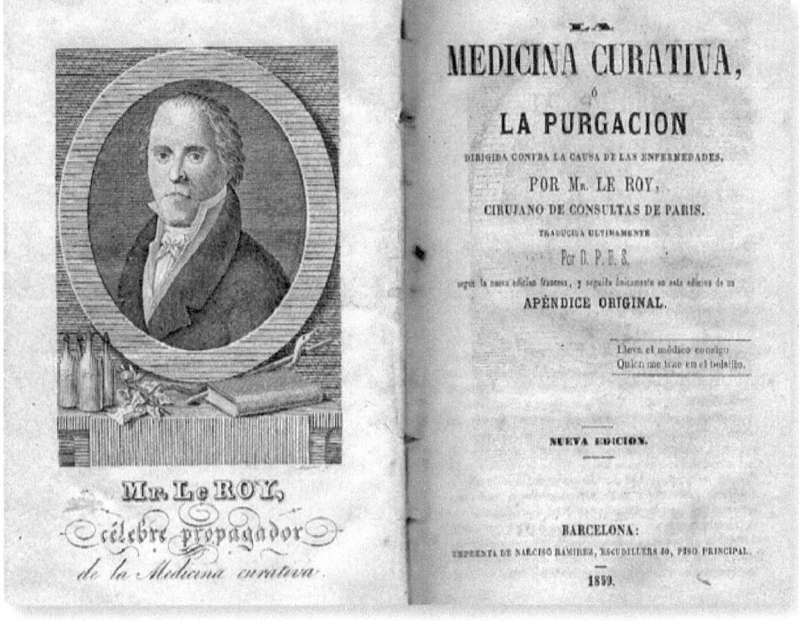

La edición española de 1859 publicada por la Imprenta de Narciso Ramirez de Barcelona. En la portada, las iniciales del traductor D. Pedro Reynés y Solá

En evidente contraposición, en esta "nueva edición", explica que, "nosotros no nos declaramos ni en favor ni en contra de

Mr. Le Roy; pero aun cuando su sistema de la serosidad y de la fluxión o corrupción fuese equivocado, basta que la acción de los evacuantes pueda ser explicada de otras maneras para creer a dicho autor en la parte que concierne a los resultados de su medicamento. Los hechos, por lo menos son universales, numerosísimos y brillantes, y cuando estos hablan deben callar las teorías ¿Qué importa que la purgación obre arrojando la corrupción y la serosidad o que obre de cualquier otro modo, si el resultado es la curación de la enfermedad? (...)".

"El sinnúmero de casos prácticos y de curaciones desesperadas que ha reunido el autor de esta obra, son una prueba incontestable, cuando no de la teoría de Le Roy, a lo menos de la acción saludable de la purgación, por consiguiente, esto debe bastarnos y adoptar los evacuantes en las enfermedades". Y se muestra seguro de que, con el cotejo de los sistemas contrarios, puede "haber conciliado las opiniones, y aún preocupaciones, que existen tan en favor como en contra de la purgación de Le Roy".

El autor de estas conclusiones sigue expresando, con cierto rasgo de humildad, la validez de la purgación para determinados casos y la posibilidad de combinarla con otros métodos o prácticas que también pueden ser útiles para la mejoría o curación de las enfermedades, apelando, y esto sí que es una novedad, al buen criterio del médico actuante, al que transmite la autoridad de la prescripción. "Este (por Le Roy) ha llegado a producir un verdadero entusiasmo y aun fanatismo, al paso que sus contrarios no han dejado por su parte de declamar y exagerar inconvenientes; pero así, unos como otros es preciso que se persuadan a que la medicina no admite exclusivismo; la purgación es útil, importante, necesaria muchísimas veces y los demás medios pueden serlo también; la purgación será buena solo en algunos casos, lo mismo que otros medios; en otros será más adecuado un tratamiento que comprenda los evacuantes y otros medios a la vez etc. Esto debe regularlo el facultativo imparcial y exento de preocupaciones y espíritu de partido".

Situándose en la posición de un método o tratamiento (el de la purgación) que puede ser aplicado en determinados casos, abandonando su propuesta de tratamiento único y universal y mostrando, ante la realidad de los hechos, una actitud más razonable y conciliadora, trata de mantenerse como una opción terapéutica más en la globalidad de las prácticas vigentes. El autor señala que "por desgracia los médicos partidarios de la dieta se levantan furiosos contra los de la purga, estos contra los de la sangría, los médicos expectantes contra los operantes y de ahí resulta un obstáculo a los adelantos de la medicina, un descrédito de la facultad y una algarabía que hace caer en ridículo la dignidad del médico".

Y sigue, en el mismo tono, explicando que "todos los sistemas son buenos en ciertos casos, todos están fundados en observaciones más o menos generales; el verdadero sabio es el que sabe discernir su aplicación y la elección de los medios que combinados de este o del otro modo, o bien aisladamente son capaces de curar la enfermedad cuyo tratamiento se dirige". Se trata, sin duda, de mantener la vigencia del método purgativo el máximo tiempo posible, a pesar de la certeza de su inconsistencia como terapia.

Finaliza el apartado de conclusiones pidiendo, con humildad, una tregua y algo de reconocimiento del método a los facultativos titulados, a los que años antes venía tildando de inconsecuentes, envidiosos y enemigos, sin razón, de una doctrina tan sólida como la proclamada por Le Roy. "Por consiguiente, ...rogamos a los profesores que, deponiendo toda preocupación y resentimiento, examinen este asunto con detención; y verán tal vez que si Mr. Le Roy no ha hallado la verdadera teoría de la purgación, a lo menos habrá dado con el remedio que más fuerza tiene en la curación de la mayor parte de las enfermedades".

En estas ediciones, casi las últimas de la publicación en España, se concreta, y por ello la pertinencia de su nominación, el reconocimiento por parte del autor o autores de la misma, de la inconsistencia de la formulación teórica de Le Roy sobre la causa y remedio únicos de las enfermedades, que habían venido proclamando y defendiendo durante más de cincuenta años, aunque siguen acogiéndose a la experiencia de los hechos y a las curaciones logradas, tratando de mantener, por un lado la vigencia de la propuesta curativa plasmada en el manual (nuevo manual) y por otro, la que consideramos lucrativa venta de sus específicos.

13

¿SISTEMA MÉDICO ALTERNATIVO O CHARLATANISMO?

Parece evidente que el gran despliegue editorial y publicitario de la Medicina Curativa, especialmente por la controversia generada frente a la otra medicina (la oficial), tuviera un fin económico inmediato, basado fundamentalmente en la mayor venta de frascos del vomi-purgante y del purgante, al que sumar los beneficios que pudo generar la venta de las múltiples ediciones del manual básico de la Medicina Curativa o la Purgación y el de los Casos Prácticos.

No se conoce el coste de los frascos de los purgantes, pero, a la vista de las recomendaciones del autor y de las comunicaciones de las curaciones relatadas, se puede constatar que en la mayoría de los casos se prescribían y aplicaban tratamientos de larga duración, que suponían la ingesta de incontables dosis del purgante... hasta la total curación, que era la indicación. Como refuerzo de esta estrategia, también destacamos la recomendación presente en los textos de su uso con carácter preventivo, aún en ausencia de enfermedad.

Di Liscia[164], apunta que la clave de la Medicina Curativa se encuentra en el "remedio salvador", por lo tanto, la fabricación y comercialización del producto no debía ser una empresa desdeñable, en una sociedad donde los medicamentos secretos y las recetas exóticas tenían una espectacular acogida. También explica que en Argentina los frascos de vomi-purga eran fabricados en un laboratorio autorizado en 1831 por un decreto ministerial y que, a pesar de los médicos, se había autorizado la elaboración y venta del medicamento, y también consentido que los que no eran médicos pudieran tratar con los específicos, sin que se aplicaran las penas marcadas por la ley.

Aunque los propios seguidores y adeptos del método de Le Roy señalaban que en numerosos casos brindaron gratuitamente sus servicios y medicinas, no podemos ignorar que el negocio debió tener proporciones importantes como para originar un circuito propagandístico de la magnitud del que comentamos, generando grandes beneficios económicos al autor y su entorno que mantenía una intervención bastante directa, a través de una importante red de distribución y venta bajo su control. En algunas cartas publicadas en los Casos Prácticos se hace referencia a "vuestro corresponsal", mientras que, en otra, el comunicante declara su satisfacción por "poder de hoy en adelante entenderme con vos y con Mr. Cottin, vuestro yerno, para las remesas del purgante y vomi-purgativo de vuestro método"[165].

Como bien señala Núñez García[166], con el auge y la facilidad comercial en Europa, estos medicamentos adquirieron una presencia mucho mayor y, al comercializarse a distancia, se escaparon del control local; lo cual se reflejó en la insistencia del discurso médico

---

164. Di Liscia, MS. 2002, nº 52: 85-104.
165. Le Roy. Casos prácticos. 1829: 83.
166. Nuñez-Garcia, VM. 2021; 41 (2): 405.

en denunciar estos "remedios secretos". Los médicos estaban particularmente molestos porque, además, estos comerciantes de la salud movilizaron un discurso de actualidad y de progreso, presentando sus productos como modernos y avanzados, y utilizando las herramientas modernas del mercado, incluida la publicidad.

Una cuestión de sumo interés para Le Roy fue la necesidad de evidenciar una amplísima base de potenciales usuarios. En la composición de las cartas publicadas en los libros de Casos Prácticos, se observa el intento de recopilar un amplio abanico de padecimientos, englobando la mayoría de las patologías nominadas, para acuñar que se trataba del remedio universal, de un fármaco que "sirve para todo", pero también aparece una marcada intención de que se refleje una amplia representación social, no descuidando la presencia de personas de la élite. Así, al sirve para todo se añade el "sirve para todos", lo que supone para el "medicamento" un valor añadido importante.

Al respecto de los testimonios sobre la bondad de los específicos, podemos concluir que, aún con la escasa información que nos traslada la publicación sobre los padecimientos de los ciudadanos que remiten las cartas, desde una perspectiva médica y con los conocimientos incluso del saber popular, es evidente que la mayoría de las curaciones relatadas o no se produjeron o, desde luego, no tuvieron ninguna relación con la ingesta del vomi-purgante de Le Roy.

Según Gómez Caamaño[167], no solo era terrible el remedio por su composición, sino mucho más por las explicaciones del autor, que señalaba que el peligro para el enfermo, aún con las indicaciones pertinentes, era que las cantidades ingeridas fuesen insuficientes, "lo que seguramente haría que el ansia de salud aconsejase dosis mortales".

---

167. Gómez Caamaño, JL. Madrid, 1959, 10 (37): 1-8.

Las ediciones de libro básico de la Medicina Curativa, así como del complementario de Casos Prácticos, forman parte de la estrategia de promoción y, sobre todo, de la defensa de un método curativo que pretendía constituirse en un verdadero sistema médico alternativo. Su diseño responde a una auténtica campaña proselitista cuyo objetivo principal era obtener el necesario reconocimiento para ganar clientes/usuarios e ir incrementando el volumen del negocio.

Sin duda, al autor y entorno de la Medicina Curativa le interesaba perder su relación con el curanderismo y el charlatanismo para conseguir una aceptación legal y su lógica incorporación como una práctica médica cotidiana asumida y utilizada por los médicos titulados en ejercicio. El gran éxito del método curativo es refrendado por las numerosas ediciones que, en un corto periodo de tiempo, se publicaron tanto en España como en América Latina, por no mencionar a Francia, cuna y tumba de la doctrina.

Según Di Liscia[168], la Medicina Curativa puede ser considerada un verdadero sistema médico alternativo, ya que reunía una cuidadosa formulación teórica, órganos de difusión literarios y periodísticos y un núcleo importante de adeptos y convencidos. "No es común en una sociedad débilmente alfabetizada como la de las primeras décadas del siglo XIX la búsqueda de aprobación científica ni el uso de mecanismos de interpelación pública como manifiestos y prensa escrita". Le Roy buscó su legitimación a partir del debate de las inconsistencias de la medicina oficial, intentando construir su espacio a partir de los defectos de los sistemas vigentes. La puesta en tela de juicio de la ética y la teoría médica de la época constituye un elemento clave que permite comprender su éxito entre un conjunto social heterogéneo, que podría incluir tanto a sectores populares como a personas de mayores recursos.

---

168. Di Liscia, MS. 2002, nº 52: 87.

Idéntica proposición sostiene Flo Csefho[169]. Explica que la Medicina Curativa jugó desde el inicio con elementos claramente identificables que la convertían en un sistema médico alternativo a la medicina oficial/legal: era posible identificar un interlocutor que, en el caso de España, era extranjero, lo que le otorgaba un aura de prestigio; existía una constante difusión mediante monografías, boletines y publicidad en la prensa, donde se podían leer numerosos y renovados testimonios de su efectividad y, finalmente, era posible acceder a los medicamentos anunciados gracias a una buena red de distribución. Esta referencia es también válida para los otros métodos de las denominadas medicinas populares que actuaban prácticamente con idéntico modus operandi.

Pero ¿cómo se produjo este fenómeno?, ¿cuál fue el secreto de esta Medicina Curativa que durante cerca de un siglo se extendió por media Europa y Centro y Sudamérica? Di Liscia señala que a favor está el uso de la mono-medicación. Ésta se presenta como un remedio universal y, sin duda, el fármaco único propuesto podía ser efectivo en algunos casos concretos relacionados con problemas digestivos y/o dolores abdominales en dosis adecuadas, pero en otras patologías era francamente dañino, sobre todo, si las dosis eran abundantes y repetidas. Los aciertos, interesadamente contados y publicitados, cubrían los errores, sin duda mayores en número, frecuencia y gravedad, e iban apuntalando su uso generalizado[170].

Otro aspecto favorable y de relativa importancia, era que permitía a los enfermos tratar de resolver su padecimiento y conseguir la curación privadamente. El eslogan funcionaba y no requería más que algunas instrucciones básicas para ser iniciado y elegir, según las indicaciones del médico (pocos), del curandero o su propio criterio, el grado del purgante y tomar las dosis convenientes, sobre todo en

---

169. Flo Csefhó, M. 2022; 76: 177-194.
170. Di Liscia, MS. 2002; 52: 101.

contextos donde era difícil que los médicos pudieran llegar o que no existieran posibilidades de buscar y comprar medicamentos para cada enfermedad.

Por otro lado, ante las serias incertidumbres sanitarias que se sucedían en la población, tales como la amenaza de las epidemias de cólera, el dilema de la aceptación o rechazo de diversos remedios y la falta de pautas claras y eficaces de actuación por parte de la medicina oficial o de las autoridades sanitarias, no es de extrañar el éxito del "nuevo" método curativo, al menos por su accesibilidad y por la facilidad de su aplicación. Debe considerarse que, para las clases populares, un cirujano barbero, un sangrador o una curandera era más barato y la mayoría de los remedios que se usaban eran proporcionados por éstos. Acudían al médico más bien como último recurso, cuando había problemas graves y los pacientes estaban ya cercanos a la muerte. Eso reforzaba la imagen social negativa de los médicos al ser asociados a la muerte y a la ineficacia de su práctica[171].

Una cuestión crucial que subyace en este estudio es la visión fiscalizadora y de rechazo que la medicina académica, oficial y legal mantenía sobre este sistema y otros similares, que, basados en métodos no científicos, contaban con un importante número de adeptos y seguidores, y sobre los que, a su vez, trataba de imponer su autoridad. Es el caso de la Medicina Curativa que disfrutaba de una consolidada posición entre las denominadas medicinas populares y que mediante resoluciones gubernamentales fue prohibida en Francia (su cuna), España, Italia y otras áreas en las que mantenían una amplia implantación. Así, el reforzamiento del papel regulador del Estado aparece como uno de los elementos del discurso profesional médico desde las primeras décadas del siglo, al que solicitaban actuaciones contundentes en la ejecución de las prohibiciones decretadas.

---

171. Nuñez-Garcia, VM. 2021; 41 (2): 408-409.

Como señala Gilarranz-Ibáñez[172], desde los inicios de la construcción del Estado liberal, los médicos reclamaron su posición entre la élite ciudadana defendiendo su perfil de expertos y servidores del bien común. Para negociar su estatus social utilizaron diversas herramientas y prácticas discursivas como la creación de asociaciones profesionales y la edición de publicaciones de temática higiénica y sanitaria destinadas al gran público. El asociacionismo como medio de profesionalización fue una herramienta utilizada en muchos campos, no sólo el médico o científico. En el caso de los médicos surge como un instrumento de lucha frente a las figuras no oficiales (charlatanes), vinculado al código deontológico y a la defensa del honor de los médicos.

En España, como vimos, los médicos solicitaron que el Estado confirmara las competencias de los colegios médicos como órganos de control, para garantizar que la actividad médica fuera ejercida por profesionales titulados en cada localidad y consulta; y en las nuevas naciones de la América Latina, se mantenía la presencia de los Protomedicatos, creados en la época colonial, y cuyas atribuciones, además de las funciones sobre salubridad y de dirigir los trabajos contra pestes y contagios, eran la de cuidar de la policía profesional que incluía perseguir y castigar intrusiones, o lo que es lo mismo, el control y "eliminación de los curanderos, parteras, yerberos y boticarios sin autorización", aunque –como señala Di Liscia– en éstas cuestiones las leyes eran interpretadas de forma laxa, y de hecho, se permitía el ejercicio a personas que no refrendasen su título ante el tribunal por una cuestión de necesidad. Posiblemente, esta situación de "laxitud jurídica", estaba justificada o, al menos, amparada en la escasez crónica de médicos y cirujanos autorizados.

---

172. Gilarranz-Ibáñez, A. 2021; 41 (2): 358.

Según los médicos, estas personas que entraban en competencia directa con los médicos titulados se ocupaban del cuidado de pacientes de manera acientífica, inmoral y sin credenciales que garantizaran sus conocimientos y saber hacer. Defendían que este tipo de prácticas suponían una amenaza para los pacientes, para el propio desarrollo de la profesión y para el estatus social de los médicos como grupo, de forma que el discurso contra el charlatanismo tenía una evidente connotación moral y sobre todo de legitimidad[173].

Los profesionales del arte de curar acudieron a la autoridad de las instituciones para luchar contra la charlatanería y los «títulos falsos», en referencia a personas que ejercían la medicina sin credenciales, presentando la práctica fraudulenta como algo que impedía el desarrollo científico de la medicina y reducía su utilidad para la sociedad y para la nación, aunque, es evidente que la lucha contra unos competidores, cuya práctica profesional los médicos consideraban ilegítima y fraudulenta, era al mismo tiempo una batalla por dominar el mercado y monopolizar el acceso a los pacientes. La charlatanería y la práctica curativa de actores no autorizados (definidas como intrusismo), y las opciones o prácticas médicas transgresoras suponían una competencia indeseada y la pugna por los pacientes/clientes se intensificó en un período caracterizado por las reivindicaciones de mejoras profesionales y económicas para los médicos acreditados.

Pero no solo mejoras profesionales y económicas, también de dignificación y en expresión de Codinach[174] (1854) de "defensa de la verdad y honor debido a la medicina y a los ministros que la ejercen; y a reprobar toda farsa que intente adulterarla y comprometerla". En una de sus publicaciones (que denomina lecciones) da *Una medicina nueva para curar la manía de los publicadores, vendedores y*

---

173. Nuñez-Garcia, VM. 2021; 41 (2): 408-409.
174. Codinach E., 1854.

compradores de medicinas llamadas específicos, o sea una gran lección de medicina moral y de derecho medical. Y sigue al título "en justa defensa de la Medicina, (...) aclarando y fallando a la vez la ruidosa, gravísima y más trascendental cuestión de salud pública, relativa a boticarios, drogueros y curanderos sobre la libre venta de medicinas sin receta". Una situación no resuelta que enfrentaba a los estamentos médico y farmacéutico de la época.

En referencia a los innumerables productos ofertados como medicamentos que eran elaborados y comercializados por diferentes actores, llámense herbolarios, drogueros, curanderos, barberos o boticarios, siempre sin prescripción médica, Codinach defiende que "la Medicina no puede tolerar ni aprobar que se anuncien como nuevos o descubiertos ayer, medicamentos casi tan antiguos como Hipócrates; y que no tienen otra virtud que la que saben ya hace tiempo todos los médicos, ni otra novedad que la forma de mezclarlos o del nombre de su autor que los publica para ilusionar al público, al objeto de darse importancia y ganancia".

Un aspecto también relevante fue el comienzo de la comercialización industrial de los medicamentos y con ella, la publicidad acompañante que comenzaba a mostrarse como un importante recurso. Como señala Fernández Poyatos[175], los avances científicos en el ámbito farmacéutico a principios del siglo XIX provocaron la salida de la preparación e investigación de los "medicamentos" tradicionales en las boticas hacia laboratorios especializados y fábricas. Los nuevos remedios que en gran medida eran los antiguos, pero modernizados e industrializados, "prometían incontables beneficios a una población deficitaria en salud, diezmada por continuas epidemias, mal alimentada e ignorante" y se anuncian con profusión en la prensa española. Se constata entonces el carácter fraudulento

---

175. Fernández Poyatos, MD. 2011: 115-116.

de muchos de estos productos que tanto daño hicieron a la población, y también a la publicidad; aspectos ambos censurados, desde mediados del siglo XIX, por médicos de la época: "La Medicina no puede tolerar ni aprobar tantos anuncios, tantos prospectos, tantos folletos, tantos librotes de ignorancia, de engaño, de especulación y de farsa médica: y por tanto los reprueba de la manera más solemne, como perjudiciales a la salud, y como a una deshonra de la Medicina y de sus verdaderos ministros"[176]. Codinach en su línea.

Y es que la publicidad de productos médicos y farmacéuticos diseñó los anuncios de mayor tamaño, siendo frecuente el empleo de grafismos y de un lenguaje propio, algo inusual en otros sectores, ocupando un alto porcentaje de los anuncios en la prensa y revistas de la época. Predominaban los productos-milagro, que se presentaban como solución para curar una amplia gama de padecimientos y dolencias, productos que solían declararse fórmulas secretas y de los que no publicaban su composición[177], y se presentaban en las formas más diversas: aguas, bálsamos, jarabes purgativos, pomadas, tónicos, pastas de dientes, granulados, polvos, lociones, crecepelos, callicidas, elixires… También aparecen algunas muestras de la publicidad de los servicios que se ofrecían, básicamente balnearios, dispensarios, odontología y asistencia médica y de establecimientos como farmacias y ortopedias.

Con la producción industrial también se introduce en la publicidad la defensa del producto original y el rechazo de los sucedáneos y falsificaciones en un mercado específico muy internacionalizado. Lo vemos en el anuncio de los purgantes de Le Roy en una publicación brasileña de 1887, en la que señala expresamente "tenga cuidado con las falsificaciones, exigir la firma", en este caso la del mismísimo Mr. Le Roy que aparece en las etiquetas de los propios

---

176. Codinach, E. 1854: 131.
177. Montero, M. y Rodríguez-Martín, N. 2019: 27-46.

frascos del elixir y de las píldoras. Un reclamo que también hemos visto con el rotulado "verdadero jarabe Pagliano" o con las píldoras y ungüento Holloway.

Por otra parte, aunque el modelo a nivel legal se concretó con la promulgación de la Ley de Sanidad de 1855 y las Ordenanzas de Farmacia de 1860, que dictaron la prohibición de la elaboración de específicos y el veto de la publicidad en prensa que no fuera del sector profesional, según Puerto Sarmiento, el Estado jamás puso los medios precisos para cumplir una de sus bases fundamentales de las leyes y ordenanzas como era la lucha contra el intrusismo[178]. La prensa profesional recoge infinidad de casos de drogueros vendedores de medicamentos y específicos; de tenderos de la más diversa índole que hacían lo propio; de médicos que confeccionaban sus propios remedios, y pese a las reiteradas denuncias, las autoridades políticas tomaban medidas correctoras en contadas ocasiones. A pesar de ello, los más beneficiados por esta ley fueron los boticarios, que en sus pequeños comercios siguieron preparando específicos[179].

Tanto la llamada medicina oficial como la medicina alternativa propuesta por Le Roy, partiendo ambas de teorías erradas obtenían fracasos y aciertos. La competencia que se estableció entre los partidarios de la Medicina Curativa, es decir, de los purgantes a ultranza y los que recetaban sanguijuelas, sangrías, vejigatorios y otros remedios legalmente aceptados –y cuya eficacia médica fue posteriormente rechazada por la ciencia– probablemente continuó existiendo hasta que ambos métodos fueron descartados por la nueva medicina de base científica que fue asentándose en el último tercio de siglo[180]. Especialmente porque el desarrollo en materia farmacológica

---

178. Puerto Sarmiento, FJ. 1992: 163: 188-190.
179. Fernandez Poyatos, MD. 2011: 115-116.
180. Di Liscia, MS. 2002; 52: 85-104.

y terapéutica fue extraordinario a partir de la segunda mitad del siglo, por el influjo de la mentalidad positivista y experimental.

Para Fresquet Febrer[181], la terapéutica farmacológica fue, quizás, el área de la medicina que más tarde se incorporó a su fundamentación científica. El fenómeno que suele llamarse "de la materia médica a la farmacología experimental" comenzó a producirse a mediados del siglo XIX, cuando la química y la fisiología experimental estaban en pleno desarrollo. Hubo una primera etapa de aislamiento de los principios activos, una segunda de farmacología experimental resumida en la labor desarrollada por Schmiedeberg, y otra llamada quimioterapia de síntesis, después de que Wöhler demostrara que la materia orgánica podía producirse en el laboratorio de forma artificial.

La quimioterapia de síntesis proporcionó a los médicos sustancias que no provenían de la naturaleza y algunas con acciones curativas inéditas. Mediante manipulaciones en el laboratorio se intentaba producir moléculas con las acciones que de ellas se esperaba. Sin embargo, un elevado número de estos nuevos fármacos que se lograron no curaban, su acción era de alivio de los síntomas, como los febrífugos, los analgésicos y los hipnóticos, entre otros. Y ésta venía a ser la situación hasta comienzos del siglo XX[182].

En resumen, la disciplina farmacológica siguió tres vías de expansión paralelas a las orientaciones del pensamiento médico. La *vía anatomo-clínica* que persigue la curación de las lesiones locales, con el empleo de la medicación tópica y la cirugía; la vía fisiopatológica que intenta conocer el proceso de acción de los fármacos, crear medicamentos eficaces y aplicarlos conforme a la índole de su acción y al mecanismo de los procesos patológicos, con el desarrollo de la farmacología experimental, la quimioterapia fisiopatológica y

---

181. Fresquet Febrer, JL 1998: 69-87.
182. Laín Entralgo, P, 1974: 259-267.

la experimentación clínica y por último, la vía etiopatológica, que va dirigida a las causas de la enfermedad. A partir de 1885, con el establecimiento de la mentalidad bacteriológica, la contribución más conocida de esta vía fue la relacionada con los gérmenes patógenos causantes del fenómeno del contagio y el desarrollo de la teoría microbiana de la infección, junto a la invención de las vacunas modernas[183].

De acuerdo con Dussaillant Christie[184] la transición entre los llamados "remedios secretos", a los "específicos" y a las posteriores "especialidades farmacéuticas", ha sido el camino recorrido desde las preparaciones hechas con escasas evidencias científicas hasta la aparición de medicamentos industriales con fórmulas patentadas. Los profesionales pasarán de boticarios a farmacéuticos formados y preparados en la Universidad, las boticas pasarán a farmacias, a farmacias-laboratorios o a farmacias-almacenes y las fórmulas magistrales pasarán a específicos o a especialidades farmacéuticas. Y dentro de éstas, la sistemática galénica dará paso a la química de síntesis con nuevas formas farmacéuticas[185].

Y paradójicamente, en la medida en que los farmacéuticos fueron conquistando su derecho exclusivo a preparar y vender medicamentos, actualizando su formación al ritmo de los nuevos descubrimientos científicos y de la creciente complejidad de la química y la farmacología, se produjo también un cambio en el propio mercado farmacéutico y en la manera de ejercer el oficio. Sus preparaciones se fueron limitando a los recetarios magistrales, de manera que su papel como preparador de píldoras, jarabes y cápsulas disminuyó hasta casi desaparecer o reducirse a la de un revendedor de productos fabricados industrialmente por otros.

---

183. Teruel Piera, S. 1974: 114-116.
184. Dussaillant Christie, J. 2015: 117.
185. Blasco Nogués, R. 2009: 196.

GLOSARIO DE TÉRMINOS MÉDICO-FARMACOLÓGICOS

Para una mejor comprensión de las referencias médicas, incorporamos un amplio glosario de los términos médico-farmacológicos (síndromes, patologías, procedimientos terapéuticos y tratamientos) que aparecen en el texto[186]. Muchos de estos términos están en desuso actualmente.
- **Absceso**. Acumulación de pus en los tejidos orgánicos. Sin.: forúnculo, divieso, pústula, apostema, grano.
- **Acedia**. Acidez o agrura del estómago. Sin.: desabrimiento, aspereza.
- **Afta**. Úlcera pequeña, blanquecina, que se forma, durante el curso de ciertas enfermedades, en la mucosa de la boca o de otras partes del tubo digestivo, o en la mucosa genital.
- **Ahílos de estómago**. Hambre, desmayo o desfallecimiento por la flaqueza del estómago. Enflaquecimiento, delgadez.

---

186. Se consultan el Diccionario de la Lengua Española (RAE) edición del Tricentenario (actualización 2023), el Tesoro de los Diccionarios Históricos de la Lengua Española (RAE), el Diccionario enciclopédico ilustrado de Medicina, Cirugía y Especialidades (1962), el Diccionario terminológico de ciencias médicas (Salvat Editores 1974) y para algunos términos la propia definición propuesta por el autor de la Medicina Curativa.

- **Alferecía**. Mal hercúleo o caduco. Enfermedad caracterizada por convulsiones y pérdida del conocimiento, más frecuente en la infancia, e identificada a veces con la epilepsia.
- **Almorrana**. Hemorroides. Dilataciones varicosas de las últimas raíces de las venas hemorroidales.
- **Aneurisma**. Dilatación patológica y localizada de un vaso sanguíneo o del corazón, por debilitamiento de sus paredes.
- **Angina en la laringe**. Amigdalitis, inflamación de las amígdalas o de estas y de la faringe. Sin.: esquinencia, agallas.
- **Anuria** (Supresión de la orina). Supresión de la secreción de orina por el riñón.
- **Apoplejía**. Suspensión más o menos completa, y por lo general súbita, de algunas funciones cerebrales, debida a hemorragia, obstrucción o compresión de una arteria del cerebro.
- **Ascitis**: Hidropesía del vientre. Colección de líquido en la cavidad peritoneal.
- **Asma, asthma**. Enfermedad de los bronquios, caracterizada por respiración difícil y anhelante, tos, expectoración escasa y espumosa, y silbidos respiratorios. Sin.: disnea, ahogo, asfixia.
- **Ataques de parálisis**. Privación o disminución del movimiento de una o varias partes del cuerpo.
- **Bubón**. Tumor purulento y voluminoso. Tumefacción inflamatoria de un ganglio linfático. Sin.: bulto, tumor, buba, caballo, incordio, búa.
- **Cálculo**, Litiasis. Concreción anormal que se forma en el cuerpo, especialmente en los conductos y reservorios tapizados por una mucosa y compuestos generalmente de sales minerales. Tipos: alvino, artrítico, biliar, pancreático, prostático, salival, urinario (renal, ureteral, vesical, uretral).
- **Calentura**. Fiebre, hipertermia (fenómeno patológico). Elevación de la temperatura del cuerpo. Tipos: calenturas continuas,

recurrentes, ardientes, malignas, lentas, e intermitentes: cotidianas, tercianas, cuartanas.
- **Cáncer.** Tumor, neoplasia, cancro, carcinoma, epitelioma, sarcoma. Enfermedad que se caracteriza por la transformación de las células, que proliferan de manera anormal e incontrolada.
- **Carbunco,** Ántrax, Pústula maligna, Enfermedad de los cardadores de lana, Enfermedad de los traperos. Enfermedad contagiosa, frecuente y mortífera en el ganado lanar, vacuno y cabrío que es transmisible al ser humano, y está causada por el *Bacilus anthracis.*
- **Catarata.** Opacidad del cristalino del ojo. Sin.: telilla, opacidad, enturbiamiento.
- **Catarro, Coriza, Romadizo.** Inflamación aguda o crónica de las membranas mucosas, con aumento de la secreción habitual de moco. Sin.: constipado, enfriamiento, resfriado, resfrío, trancazo.
- **Ciática.** Neuralgia del nervio ciático. Síndrome doloroso en el trayecto del nervio ciático
- **Cólera morbo.** Cólera asiático. Enfermedad infecciosa y epidémica, causada por *Vibrio cholerae,* caracterizada por vómitos, deposiciones alvinas, acuosas, calambres, anuria, caquexia, postración general y colapso.
- **Cólica.** Afección determinada por indigestión y caracterizado por dolor agudo, vómitos y evacuaciones de vientre, que resuelven espontáneamente la dolencia.
- **Cólico.** Dolor abdominal, violento y agudo provocado por contracciones y espasmos de la fibra lisa de algún conducto o víscera hueca del organismo. Así tenemos el *cólico renal* (por nefrolitiasis), el *cólico biliar o hepático* (por colelitiasis), el *cólico apendicular* (por apendicitis aguda), *cólico intestinal, uterino, vesical, ureteral* etc.
- **Cólico bilioso.** Dolor abdominal acompañado de vómitos y deposiciones biliosas.

- **Cólico miserere**. Cuadro abdominal agudo compatible con una obstrucción intestinal, de distintas y desconocidas causas. También se usó para denominar a la apendicitis aguda que, en ocasiones se perforaba y provocaba peritonitis y la muerte.
- **Consunción, Marasmo**. Extremado enflaquecimiento del cuerpo.
- **Convulsión**. Contracción involuntaria e intensa de los músculos del cuerpo de origen patológico. Sin.: sacudida, ataque, espasmo.
- **Corea, mal de san Vito**. Enfermedad nerviosa convulsiva con contracciones musculares clónicas involuntarias e irregulares.
- **Cuartanas**. Calentura, casi siempre de origen palúdico, que entra con frio, de cuatro en cuatro días.
- **Diarrea**. Síntoma o fenómeno morboso que consiste en evacuaciones de vientre líquidas y frecuentes. Sin.: descomposición, seguidillas, correntía, churria, cursera, obradera, colerín.
- **Disuria**. Expulsión difícil, dolorosa e incompleta de la orina.
- **Estranguria**. Micción dolorosa, frecuente y en muy pequeña cantidad.
- **Disentería bacilar**. Shigelosis. Enfermedad infecciosa y específica que tiene por síntomas característicos la diarrea con pujos y alguna mezcla de sangre. Causada por *Shigellla dysenteriae*.
- **Divieso**. Ver absceso.
- **Dolor cólico**. Dolor abdominal agudo y especialmente el ocasionado por las contracciones espasmódicas de los órganos abdominales provistos de fibra muscular lisa.
- **Dolor de costado**, **Pleuresía**, Pleuritis. Se produce por la inflamación de la pleura.
- **Dolor de estómago**. Gastralgia.
- **Dolor de los lomos**, **Lumbalgia**. Dolor en la región lumbar.
- **Dolor osteócopo**. Dolor intenso y continúo en uno o más huesos, que se produce generalmente en los casos de sífilis ósea.

- **Dolor reumático**. Dolor por enfermedades reumáticas, dolor músculo-esquelético. Conjunto de dolencias o molestias relacionadas con el aparato locomotor.
- **Empeines**, Eccema o Pitiriasis alba. Enfermedad del cutis, que lo pone áspero y encarnado, causando picazón.
- **Empiema**. Acumulación o depósito purulento en una cavidad anatómica, especialmente en la pleural.
- **Enfermedad verminosa**. Afección causada por nematodos parásitos. Lombrices, ascárides, ténia o solitaria.
- **Epilepsia**, Mal caduco. Enfermedad crónica del sistema nervioso caracterizada principalmente por crisis espontáneas recurrentes, sean convulsivas o no, y posible pérdida del conocimiento.
- **Erisipela**. Inflamación bacteriana de la dermis, caracterizada por el color rojo y comúnmente acompañada de fiebre. El agente infeccioso es el *Streptococcus pyogenes*.
- **Escorbuto**. Fluxión escorbútica de las encías. Enfermedad producida por la escasez o ausencia en la alimentación de vitamina C, y caracterizada por hemorragias cutáneas y musculares.
- **Escrófula**. Tumefacción fría de los ganglios linfáticos, principalmente cervicales.
- **Esquinencia**, Angina, Amigdalitis. Inflamación de las amígdalas.
- **Esquirro**. Especie de tumor, cáncer o excrecencia, un abultamiento endurecido de una superficie desigual al tacto y que se puede afectar a una glándula mamaria o también del pecho de la mujer.
- **Fiebre amarilla**. Enfermedad vírica aguda, con ictericia, albuminuria y hemorragias, transmitida por la picadura de mosquitos infectados (*Aedes aegipti*).
- **Fístula**. Conducto anormal, generalmente ulcerado y estrecho, que se abre en la piel o en las mucosas.
- **Flatos**. Flatulencia, Gases, Meteorismo. Acumulación molesta de gases en el tubo digestivo, a veces de origen patológico.

- **Flema o pecho cargado**, Expectoración. Mucosidad pegajosa que se arroja por la boca, procedente de las vías respiratorias.
- **Flores blancas**. Leucorrea o secreción vaginal.
- **Flujo de sangre, Hemorragia**. Flujo de sangre por rotura o erosión de vasos sanguíneos.
- **Fluxión**. Acumulación patológica de líquidos en el organismo.
- **Fluxo celiaco.** Dolor celiaco. Enfermedad en la parte inferior del estómago.
- **Fluxo de menstruos**. La menstruación o período es el sangrado vaginal normal que ocurre como parte del ciclo mensual de la mujer. Alteraciones: retención de la regla, regla inmoderada, derrames.
- **Gangrena**. Forma de necrosis de los tejidos combinada con putrefacción; mortificación de una parte del cuerpo, muerte local producida por causas físicas, químicas, circulatorias, nerviosas, tóxicas o infecciosas.
- **Garrotillo, Difteria**. Difteria grave u otra forma de angina maligna que solía producir la muerte por sofocación.
- **Gonorrea**, Blenorragia, Gonococia. Enfermedad de origen bacteriano, que se transmite por contacto sexual y se caracteriza por un flujo purulento de la vagina o de la uretra. Está ocasionada por *Neisseria gonorrhoeae.*
- **Gota**, dolores gotosos. Artritis que se produce por la formación de cristales de una sal del ácido úrico en los tejidos, más frecuentemente en las articulaciones. Causa dolor e inflamación.
- **Gusano**. Verme, tenia, helminto, oruga, larva, lombriz.
- **Hambre canina**. Es un deseo insaciable de comer, Los que la padecen comen con voracidad muchos alimentos que suelen vomitarse luego.
- **Hemiplejia**. Parálisis de todo un lado del cuerpo.
- **Hernia**. Protrusión o salida de parte de un órgano, como el intestino, de la estructura anatómica que normalmente la fija.

- **Hidrópico, Hidropesía.** Derrame anormal de líquido seroso. Un signo clínico que acompaña a diversas enfermedades del corazón, riñones y aparato digestivo.
- **Hipo** o inspiración súbita con ruido. Movimiento convulsivo del diafragma, que produce una respiración interrumpida y violenta y causa algún ruido.
- **Humores fríos.** Infartación de las glándulas linfáticas.
- **Ictericia**, Aliacán. Coloración amarilla de la piel y las mucosas, por el incremento de pigmentos biliares en la sangre.
- **Incubo**, Opresión nocturna. Un diablo que bajo apariencia de varón tenía trato carnal con una mujer.
- **Iscuria.** Retención urinaria. Incapacidad de orinar, o aún, la acumulación de orina en la vejiga resultante de la incapacidad real de eliminarla.
- **Jaqueca**, Migraña. Dolor de cabeza recurrente e intenso, con hipersensibilidad a los estímulos externos.
- **Lamparón.** Escrófula en el cuello. Sin.: churretón, chorretón, lámpara, estruma.
- **Lepra.** Enfermedad infecciosa granulomatosa crónica, caracterizada por síntomas cutáneos y nerviosos. Producida por *Mycobacterium leprae.*
- **Letargo.** Estado patológico caracterizado por un sueño profundo y prolongado, propio de algunas enfermedades nerviosas, infecciosas o tóxicas.
- **Lientera y cursos.** Diarrea de alimentos no digeridos.
- **Locura** o privación del juicio y uso de la razón, es un desconcierto de los órganos del cerebro.
- **Lupia.** Pequeño tumor que se forma en las articulaciones. Sin.: lobanillo, bulto, quiste, excrecencia.
- **Llagas.** Úlcera de las personas y animales. Sin.: postilla, pústula, absceso, chira, ñola.

- **Males de los oídos**. "la serosidad introducida en los oídos, pueden producir ruidos, silbidos y zumbidos; y finalmente la sordera".
- **Males de los ojos**. "la serosidad sobre el órgano de la vista, produce enfermedades como la inflamación, legañas, destilación al lagrimal, oftalmía, las manchas que oscurecen la córnea, la catarata..."
- **Males de la boca**. "la serosidad puede provocar en la boca con su corrosión las aftas y la ulceración de las encías, y la turgencia de la lengua, el desprendimiento de la epiglotis..."
- **Mal de piedra**. Cálculo que se forma en la vejiga de la orina y también en la de la bilis, en los riñones y en las glándulas salivales, y cuya expulsión ocasiona accesos de cólicos nefríticos o hepáticos, según los casos. Sin.: piedra, arenas, arenillas.
- **Mal venéreo**. Enfermedad infecciosa transmitida principalmente por contacto sexual.
- **Nefritis** verdadera. Cualquier inflamación del riñón. Puede ser aguda, subaguda, crónica, focal o difusa. Es frecuentemente causada por infecciones, toxinas o enfermedad autoinmune.
- **Obstrucción en el píloro**, Estenosis pilórica. Los músculos del píloro se engruesan e impiden que el estómago se vacíe en el intestino delgado.
- **Pediculosis**. Infestación del cuerpo humano por piojos: *Pediculus capitis* del cuero cabelludo, *P. corporis o vestimenti*, transmisor habitual del tifus exantemático europeo y *P. pubis*, que invade en particular el pelo del pubis.
- **Panadizo**. Inflamación aguda del tejido celular de los dedos, principalmente de su tercera falange.
- **Pelo en la partera**. Mastitis no específica.
- **Perlesía, Parálisis**. Privación o disminución del movimiento de partes del cuerpo.

- **Plétora.** Exceso de sangre o de otros líquidos orgánicos en el cuerpo o en una parte de él. Se manifiesta por pulso lleno, venas hinchadas, piel encendida.
- **Pleuresía**, Pleuritis. Inflamación de la pleura.
- **Pneumonía.** Neumonía, Neumonitis, Pulmonía. Inflamación del tejido pulmonar.
- **Pthisis, tisis.** Tuberculosis pulmonar. Enfermedad infecciosa, contagiosa e inoculable, causada por el bacilo de Koch (*Mycobacterium tuberculosis*) y localización del proceso tuberculoso en los pulmones.
- **Pústula.** Pequeña elevación cutánea llena de pus.
- **Rabia.** Enfermedad que se produce en algunos animales y se transmite por mordedura a otros o al hombre, al inocularse el virus por la saliva o baba del animal rabioso.
- **Romadizo**, Romadizo fuerte. Catarro, Coriza. Afectación catarral de la mucosa nasal con derrame mucoso o muco-purulento por los orificios nasales.
- **Rostro barroso.** Acné. Dicho del rostro que tiene barros (granillos en la cara). Rostro que está muy colorado y sanguino, lleno de las manchas que llaman barros.
- **Sarampión.** Enfermedad vírica, febril, contagiosa y muchas veces epidémica, que se manifiesta por un exantema y que va precedida y acompañada de lagrimeo, estornudo, tos y otros síntomas catarrales.
- **Sarna.** Afección cutánea contagiosa provocada por un ácaro o arador, que excava túneles bajo la piel, produciendo enrojecimiento, tumefacción y un intenso prurito.
- **Sarna perruna.** Variedad de sarna cuyas vesículas no supuran y cuyo prurito es muy vivo.
- **Saturnismo.** Plumbismo. Intoxicación aguda o crónica por el plomo o sus compuestos.

- **Sarpullido (salpullido)**. Erupción cutánea de granitos o ronchas.
- **Sífilis**. Enfermedad infecciosa, endémica, crónica, específica, causada por *Treponema pallidum*, adquirida por contagio o transmitida por alguno de los progenitores a su descendencia. Sin.: mal gálico, gálico, lúe, lúes.
- **Tabardillo**, Tifus. Género de enfermedades infecciosas, graves, con alta fiebre, delirio o postración, aparición de costras negras en la boca y a veces presencia de manchas punteadas en la piel
- **Tabes**. Extenuación, enflaquecimiento, consunción.
- **Tabes dorsal**. Enfermedad de los cordones posteriores de la médula espinal, de origen sifilítico, cuyos síntomas principales son la ataxia, la abolición de los reflejos y diversos trastornos de la sensibilidad.
- **Tenesmo, Pujos**. Gana frecuente de defecar, con gran dificultad de lograrlo.
- **Tercianas**. Calentura intermitente que repite cada tercer día.
- **Timpanitis**. Flatos. Especie de hidropesía en el bajo vientre, causada por el aire.
- **Tiña**. Infección superficial de la piel causada por hongos dermatofitos de los géneros *Microsporum, Epidermophyton* y *Trichophyton*.
- **Tos con esputos de sangre**. Tos con hemoptisis, expectoración de sangre.
- **Varices**. Dilatación permanente de una vena, causada por la acumulación de sangre en su cavidad.
- **Vicio pedicular**. Dicho de una supuesta enfermedad, caracterizada por plagarse de piojos el enfermo.
- **Viruelas**. Enfermedad infecciosa, aguda, febril, esporádica o epidémica, contagiosa, caracterizada por la erupción de pápulo-vesículas que se convierten en pústulas y por fenómenos generales. La OMS certificó la erradicación mundial de la enfermedad en mayo de 1980.

- **Vólvulo**. Retorcimiento anormal de las asas intestinales.
- **Vómicas**. Absceso formado en los pulmones y en que el pus llega a los bronquios y se evacua como por vómito.
- **Vómito de sangre**. Hematemesis.
- **Úlcera**. Lesión de los tejidos orgánicos que cicatriza con dificultad. Sin.: llaga, ulceración, chancro.

- **Absorbentes**. Sustancias que tienen un elevado poder de absorción. "Disminuyen la acrimonia de los humores".
- **Acíbar** o Aloe sucotrino. Planta, jugo con efecto purgante, esta goma-resina se deshace y disuelve lo mismo en el agua que en el alcohol. Sin.: alcíbar, áloe, lináloe, zabila, sábila.
- **Aguas sulfurosas**. Agua que contiene en disolución Sulfuro de Hidrógeno (H_2S) en concentraciones superiores a 1 mg/l. y olor que recuerda los huevos podridos. Propiedades antibacterianas y antifúngicas, lo que lo convierte en un tratamiento efectivo para la piel infectada.
- **Agua del pozo de San Vicente** (Valencia). Esta agua es "milagrosa". Un panel cerámico hace constar, al menos, un hecho concreto, ocurrido en 1854, cuando una epidemia del cólera morbo contaminó todos y cada uno de los pozos de agua con los que se abastecía la ciudad. Sin embargo, el pozo de la casa natalicia de Sant Vicente Ferrer, permaneció intacto y sirvió para suministrar 159.976 cántaros de agua.
- **Alcanfor**. Terpeno sólido, cristalino, blanco, urente y de olor penetrante característico, que se obtiene del alcanforero. Un aceite esencial, que... reúne la propiedad antipútrida y vermífuga. Se presentaba como preparados de: polvos de alcanfor para tomar como rape; cigarros de alcanfor; aguardiente y alcohol alcanforado;

aceite alcanforado y de trementina; candelillas a base de grasa de carnero, alcanfor en polvo y cera virgen, pomada alcanforada; cerato (cera amarilla) alcanforado, agua sedativa, agua salada con vinagre alcanforado, lavativa alcanforada, espíritu de alcanfor, etc.

- **Antiespasmódicos**. Aplicable a los medicamento o sustancias que curan o calman los espasmos.
- **Antihelmínticos**. Medicamentos o sustancias que actúa contra los gusanos parásitos contenidos en el tubo intestinal.
- **Antipútridos**. Que sirven para impedir la putrefacción.
- **Astringentes**. Dicho principalmente de un alimento o de un remedio que astringe, estriñe.
- **Belladona**. Planta solanácea cuyas hojas y raíces se emplean en medicina por sus propiedades narcóticas, antiespasmódicas y estimulantes, respiratorias y cardiacas. El principio activo es la atropina.
- **Béquicos**. Aplicable a medicamentos eficaces contra la tos.
- **Bicarbonato de sosa**. Mezclado con agua puede utilizarse como antiácido para tratar la indigestión ácida y la acidez estomacal.
- **Botón de fuego**. Cauterio que se da con un hierro u otra pieza de metal, generalmente esférica, enrojecida al fuego.
- **Calmante**. Medicamento que tiene efecto narcótico o que disminuye o hace desaparecer un dolor u otro síntoma molesto. "Modera el ardor y efervescencia de los humores".
- **Carbonato de sosa**. Sal blanca y translúcida. Alivia la acidez, elimina bacterias bucales, alivia las aftas bucales, emblanquece los dientes, alivia la picazón y las quemaduras.
- **Cantáridas o emplasto vejigatorio**. Emplasto realizado con un insecto coleóptero, que se empleaba en medicina como irritante y produce una ampolla o llaga sobre la piel. Parche de cantáridas.
- **Cataplasma**. Aplicación de una sustancia fluida emoliente y resolutiva que se derrama y riega la parte enferma. Se aplican sobre

la piel con objeto de reducir la inflamación o producir una irritación local.
- **Catárticos**, **Sal catártica**. Es una sustancia que acelera o aumenta la evacuación intestinal. Actúan en parte por impedir la absorción de agua, y en parte por su acción directa sobre la pared del intestino. Catárticos como el sorbitol se usan en ocasiones como tratamiento a envenenamiento.
- **Cauterio**. Agente o instrumento para cauterizar. Varilla metálica con mango en uno de sus extremos, que se aplica candente para la formación instantánea de una escara.
- **Colagogos**. Agentes o drogas que aumentan y estimulan la expulsión de la bilis. Los colagogos más importantes son: el aloe, los calomelanos, la coloquíntida, la jalapa, el ruibarbo, el podofilino y el fosfato de sosa.
- **Diaforéticos**. Que producen sudoración. Sin.: sudorífico, sudorífero, sudatorio.
- **Diuréticos**. Que tiene virtud para aumentar la excreción de la orina.
- **Embrocaciones**. Cataplasma, remedios tópicos de consistencia blanda. Le Roy propone una composición con aguardiente alcanforado, vino blanco en que se haya disuelto a fuego medio una onza de alumbre de roca u otros resolutivos conocidos, siempre auxiliados por una purgación activa.
- **Emenagogos**. Remedios que provocan la regla o evacuación menstrual de las mujeres.
- **Emolientes**. Cataplasma simple. Sirven para ablandar una dureza o un tumor. Los principales emolientes son: la gelatina, la goma, el almidón, las semillas de lino, el malvavisco. Sin.: demulcente, lenitivo, ablandativo.
- **Evacuantes** (purgantes y eméticos). Que tienen la virtud de evacuar. Sacar, extraer o dejar salir los líquidos anormales o patológicos del cuerpo.

- **Goma**. Concreción de jugos vegetales astringentes.
- **Hidragogos**. Agentes o medicamentos que provocan evacuaciones acuosas. Diaforéticos, purgantes.
- **Ipecacuana**. Raíz de la planta rubiácea *Cephaelis ipecacuanha*, cuyo principio activo es la emetina, irritante local y emético y expectorante según las dosis.
- **Jarabe de linaza**. Gel o aceite obtenido de las semillas de lino. Son una buena fuente de fibra soluble e insoluble que ayudan a mantener deposiciones regulares y a prevenir el estreñimiento. También se utiliza para calmar la tos irritativa.
- **Láudano**. Analgésico derivado del opio. Preparación compuesta de vino blanco, opio, azafrán y otras sustancias.
- **Magnetoterapia**. Tratamiento de las enfermedades por medio de los imanes.
- **Magnesia** con el aceite esencial de anís. Óxido de magnesio, cuyas sales se hallan disueltas en algunos manantiales. Tiene propiedades absorbentes, antiácidas y laxantes.
- **Malvavisco**. Planta perenne de la familia de las malváceas. La raíz se usa como emoliente.
- **Maná**. Sustancia vegetal azucarada, refrigerante y laxante.
- **Mechoacán**. Ruibarbo blanco.
- **Menta con vinagre**. Aporta sales minerales como zinc, potasio, calcio, sodio y magnesio, ayuda a disminuir la inflamación intestinal. Es utilizada debido a sus propiedades para el tratamiento de cólicos, náuseas e incluso para regular los vómitos. Es antioxidante, y ayuda a combatir el mal aliento.
- **Mercurio**. Elemento químico metálico, líquido, de color blanco y brillo plateado, muy pesado, tóxico. Se utilizó para el tratamiento de la sífilis en distintas preparaciones: panacea mercurial, óxido mercúrico gomoso, óxido mercúrico amoniacal, mercurio precipitado dulce de Scheele, mercurio sublimado corrosivo y ungüento mercurial gris o napolitano.

- **Minorativos**. Remedios o medicinas que purgan suavemente.
- **Moxas**. Mecha de algodón, estopa u otra sustancia inflamable que, con objeto medicinal, se quema sobre la piel.
- **Narcóticos o soporíficos**. Sustancias que produce sopor, relajación muscular y embotamiento de la sensibilidad; p. ej., el cloroformo, el opio, la belladona. Para Le Roy, "sin quitar la causa del dolor, son peligrosos porque aniquilan la sensibilidad y solo obrando así calman los dolores". Sin.: somnífero, hipnótico, calmante, sedante.
- **Polvos de la viborera**. Planta incluida en el género *Echium (Echium plantagineum)*, comúnmente llamada buglosa o flor morada. Esta especie contiene, pequeñísimas cantidades de un alcaloide tóxico llamado *equiína*, que se asemeja, en su modo de actuación, al curare y se utilizaba como remedio contra la mordedura de víbora. Se usó contra el cólera morbo (1834), en dosis «de 12 gramos hasta media dracma».
- **Purgantes**. Medicamentos que administrados por vía oral producen una acción evacuante intestinal. Reciben distintos nombres según la fuerza de su acción: hidragogos, colagogos, drásticos.
- **Quina**. Corteza del quino, muy usada en medicina por sus propiedades febrífugas; tiene la virtud tónica, antipútrida, aromática y astringente.
- **Refrigerantes**. Son las bebidas frías y atemperadas y se emplean para moderar el calor excesivo
- **Ruibarbo**. Planta herbácea, vivaz, de la familia de las poligonáceas. La raíz se usa mucho en medicina como purgante. Contiene un principio tónico unido a otro purgante.
- **Sangría**. Acción y efecto de sangrar, abrir o punzar una vena. Evacuación artificial de una cantidad de sangre, especialmente por flebotomía.
- **Sanguijuela**. Anélido acuático de hasta doce centímetros de largo y uno de grueso, cuerpo anillado y una ventosa en cada extremo,

con la boca en el centro de la anterior. Vive en las aguas dulces y se alimenta de la sangre que chupa a los animales a los que se agarra. Hay varias especies, alguna de las cuales se ha utilizado en medicina para sangrar a los enfermos. Sin.: sanguisuela, sanguja, sangonera.

- **Sedales**. Cinta o cordón que se mete por una parte de la piel y se saca por otra a fin de provocar y mantener una supuración en el lugar donde se introduce, o de dar salida a las materias allí contenidas.
- **Silagogos**. Cualquier sustancia o agente que promueva la secreción de saliva por las glándulas salivales
- **Sinapismo**. Cataplasma hecha con polvo de mostaza. Sin.: cataplasma, emplasto, embrocación, parcha, plasta, pegote. asta, pegote.
- **Tintura asiática**. Es un extracto hidro-alcohólico de hojas de centella asiática. Se recomienda para tratar problemas de edemas, retención de líquidos, celulitis y várices. Posee actividad antimicrobiana por lo que se la utiliza para tratar acné y dermatitis infecciosa.
- **Vesicantes, Vejigatorios**. Sustancia, emplasto o agente que aplicados a la piel producen vesicación, vejigas o ampollas. Sin.: epispástico, urticante, irritante, picante, quemante, cáustico, revulsivo.
- **Ventosa**. Vaso o campana, comúnmente de vidrio, que se aplica sobre una parte cualquiera de los tegumentos, enrareciendo el aire en su interior al quemar una cerilla, una estopa, etc, para producir el vacío.

BIBLIOGRAFÍA

Rodriguez de Romo, AC. La Historia de la Medicina es una ciencia. Gac Med Mex 2018, 154: 5-7.

Le Roy, Mr. La medicina curativa o la purgación dirigida contra la causa de las enfermedades. Imprenta de Ildefonso Mompié, Valencia 1829.

Cabrerizo, M. de. Memorias de las vicisitudes políticas. Imprenta de los señores Ferrer y Aisa, antes de Cabrerizo. Valencia 1862, p. 136. Obtenido de Biblioteca Virtual Miguel de Cervantes.

Montero, M. y Rodríguez-Martín, N. Cambios sociales y comunicativos a través de la publicidad médica y farmacéutica en la prensa histórica de Bilbao, 1885-1936. Revista de Comunicación y Salud, 2019 9(2), 27-46.

Ramsey, M. Professional and popular medicine in France, 1770-1830. The social world of medical practice. Cambridge University Press, Cambridge 1988, p 114.

Martykánová, D. y Núñez-García, VM. El honor, el fraude y las profesiones sanitarias en la Europa del siglo XIX. Dynamis 2021; 41 (2): 303-321.

Nuñez-Garcia, VM, Martykánová, D. Charlatanes versus médicos honorables: el discurso profesional sobre la virtud y la buena praxis en España (1820-1860). Dynamis, 2021, 41 (2): 391-414.

Talanca J. (traductor). El charlatanismo sin máscara o la Medicina apreciada por su justo valor. Imprenta de Cabrerizo, Valencia: 1836. Procedencia del original: Universidad Complutense de Madrid. https://books.google.es/books?id=mm1jBXkf9n0C

Peset Reig, J.L. Terapéutica y medicina preventiva. En: Laín Entralgo, P, dir., Historia universal de la medicina, Tomo V, Ed Salvat, Barcelona 1973: 99-103.

López Piñero, J.M. Las ciencias médicas en la España del siglo XIX. En: La ciencia en la España del siglo XIX. AYER n. 7, 1992: 193-240.

Lain Entralgo, P. Historia de la Medicina. Barcelona 1978 (reimpresión 2004); Masson SA.

López Piñero, J.M. Historia de la Medicina; Madrid Historia 16, 1990: 118-121.

Fresquet Febrer, JL. La farmacoterapia en la sociedad española del siglo XIX. Universitat de València, Servicio de Publicaciones, València, 1987

Lledó Matoses, S. Pasado y presente del Instituto Médico Valenciano. Instituto Médico Valenciano. Obtenido en http://www.imeval.org

López Piñero, JM. Los saberes médicos y su enseñanza. En: Historia de la Medicina Valenciana, tomo III (JM López Piñero, Dir.). Vicent García Editores SA. 1992: 17.

López Piñero, J.M. La Medicina y las Ciencias Biológicas en la historia valenciana. Ajuntament de Valéncia, Valencia 2004: 259-265.

Navarro, J. La imagen de ultramar en la medicina valenciana del siglo XIX. Generalitat Valenciana, Valencia 1990: 17-19.

López Piñero, JM. El Instituto Médico Valenciano, fundamento histórico del Colegio Oficial de Médicos de Valencia. En: Estudios sobre la profesión médica en la sociedad valenciana (1329-1898). Ajuntament de Valéncia, Valencia: 1998: 295-303.

Fresquet Febrer, José L., El Instituto Médico Valenciano y su "Boletín" (1841-1896), En: Boletín del Instituto Médico Valenciano (1841-1896), Valencia, Instituto Médico Valenciano - Universitat de València, 2006: 5-25.

Boletín del Instituto Médico Valenciano (1841-1896) Fresquet, J.L.; Lledó, S. (eds.) (2006). Recurs electrònic. Valencia, Instituto Médico Valenciano-Universitat de València.

Fesquet Febrer, JL. De la materia médica a la farmacología experimental. En: Las ciencias médicas básicas en la Valencia del siglo XIX. Edicions Alfons el Magnanim, Valencia: 1988: 261-330. Digital-CSIC.

Puerto Sarmiento, F.J. Ciencia y farmacia en la España decimonónica. En: La ciencia en la España del siglo XIX. AYER n. 7, 1992: 153-191

Le Roy, Mr. Casos prácticos entresacados de la medicina curativa probada y justificada con hechos y de la Gaceta de los enfermos de Le Roy. Oficina de José Ferrer de Orga, Valencia 1829.

Di Liscia, MS. "Lleva el médico consigo quien me lleva en su bolsillo": la Medicina curativa de Le Roy en el Río de la Plata. Boletín Americanista, Barcelona 2002, nº 52: 85-104.

Aylhaud, Jean. Tratado del origen de las enfermedades y del uso de los polvos purgantes. Ed Herederos de Martínez, Pamplona 1751. Fuente: Biblioteca Nacional de España. https://datos.bne.es/edicion/bima0000019655

Francés Causapé, MC. Consideraciones sobre creencias, farmacia y terapéutica. Discurso leído en la solemne sesión inaugural del curso el 15 de enero de 2009. Real Academia Nacional de Farmacia. Madrid 2009.

Tissot, Mr. Aviso al pueblo acerca de su salud o Tratado de las enfermedades más frecuentes de las gentes del campo. Imprenta de Pedro Marín, Madrid, 1776, pág 558. Fuente: Repositorio Institucional da Universidad de Santiago de Compostela. Disponible en: https://minerva.usc.es/xmlui/ handle/10347/6953

Correa, F. Avisos importantes a los apologistas de la Medicina Curativa de Mr, Le Roy. Imprenta de Juan Valdecillo. Zamora 1829, pág. VI-X. Procedencia del original: Universidad Complutense de Madrid. https://books.google.es/books?id=r3R8xLfq8lwC

Mr. Gardeli, Mad. Gacon-Dufour. Manual completo de licoristas, destiladores, pasteleros, confiteros y perfumadores. Imprenta de D. Ramón

Indar, Barcelona 1843, pág. 33-39 y 137-140. Fuente: MCyD, Biblioteca virtual del Patrimonio Bibliográfico.

Terapéutica y materia médica: Acción fisiológica y terapéutica de los evacuantes sacados del reino vegetal. Familia de las convolvuláceas. Boletín de Veterinaria. Imprenta de Fortanet. Madrid, 1852. Año VIII, 212: 505-509. Fuente: UAB Biblioteca de Veterinaria.

Pharmakoteca. Base de dades de medicaments antics. Universidad de Barcelona (Facultat de Farmacia) http://www.ub.edu › pharmakoteka

Formulario Astier o Vade-mecum del Médico práctico. Edición española, Librería del Monde Medical – Vigot Frères Editeurs. París 1928.

Peset de Raga, M. Disertación crítico-médica o dictamen apologético-imparcial. En: J. Talanca (traductor) El charlatanismo sin máscara. Imprenta de Cabrerizo, Valencia: 1836: 404-523. Procedencia del original: Universidad Complutense de Madrid. Disponible en https://books.google.es/books?id=mm1jBX kf9n0C

Sanchez de Tola, G. Sigan las purgas. El Le Roy español al Le Roy francés, carta primera. Ibarra, impresor de cámara de S.M, Madrid 1829. Procedencia del original: Universidad Complutense de Madrid. Disponible en https://books.google.es/books?id=Q3fn8eZIOe0C

Ministerio de Sanidad y Consumo. Orden SCO/190/2004 de 28 de enero, por la que se establece la lista de plantas cuya venta al público queda prohibida o restringida por razón de toxicidad. BOE núm. 32 de 06 de febrero de 2004.

Dibot, H. (Dr). Des Pertes ou flueurs blanches, insufflations vaginales et intra-utérines, méthode nouvelle de traitement, par le Dr Dibot. Paris 1873. Fuente: Gallica.BnF.fr

Peset Vidal, JB. Justo tributo de gratitud a un médico valenciano o apunte biográfico de D. Mariano Peset de la Raga. Fresquet, J.L.; Lledó, S. (eds.) Boletín del Instituto Médico Valenciano. Valencia 1878, vol 15: 429-44.

Barona, Josep Lluís. Broussais y las sanguijuelas. En: Mètode: Revista de difusión de la Investigación, Vol. 4, Nº. 111, 2021: 95-95.

Miqueo, Consuelo. La contribución de la Medecine Psysiologique de FJV Broussais en su contexto. En: "Función de la prensa médica española en la difusión de la médecine physiologique (1820-1850)". El Argonauta español [En línea], 8 | 2011, Publicado el 15 enero 2011, https://journals.openedition.org/argonauta/83

Lips-Castro, Walter. Breve historia de las causas naturales de la enfermedad humana. Gac Med Mex. 2015; 151: 806-18.

Chisholm, Hugh, ed. (1911). "Brown, John (médico escocés 1735-1788)". Encyclopædia Britannica. 4 (11ª ed.). Prensa de la Universidad de Cambridge. p. 659–660.

Rodríguez Cortés, LR; Vázquez González. RB. Disputas prácticas y teóricas sobre la medicina fisiológica francesa y la del escocés John Brown. En: Teoría y práctica en la medicina mexicana del siglo XIX. El caso de las ciudades de México y Puebla ante la epidemia de cólera morbus. BUAP, Cuadernos de Elementos nº 9. 2021: 8-15.

Profesor amante del bien público. Los cuatro métodos curativos ó sea Manual de Higiene y de medicina popular, que comprende los sistemas de Raspail, Leroy, Morison y Holloway acompañados de un resumen de la Homeopatía, arreglado por un profesor amante del bien público. Imprenta de L. Tasso, Barcelona 1857, pág 183-273. Fuente: Biblioteca Nacional de España y Universidad Complutense de Madrid.

Flo Csefhó, M. "Un compendi de medicina curativa aparentment anònim". A: Gimbernat [Barcelona], 2022; 76: 177-194. https://doi.org/10.1344/gimbernat2022

Corbella i Corbella, J. La utilització de les píndoles de Morison a Catalunya cap a meitat del segle XIX. Nota prèvia. A: Gimbernat, 2012 (*), vol. 57: 87-94.

Fresquet Febrer JL. El ungüento y las píldoras Holloway. En: Medicina, Historia y Sociedad. Enero 2017. Disponible en: https://historiadelamedicina.wordpress.com

Audin-Rouviere, JM. La Medicina sin Médico o Manual de Salud, con los nuevos medicamentos. Imprenta librería de López. Valencia 1829.

Procedencia del original: Universidad Complutense de Madrid. Disponible en https://books.google.com.gt/books?id=3qVtGsIlF4oC

Gaspar y Roca, A. (editor) Informe sobre la Medicina Curativa de Mr. Le Roy. Barcelona, 1831: 32-33; 42-44. Fuente: Biblioteca Patrimonial Digital de la Universidad de Barcelona. Disponible en https://bipadiub.contentdm.oclc.org/digital/collection/

Gómez Caamaño, JL. Los remedios de Mr. Le Roy. Boletín de la Sociedad Española de Historia de la Farmacia. Madrid, 1959, 10 (37): 1-8

Hurtado de Mendoza, M. Cartas al editor. Correo Literario y Mercantil de Madrid. 1828, núm 24: 3-4, núm 70: 4, núm 71: 3. Fuente: hemerotecadigital.bne.es

Real Orden con la prohibición de la Medicina Curativa en España. 22 de octubre de 1829. Gaceta de Madrid. Jueves 22 de octubre de 1829. Fuente: Boletín Oficial del Estado.

Del Gras, M. Impugnación a la panacea moderna de Mr. Le Roy. Imprenta de Verges. Madrid 1829. Fuente: Universidad Complutense de Madrid.

Pérez Torralba T, Peral Pacheco D. Los artículos sanitarios en el Boletín Oficial de la Provincia de Badajoz en el siglo XIX (1833-1873). Revista de Estudios Extremeños 2005, vol 61-1: 25-44.

Boletín del Instituto Médico Valenciano (IMV) abril de 1866. Bosquejo de la historia de la Medicina de Valencia, Cuarta época – siglo XIX. Valencia 1866, pag. 101-102. Fresquet, J.L.; Lledó, S. (eds.) (2006). Recurs electrònic Valencia, Instituto Médico Valenciano-Universitat de València.

Chinchilla A. Anales históricos de la medicina en general y biografico-bibliográfico de la española en particular. Historia de la medicina española. Volumen 4. Valencia, Imprenta de D. José Mateu Cervera, 1846. Edición facsimil e índices. Instituto de la Historia de la Ciencia y Documentación López Piñero. Universitat Valenciana-CSIC. Digital-CSIC.

Junta Municipal de Sanidad de Valencia. Memoria sobre la invasión del cólera morbo asiático en la ciudad de Valencia, año 1854. Biblioteca Valenciana Digital. Disponible en http://bivaldioai.gva.es

Comisión de médicos, cirujanos y farmacéuticos. Exposición a S.M. la Reina. El Siglo Médico (Boletín de medicina y Gaceta Médica) del 26 de marzo de 1854; 1 (13): 97-98. Fuente: Biblioteca digital memoriademadrid. Disponible en http://www.memoriademadrid.es/

Anónimo. Avviso al popolo sul giusto valore che accordare debba alla medicina curativa ossia alla purgazione del signor Le Roy chirurgo pratico consulente di Parigi. 2ª edición, Bologna 1825. Presso Riccardo Masi. Internet archive. Disponible en https://archive.org/details/ bub_gb_tVSr0NjevxsC/mode/2up.

Corvi, A. La medicina curativa di Le Roy, un incredibile successo editoriale del primo "800". Atti e Mem. Accad. Ital. Storia Farm., XIV, 2-1997: 137-140.

Corvi A. "Ancora sulla Medicina curativa di Le Roy". Atti e Mem. Accad. Ital. Storia Farm., XIV, 2-1998: 132.

Omodei A. Annali universali di Medicina compilati da Annibale Omodei anno 1825, Ed Dai Tipi de Gio. Giuseppe Destefanis, Milano 1825 vol XXXIV: 412-20. Fuente: Internet archive. Disponible en https://archive.org/details/s12id13209000

Ban, Giorgio du. Gli apparecchi della farmacia Picciola di Trieste a cavallo del Novecento. Acta-Congressus Historiae Pharmaciae 2001.

Di Pasquale, M. "Prensa y medicina en Buenos Aires, primera mitad del siglo XIX". Estudios de Teoría Literaria. Revista digital: artes, letras y humanidades, noviembre de 2020, vol. 9, 20: 283-298.

Giner P, Muñoz JL, Perez i Miralles FC. Els dialecs sobre la medicina curativa de Mr. Leroy en la Valencia del segle XIX. Valencia, Ed Acció Bibliogràfica Valenciana. 2003.

Lopez Mato, O. Criaturas del Señor. Historias de prodigios, portentos y hombres como nosotros. Autores Editores, Buenos Aires 2003.

Guadagnoli d´Arezzo, A. L'elisir di Le Roy per le dame, Sestine. En: Raccolta Completa delle Poesie Giocose del dottore Antonio Guadagnoli D'Arezzo. Editore-tipógrafo Francesco Pagnoni, Milano / Napoli 1877. Disponible en https://books.google.es/books?id=BXMr312qYicC

Fernandez Poyatos, MD. "La publicidad de salud en la prensa ilustrada de finales del siglo XIX". A: Questiones Publicitarias, 2011; 1 (16): 108-124. Disponible en http://hdl.handle.net/10045/19634>.

Codinach, E. Codinach da aquí una medicina nueva para curar la manía de los publicadores, vendedores y compradores de medicinas llamadas específicas o sea una gran lección de medicina moral y de derecho medical... Imprenta de A. Verdeguer. Barcelona, 1854. Procedencia del original: Universidad Complutense de Madrid. Disponible: https://hdl.handle.net/2027/ucm.5320137066

Gilarranz-Ibáñez, A. El buen doctor: cultura visual y defensa de la profesión médica en la Francia del siglo XIX. Dynamis [0211-9536] 2021; 41 (2): 357-390. Disponible en http://dx.doi.org/10.30827/dynamis.

Fresquet Febrer, JL., Del medicamento natural al medicamento de síntesis. Siglo XIX, en Ciencias farmacéuticas. Del amuleto al ordenador, Valencia, Fundación Universitaria CEU, 1998: 69-87.

Laín Entralgo, P. Farmacología, farmacoterapia y terapéutica general, en Historia Universal de la Medicina. Vol 6, Barcelona, Salvat, 1974: 259-267.

Teruel Piera, S. La medicina en Valencia. Labor del Instituto Médico Valenciano (1841-1892). Ed Consejo Superior de Investigaciones Científicas. Madrid 1974: 2-4, 114-116.

Dussaillant Christie, J. Turnos, títulos e "intrusos": Los dolores de cabeza de los boticarios (Santiago, 1846-1943), Historia (Santiago) vol 48, nº 1, 2015: 99-118.

Blasco Nogués, R. Medicamentos y fórmulas magistrales en los albores del siglo XIX: El medicamento y su mundo en el entorno de los Sitios. Biblioteca Virtual IFC, Zaragoza 2009: 196.

Pimulier, F. Diccionario enciclopédico ilustrado de Medicina, Cirugía y Especialidades (primera edición). Ediciones Alonso, Madrid 1962.

Diccionario terminológico de ciencias médicas (undécima edición). Salvat Editores SA. Barcelona 1974.

www.ingramcontent.com/pod-product-compliance
Lightning Source LLC
Chambersburg PA
CBHW031608210526
45464CB00004B/1485